常见疾病护理精要

孙翠翠　等/主编

吉林科学技术出版社

图书在版编目（CIP）数据

常见疾病护理精要/孙翠翠等主编. --长春：吉
林科学技术出版社,2024.3
ISBN 978-7-5744-1147-0

Ⅰ.①常…Ⅱ.①孙…Ⅲ.①常见病-护理Ⅳ.
①R47

中国国家版本馆 CIP 数据核字(2024)第 063927 号

常见疾病护理精要

主　　编	孙翠翠　等
出版人	宛　霞
责任编辑	张　楠
封面设计	长春市阴阳鱼文化传媒有限责任公司
制　　版	长春市阴阳鱼文化传媒有限责任公司
幅面尺寸	185mm×260mm
开　　本	16
字　　数	300 千字
印　　张	12.875
印　　数	1~1500 册
版　　次	2024 年3月第1 版
印　　次	2024年10月第1次印刷

出　　版	吉林科学技术出版社
发　　行	吉林科学技术出版社
地　　址	长春市福祉大路5788 号出版大厦A 座
邮　　编	130118
发行部电话/传真	0431–81629529 81629530 81629531
	81629532 81629533 81629534
储运部电话	0431–86059116
编辑部电话	0431–81629510
印　　刷	廊坊市印艺阁数字科技有限公司

书　　号	ISBN 978-7-5744-1147-0
定　　价	78.00元

目　　录

第一章 呼吸内科护理

第一节 支气管扩张

支气管扩张是指近端中等大小支气管由于管壁的肌肉和弹性成分的破坏,导致其管腔形成异常的、不可逆性扩张、变形。本病多数为获得性,多见于儿童和青年。大多继发于急、慢性呼吸道感染和支气管阻塞后,患者多有童年麻疹、百日咳或支气管肺炎等病史。临床特点为慢性咳嗽、咳大量脓痰和(或)反复咯血。近年来随着卫生条件的改善和营养的加强,抗菌药物的早期应用,以及麻疹、百日咳疫苗预防接种的普及,由于儿童期感染引起的支气管扩张已明显减少。

一、病因与发病机制

1.支气管-肺组织感染和阻塞

婴幼儿百日咳、麻疹、支气管肺炎是支气管-肺组织感染所致支气管扩张最常见的原因。由于儿童支气管管腔较细狭,管壁较薄弱,易阻塞,反复感染可引起支气管壁各层组织,尤其是平滑肌和弹性纤维遭到破坏,削弱了管壁的支撑作用。在咳嗽时管腔内压力增高,呼吸时胸腔内压的牵引,逐渐形成支气管扩张。支气管周围纤维增生、广泛胸膜增厚和肺不张等牵拉管壁,也是引起支气管扩张的重要因素。此外,肿瘤、异物吸入或管外肿大的淋巴结压迫,也可导致远端支气管-肺组织感染而致支气管扩张。总之,感染引起支气管阻塞,阻塞又加重感染,两者互为因果,促使支气管扩张的发生和发展。

2.支气管先天性发育缺损和遗传因素

临床较少见,如 Kartagener 综合征(支气管扩张伴鼻窦炎、内脏转位)、与遗传因素有关的肺囊性纤维化和遗传性 α_1-抗胰蛋白酶缺乏症。

3.机体免疫功能失调

类风湿关节炎、系统性红斑狼疮、溃疡性结肠炎、Crohn病、支气管哮喘和泛细支气管炎等疾病可伴有支气管扩张,提示支气管扩张可能与机体免疫功能失调有关。

二、病理和病理生理

支气管-肺组织感染引起的支气管扩张多见于两肺下叶,且以左肺下叶和舌叶最为常见。

可能是由于左下叶支气管细长、与主支气管夹角大且受心脏血管压迫,引流不畅。因左舌叶支气管开口接近下叶背段,易受下叶感染累及,故左下叶与舌叶支气管常同时发生扩张。下叶感染时易累及左舌叶。上叶支气管扩张一般以尖、后段常见,多为结核所致,由于引流通畅,一般以咯血多见而少有脓性痰,故也称为"干性支气管扩张"。右肺中叶支气管细长,周围有多簇淋巴结,可因非特异性或结核性淋巴结肿大而压迫支气管,引起右中叶不张,称中叶综合征,也是支气管扩张的好发部位。

支气管扩张依其形状改变可分为柱状和囊状两种,亦常混合存在。显微镜下的改变为支气管管壁增厚、支气管黏膜表面溃疡形成,柱状纤毛上皮鳞状化生或萎缩,杯状细胞和黏液腺增生;受累管壁的结构,包括软骨、肌肉和弹性组织破坏并被纤维组织替代;支气管管腔扩大,内聚稠厚脓性分泌物,其远端的外周气道被分泌物阻塞或被纤维组织闭塞。支气管扩张易发生反复感染,炎症可蔓延到邻近肺实质,引起不同程度的肺炎、小脓肿或肺小叶不张,以及伴有慢性支气管炎的病理改变。炎症可致支气管壁血管增多,或支气管动脉和肺动脉的终末支扩张与吻合,形成血管瘤,可出现反复大量咯血。

支气管扩张的呼吸功能改变取决于病变的范围和性质。病变局限者,肺功能测定可在正常范围。柱状扩张对呼吸功能的影响较轻微,囊状扩张病变范围较大时,可并发阻塞性肺气肿及支气管周围肺纤维化,表现为以阻塞性为主的混合性通气功能障碍,引起低氧血症和高碳酸血症。少数患者病情进一步发展,出现肺动脉高压、并发肺源性心脏病。

三、临床表现

支气管扩张可发生于任何年龄,但以青少年为多见。大多数患者在幼年曾有麻疹、百日咳或支气管肺炎迁延不愈病史,一些支气管扩张患者可能伴有慢性鼻窦炎或家族性免疫缺陷病史。

1.症状

典型的症状为慢性咳嗽、大量脓痰和(或)反复咯血。其表现轻重与支气管病变及感染程度有关。

(1)慢性咳嗽、大量脓痰。痰量与体位改变有关,晨起或夜间卧床转动体位时咳嗽、咳痰量增加。这是由于支气管扩张部位分泌物积储,改变体位时分泌物刺激支气管黏膜引起咳嗽和排痰。病情严重程度可用痰量估计:每天少于 10mL 为轻度,每天在 10～150mL 为中度,每天多于 150mL 为重度。感染急性发作时,黄绿色脓痰明显增多,每日可达数百毫升。如有厌氧菌感染,痰与呼吸有臭味。感染时痰液静置于玻璃瓶内有分层特征:上层为泡沫,泡沫下为脓性成分,中层为黏液,底层为坏死组织沉淀物。引起感染的常见病原体为铜绿假单胞菌、金黄色葡萄球菌、流感嗜血杆菌、肺炎链球菌和卡他莫拉菌。

(2)反复咯血。半数以上患者有程度不等的反复咯血,可为血痰或大量咯血,咯血量与病情严重程度、病变范围可不一致。发生在上叶的"干性支气管扩张",反复咯血为唯一症状。

(3)反复肺部感染。其特点是同一肺段反复发生肺炎并迁延不愈,出现发热、咳嗽加剧、痰量增多、胸闷、胸痛等症状。一旦大量脓痰排出后,全身症状明显改善。反复继发感染可有全身中毒症状,如发热、食欲下降、乏力、消瘦、贫血等,严重时伴气促、发绀。

2.体征

轻症或干性支气管扩张体征可不明显。病变典型者可于下胸部、背部的病变部位闻及固定、持久的粗湿啰音,呼吸音减低,严重者可伴哮鸣音,部分慢性患者伴有杵状指(趾)。出现肺气肿、肺心病等并发症时有相应体征。

四、辅助检查

1.影像学检查

①胸部平片:早期轻症患者常无异常,偶见一侧或双侧下肺纹理增多或增粗,典型者可见多个不规则的蜂窝状透亮阴影或沿支气管的卷发状阴影,感染时阴影内可有平面。②CT 扫描:高分辨 CT(HRCT)诊断的敏感性和特异性均可达到 90% 以上,现已成为支气管扩张的主要诊断方法。特征性表现为管壁增厚的柱状扩张或成串成簇的囊样改变。③支气管造影:是确诊支气管扩张的主要依据。可确定支气管扩张的部位、性质、范围和病变的程度,为外科决定手术指征和切除范围提供依据。但由于这一技术为创伤性检查,现已被 CT 取代。

2.其他检查

纤维支气管镜有助于鉴别管腔内异物,肿瘤或其他阻塞性因素引起的支气管扩张,还可进行活检、局部灌洗等检查。肺功能测定可以证实由弥漫性支气管扩张或相关的阻塞性肺病导致的气流受限。痰涂片及痰培养可指导抗生素治疗。急性感染时血常规白细胞及中性粒细胞增高。血清免疫球蛋白和补体检查有助于发现免疫缺陷病引起呼吸道反复感染所致的支气管扩张。

五、诊断要点

根据反复发作的咳嗽、咳脓性痰、咯血的病史和体征,以及儿童时期诱发支气管扩张的呼吸道感染史,结合 X 线、CT 检查,临床可做出诊断。如要进一步明确病变部位和范围,可作支气管造影。

六、治疗要点

治疗原则是防治呼吸道反复感染,保持呼吸道引流通畅,必要时手术治疗。

1.清除痰液,畅通呼吸道

包括稀释脓性痰和体位引流,必要时还可经纤维支气管镜吸痰。

(1)稀释脓性痰:可选用祛痰药或生理盐水 20mL 加 α-糜蛋白酶 5mg,超声雾化吸入,使痰液变稀,易于排出。支气管痉挛可影响痰液排出,如无咯血,可选用支气管舒张剂,如口服氨茶碱 0.1g,每天 3～4 次,或其他茶碱类药物。必要时可加用 β_2 受体激动剂或抗胆碱药物喷雾吸入。

（2）体位引流：有助于排除积痰，减少继发感染和全身中毒症状。对痰多、黏稠而不易排出者，有时其作用强于抗生素治疗。

（3）纤维支气管镜吸痰：体位引流无效时，可经纤维支气管镜吸痰及用生理盐水冲洗稀释痰液，也可局部滴入抗生素。必要时在支气管内滴入 1/1000 肾上腺素消除黏膜水肿，减轻阻塞，有利痰液排出。

2.控制感染

控制感染是支气管扩张急性感染期治疗的主要措施。根据痰液细菌培养和药敏试验结果，选用有效抗菌药物。一般轻症者可口服阿莫西林或氨苄西林，或第一、二代头孢菌素，氟喹诺酮类或磺胺类抗菌药。重症者，尤其是假单孢属细菌感染者，常需第三代头孢菌素加氨基糖苷类药联合静脉用药。如有厌氧菌混合感染者加用甲硝唑（灭滴灵）或替硝唑。

3.咯血的处理

如咯血达中等量（100mL）以上，经内科治疗无效者，可行支气管动脉造影，根据出血小动脉的定位，注入明胶海绵或聚乙烯醇栓，或导入钢圈行栓塞止血。

4.手术治疗

病灶范围较局限，全身情况较好，经内科治疗后仍有反复大咯血或感染，可根据病变范围做肺段或肺叶切除术，但术前须明确出血部位。如病变范围广泛或伴有严重心、肺功能障碍者不宜手术治疗。

七、护理评估

（一）健康史

（1）了解患者有无儿童时期诱发支气管扩张的呼吸道感染史或其他先天因素。

（2）了解患者患病的年龄、发生时间、诱因，主要症状的性质、严重程度和持续时间、加剧因素等。

（3）询问患者咳嗽的时间、节律，观察患者痰液的颜色、性状、量和气味及有无肉眼可见的异常物质等。

（4）详细询问患者有无咯血，评估患者咯血的量。

（5）了解患者有关的检查和治疗经过，是否按医嘱进行治疗，是否掌握有关的治疗方法。

（二）心理社会评估

支气管扩张的患者多数为青年、幼年期发病，其病程之长，反复发作，使患者产生焦虑、悲观的心理，呼吸困难，反复咯血等症状又使患者感到恐惧，因此应了解患者的心理状态及应对方式；了解患者是否知道疾病的过程、性质以及防治和预后的认知程度；评估患者的家庭成员的文化背景、经济收入，及对患者的关心、支持程度。

八、护理问题

1.清理呼吸道无效

与痰液黏稠、量多、无效咳嗽引起痰液不易排出有关。

2.有窒息的危险

与痰多、黏稠、大咯血而不能及时排出有关。

3.营养失调：低于机体需要量

与慢性感染导致机体消耗增加、咯血有关。

4.焦虑

与疾病迁延不愈、不能正常生活工作有关。

九、计划与实施

（一）目标

（1）患者能正确进行有效咳嗽、采取胸部叩击等措施，达到有效的咳嗽、咳痰。

（2）患者能保持呼吸道通畅，及时排出痰液和气道内的血液，不发生窒息的危险。

（3）患者能认识到增加营养物质摄入的重要性并能接受医务人员对饮食的合理化建议。

（4）患者能表达其焦虑情绪，焦虑减轻，能配合治疗和康复。

（二）实施与护理

1.生活护理

患者居室应经常通风换气，换气时注意保护患者避免受凉。室内温湿度适宜，温度保持在22～24℃，相对湿度保持在50%～60%，保持气道湿润，利于纤毛运动，维护气道正常的廓清功能。因患者慢性长期咳嗽和咳大量脓性痰，机体消耗大，故应进食营养丰富的饮食，特别是供给优质蛋白，如：蛋、奶、鱼、虾、瘦肉等。加强口腔护理，大量咳痰的患者，口腔内残有痰液，易发生口腔感染及口腔异味，因此，应嘱患者随时漱口，保持口腔清洁。

2.心理护理

应为患者提供一个良好的休息环境，多巡视、关心患者，建立良好的护患关系，取得患者的信任，告知患者通过避免诱因，合理用药可以控制病情继续进展，缓解症状；相反，焦虑会加重病情。并教育家属尽可能地陪伴患者，给予患者积极有效的安慰、支持和鼓励。

3.治疗配合

（1）病情观察：慢性咳嗽、咳大量脓性痰、反复咯血、反复肺部感染是支气管扩张的主要临床表现，痰量在体位改变时，如起床时或就寝后最多每日可达100～400mL，痰液经放置数小时后可分三层，上层为泡沫，中层为黏液，下层为脓性物和坏死组织，当伴有厌氧菌感染时，可有恶臭味。有50%～70%支气管扩张患者有咯血症状，其咯血量差异较大，可自血痰到大咯血，应注意观察，及时发现患者有无窒息的征兆。

（2）体位引流

①应根据病变的部位和解剖关系确定正确的体位。通过调整患者的体位，将患肺置于高位，引流支气管开口向下，以利于淤积在支气管内的脓液随重力作用流入大支气管和气管而排出。病变位于上叶者，取坐位或健侧卧位。病变位于中叶者，取仰卧位稍左侧。病变位于舌叶者，取仰卧位稍向右侧。病变位于下叶尖段者，取俯卧位。②体位引流每日 2～4 次，每次 15～20 分钟，两餐之间进行。如痰液黏稠可在引流前行雾化吸入，并在引流时用轻叩患者背部，使附于支气管壁的痰栓脱落，加强引流效果。

②引流过程中注意观察患者反应，如发现面色苍白、出冷汗、头晕、脉率增快、血压下降及有大咯血等，应立即停止引流，并采取相应措施。

（3）咯血的护理：根据咯血量临床分为痰中带血、少量咯血（＜100mL/d）、中等量咯血（100～500mL/d）或大量咯血（＞500mL/d，或 1 次 300～500mL）。

①咯血量少者适当卧床休息，取患侧卧位，以利体位压迫止血。进食少量温凉流质饮食。

②中等或大量咯血时应严格卧床休息，应用止血药物，必要时可经纤维支气管镜止血，或插入球囊导管压迫止血。

③大量咯血时取侧卧或头低足高位，预防窒息，并暂禁食。咯血停止后进软食，忌用咖啡、浓茶等刺激性食品。备好抢救物品及各种抢救药物。

④观察再咯血征象，如患者突感胸闷、气急、心慌、头晕、咽喉部发痒、口有腥味并烦躁、发绀、神色紧张、面色苍白、冷汗、突然坐起，甚至抽搐、昏迷、尿失禁等，提示再咯血的可能。应立即置患者于头低足高侧卧位，通知医师并准备抢救。大咯血时可因血块堵塞大气管而致窒息或肺不张，故须立即将口腔血块吸出，抽吸同时辅以轻拍背部，使气管内的血液尽快进入口腔。

4.用药护理

合并严重感染时可根据细菌药敏选用抗生素，用法用量应遵医嘱，并及时观察药物过敏反应、毒副作用。局部用药，如雾化吸入，及时协助患者排出痰液。咯血患者常规留置套管针，建立有效的静脉通路。大咯血时遵医嘱应用止血药，如垂体后叶素，用药过程中注意观察止血效果和不良反应，如发现患者出现惊慌、面色苍白、腹痛等，除通知医师外立即减慢滴速。及时给予氧气吸入，备好抢救物品。如吸引器、简易呼吸器、气管插管、呼吸机、急救药品等。

5.健康教育

（1）患有其他慢性感染性病灶如慢性扁桃体炎、鼻窦炎、龋齿等患者，应劝其积极治疗，以防复发。

（2）指导患者有效咳嗽进行体位排痰，可指导患者将以往确定的病变肺叶和肺段置于高位，引流支气管开口向下，使痰液顺体位流至气管，嘱患者深呼吸数次，然后用力咳嗽将痰液咳出，如此反复进行。

（3）指导患者和家属了解疾病的发生、发展和治疗、护理过程及感染、咯血等症状的监测。

（4）嘱患者戒烟，注意保暖，预防感冒，并加强体育锻炼，增强机体免疫力和抗病能力。

（5）建立良好生活习惯，养成良好的心态，防止疾病的进一步发展。

第二节　肺脓肿

肺脓肿是肺部的局限性化脓性病变,早期为化脓性肺炎,继而组织坏死、液化,形成脓肿。主要临床特征为急骤起病的高热、咳嗽、咳大量脓臭痰,X线显示一个或数个含气液平的空洞。多为混合感染,其中厌氧菌感染占重要地位。多发生于壮年,男多于女。自抗生素广泛应用以来,本病的发生率已大为减少。

一、病因与发病机制

病原体常为上呼吸道、口腔的定植菌,包括需氧、厌氧和兼性厌氧菌。90％肺脓肿患者合并有厌氧菌感染,毒力较强的厌氧菌在部分患者可单独致病。常见的其他病原体包括金黄色葡萄球菌、化脓性链球菌、肺炎克雷伯菌和铜绿假单胞菌。大肠埃希菌和流感嗜血杆菌也可引起坏死性肺炎。根据感染途径,肺脓肿可分为以下类型。

1.吸入性肺脓肿

这是最常见的一种肺脓肿,又称原发性肺脓肿。因口鼻咽腔寄居菌经口咽吸入致病,是急性肺脓肿的最主要原因。病原体多为厌氧菌。正常情况下,吸入物经气道黏液-纤毛运载系统、咳嗽反射和肺巨噬细胞可迅速清除。但当有意识障碍如麻醉、醉酒、药物过量、癫痫、脑血管意外时,或存在受寒、极度疲劳等诱因,全身免疫力与气道防御清除功能降低,由于扁桃体炎、鼻窦炎、牙槽脓肿等脓性分泌物、口鼻咽部手术后的血块、齿垢或呕吐物等被吸入肺内,造成细支气管阻塞,病原菌在局部繁殖致病。病灶常为单发性,其部位与支气管解剖和体位有关,右肺居多,仰卧位时,好发于上叶后段或下叶背段;坐位时好发于下叶后基底段,右侧卧位时,则好发于右上叶前段或后段。

2.继发性肺脓肿

多继发于其他肺部疾病。支气管扩张、支气管囊肿、支气管肺癌、空洞型肺结核等继发感染,可导致肺脓肿。肺部邻近器官化脓性病变,如膈下脓肿、肾周围脓肿、脊柱脓肿或食管穿孔等波及肺也可引起肺脓肿。阿米巴肝脓肿好发于右肝顶部,易穿破膈肌至右肺下叶,形成阿米巴肺脓肿。支气管异物阻塞,也是导致肺脓肿特别是小儿肺脓肿的重要因素。

3.血源性肺脓肿

皮肤外伤感染、疖痈、中耳炎或骨髓炎、腹腔感染、盆腔感染、右心细菌性心内膜炎等所致的菌血症,菌栓经血行播散到肺,引起小血管栓塞、进而肺组织出现炎症、坏死,形成脓肿。此型病变常为多发性,叶段分布无一定规律,但常为两肺边缘部的多发性中小脓肿。致病菌以金黄色葡萄球菌和链球菌常见。

二、病理

肺脓肿发生的必备条件是有细支气管阻塞及足够量的致病菌。早期吸入部位细支气管阻塞,细菌在局部快速繁殖,肺组织发生炎症,小血管炎性栓塞,肺组织化脓、坏死,约1周后液化成脓肿,脓肿破溃到支气管内,出现咳大量脓痰。若空气进入脓腔,则形成气液平面。炎症病变可向周围肺组织扩展,形成一个至数个脓腔。若脓肿靠近胸膜,可发生局限性纤维蛋白性胸膜炎,发生胸膜粘连;如为张力性脓肿,破溃到胸膜腔,则可形成脓胸、脓气胸或支气管胸膜瘘。在急性期如引流通畅,脓顺利排出,加上药物治疗,病变可完全吸收或仅剩少量纤维瘢痕。若支气管引流不畅,导致大量坏死组织残留在脓腔内,炎症持续存在3个月以上,则转为慢性肺脓肿。此时脓腔周围纤维组织增生,脓腔壁增厚,周围细支气管受累而致变形或扩张。

三、临床表现

1.吸入性肺脓肿

病原体经口、鼻、咽腔吸入为肺脓肿发病的最主要原因。正常情况下,呼吸道有灵敏的咳嗽反射,可以防止误吸。但当有扁桃体炎、鼻窦炎、龋齿等脓性分泌物,口、鼻、咽部手术后的血块,齿垢或呕吐物等,在神志昏迷、麻醉等情况下,或由于受寒、极度疲劳等诱因的影响,全身免疫与呼吸道防御功能降低,在深睡时可将各种污染物经气管被吸入肺内,造成细支气管阻塞,病原菌繁殖而发病。吸入性肺脓肿常为单发性,其发病部位与解剖结构和部位有关。右主支气管较陡直,且管径较粗大,吸入物易吸入右肺。在仰卧位时,好发于上叶后段或下叶背段;坐位时误吸,好发于下叶后基底段;右侧位时,则好发于右上叶前段或后段形成的腋亚段。急性吸入性肺脓肿,起病急,患者畏寒、高热,体温可高达39～40℃,伴咳嗽、咳黏液痰或黏液脓痰,炎症累及胸膜可引起胸痛,且与呼吸有关。病变范围大,会出现气急。同时还有精神不振、全身乏力、食欲减退等全身毒性症状。7～10天后,咳嗽加剧,脓肿破溃于支气管,咳出大量脓臭痰,每日可达300～500mL,随后体温旋即下降。由于病菌多为厌氧菌,故痰带腥臭味,约占60%。约有1/3患者有不同程度的咯血,偶有中大量咯血而突然窒息致死。慢性肺脓肿患者有慢性咳嗽、咳脓痰、反复咯血、继发感染和不规则发热等,常呈贫血、消瘦等慢性消耗病态。

2.继发性肺脓肿

在某些细菌性肺炎、支气管扩张症、支气管囊肿、支气管肺癌、肺结核空洞等继发感染所致的继发性肺脓肿;肺部邻近器官化脓性病变,如膈下脓肿、肾周围脓肿、脊柱脓肿或食管穿孔感染穿破至肺所形成的肺脓肿;要注意的是阿米巴肝脓肿好发于右肝顶部,易穿破膈至右肺下叶,形成阿米巴肺脓肿。

3.血源性肺脓肿

血源性肺脓肿为因皮肤外伤感染、痈疖、骨髓所致的败血症、脓毒菌栓经血行播散到肺,引起小血管栓塞、炎症、坏死而形成肺脓肿。常为两肺外周部的多发性病变。致病菌以金黄色葡萄球菌为常见。多先有原发病灶引起的畏寒、高热等全身脓毒血症的症状。经数日至2周才出现肺部症状,如咳嗽、咳痰等,通常痰量不多,极少咯血。初始肺部可无阳性体征发现,或于患侧出现湿啰音。随后出现实变体征,可闻及支气管呼吸音,肺脓腔较大时,支气管呼吸音更为明显,可能有空瓮声。病变累及胸膜可闻及摩擦音,产生脓胸、气胸可出现相应体征,慢性肺脓肿可有杵状指（趾）。

体征与肺脓肿的大小、部位有关。病变较小或位于肺脏深部，多无异常体征；病变较大，脓肿周围有大量炎症，叩诊呈浊音或实音，因气道不畅使呼吸音减低，有时可闻及湿啰音；并发胸膜炎时，可闻及胸膜摩擦音或胸腔积液的体征。慢性肺脓肿常有杵状指（趾）。血源性肺脓肿体征大多阴性。

四、实验室检查

1.血常规

白细胞计数和中性粒细胞均可增高，慢性者白细胞可无变化，但是可以有贫血。

2.影像学检查

（1）胸部 X 线检查：吸入性肺脓肿早期为化脓性炎症阶段，其典型的 X 线征象为大片浓密模糊炎性浸润阴影，边缘不清，或为团片状浓密阴影，分布在一个或整个肺段，与细菌性肺炎相似。脓肿形成后，脓液经支气管排出，脓腔出现圆形透亮区及液平面，其四周被浓密炎性浸润所环绕。吸收恢复期、经脓液引流和抗生素治疗后，肺脓肿周围炎性先吸收，逐渐缩小至脓腔消失，最后仅残留纤维条索阴影。慢性肺脓肿脓腔壁增厚，内壁不规则，有时呈多房性，周围有纤维组织增生及邻近胸膜增厚，肺叶收缩，纵隔可向患侧移位。并发脓胸时，患侧胸部呈大片浓密阴影；若伴发气胸则可见到液平面。侧位 X 线检查可明确肺脓肿的部位及范围大小，有助于做体位引流和外科手术治疗。血源性肺脓肿，一肺或两肺边缘部多发性的散在小片状炎性阴影或边缘较整齐的球形病灶，中央有小脓腔和液平。炎症吸收后，亦可能有局灶性纤维化或小气囊后遗阴影。

（2）肺 CT：肺脓肿的 CT 表现常为圆形低密度区，伴有厚壁，边界模糊，不规则。肺脓肿时纵隔和气管不发生移位，而脓胸时则相反。与形成分隔的脓胸不同，肺脓肿位于肺实质内，两者在胸片上可能不易区分，CT 则较易鉴别。

（3）病原学诊断：痰细菌学检查：经口咳出的痰很易被口腔常存菌污染；咳出的痰液应及时做培养，不然则污染菌在室温下大量繁殖，难以发现致病菌，且接触空气后厌氧菌消亡，均会影响细菌培养的可靠性。所以急性肺脓肿的脓痰直接涂片染色可见很多细菌，如 α-溶血性链球菌、奈瑟球菌等口腔常存的不致病菌；即使发现肺炎球菌、金黄色葡萄球菌、肠源革兰染色阴性杆菌、铜绿假单胞菌等，不一定就是肺脓肿的致病菌。环甲膜穿刺以细导管在较深入吸取痰液，可减少口腔杂菌污染的机会。采用经纤维支气管镜双套管防污染毛刷，采取病灶痰液，做涂片染色检查和需氧、厌氧菌培养，则能明确其致病菌。痰液检查应争取在采用抗生素前进行。细菌的药物敏感试验有助于选择有效抗生素。

并发脓胸时，胸腔脓液的需氧和厌氧培养较痰液更可靠。急性原发性肺脓肿不常伴菌血症，所以血培养对诊断帮助不大，而对血源性肺脓肿患者的血培养可发现致病菌。

（4）纤维支气管镜检查：以前肺脓肿患者进行支气管镜检查被认为是必需的。目前多仅用于经正规治疗病情无改善或高度怀疑支气管内膜癌或存在异物时，可摘取活检，并可吸引脓液和患部注射抗生素,以助支气管引流和脓腔的愈合。

五、治疗

1.一般治疗

卧床休息,给予高热量易消化饮食,保证足够液体入量。高热者应予物理降温,剧咳者口服镇咳药物,痰液黏稠不易咳出者宜口服祛痰药,并配合雾化吸入糜蛋白酶等。

2.抗菌药物治疗

原发吸入性肺脓肿大多数为厌氧菌感染,几乎均对青霉素敏感疗效满意,故青霉素为首选。早期发现病程在1个月内的患者治愈率可达86%,青霉素剂量可根据病情决定。较轻患者每次80万~160万单位肌内注射每日2次,病情重者宜每日800万~1200万单位分2次静脉滴注,以使坏死组织中药物达高浓度和提高疗效。有效者3~10日体温下降症状好转,如青霉素疗效不佳则可能为脆弱类厌氧菌或伴有其他细胞的混合感染可改用林可霉素1.2~2.4g分2次静脉滴注或青霉素加甲硝唑联合用药或氨苄西林、阿莫西林/克拉维酸(特美汀)及头孢呋辛(西力欣)均宜静脉滴注。氨基糖苷类抗生素在痰中浓度为血浓度的30%,可抑制50%~70%肠杆菌科细菌及铜绿假单胞菌,脓痰中的镁、钙离子及脓腔中的酸性以及厌氧环境常影响其抗菌活性,故不单独使用。如抗生素有效,体温下降后可改用肌内注射。疗程宜长,应持续用药8~12周直至肺脓肿完全吸收或仅残留条索阴影。血源性肺脓肿主要为耐青霉素的金黄色葡萄球菌感染可选用新型青霉素Ⅱ(苯唑西林钠),氯唑西林钠每日4~6g,分2次肌内注射或静脉滴注或头孢菌素类抗生素,如头孢唑啉(先锋霉素Ⅴ)、头孢呋辛(西力欣)、头孢曲松(菌必治)等。据痰标本的细菌培养和药物敏感试验结果选用高敏感抗生素为最佳方案。

在全身用药的基础上配合局部治疗可提高疗效,如环甲膜穿刺向气管内注入或雾化吸入抗生素或选取与病变相应部位支气管内留置细导管定时滴入抗菌药,必要时还可经纤维支气管镜吸引脓液和局部滴药。邻近胸膜的较大肺脓肿可在准确定位后经胸壁穿刺抽脓及注入抗菌药物。

3.体位引流

体位引流有助于脓液排出,要鼓励患者坚持进行,脓痰黏稠者可应用祛痰和稀化痰液药物,如溴己新每次16mg每日3次,沙雷肽酶或α-糜蛋白酶加庆大霉素及生理盐水超声雾化吸入等均有利于排痰。同时按脓肿位置采用适宜体位进行引流,原则是使病变置于高位,如上叶后段、下叶背段的脓肿可取俯卧头低位,基底段者取头低脚高俯卧位,宜稍向健侧倾斜,并轻轻拍击患部,便于脓液引流咳出,一般每日2~3次,每次15~20分钟。

对病情重、衰竭和大咯血者暂不宜体位引流;对高血压及脑血管病者慎用;对于某些反复感染者,应排除支气管结构上或造成引流不畅的因素存在,如支气管异物、新生物、畸形狭窄等,应行纤维支气管镜检查明确原因。

4.对症及支持治疗

一般包括解热、化痰止咳、祛痰和必要时吸氧。高热者应适当物理降温。由于本病患者体质消耗很大,应加强支持疗法,提供充足热量、水分、维生素和必需氨基酸等。必要时可静脉输入清蛋白、脂肪乳、新鲜血浆及新鲜全血。注意维持水和电解质及酸碱平衡。

5.手术治疗

急性肺脓肿内科治疗3个月以上病变无明显吸收或反复发作的慢性肺脓肿者;大量咯血危及生命,内科治疗无效者;支气管阻塞引流不畅,使感染难以控制者;并发支气管扩张症、脓胸或支气管胸膜瘘者可考虑手术治疗。

6.预防积极治疗

口咽部及上呼吸道感染灶,以防感染性分泌物误吸。对口腔及其他手术的患者应注意麻醉深度,及时清除口腔及呼吸道分泌物,慎用镇静、镇痛及镇咳药,鼓励咳嗽排痰,以防吸入性感染。积极治疗皮肤及肺外化脓性病灶,防止血源性肺脓肿发生。

六、观察要点

急性肺脓肿起病急、症状明显,应注意观察患者的生命体征、咳嗽、咳痰以及痰液的性质等。肺脓肿患者通过咳嗽可排出大量脓痰,要注意观察痰的颜色、性质、气味和静置后是否分层,准确记录24小时痰液排出量。当发现血痰时,应及时报告医生,咯血量大时需严密观察病情变化,准备好抢救药品和用品,嘱患者取患侧卧位,头偏向一侧,警惕大咯血或窒息的突然发生。

七、护理要点

1.基础护理

(1)环境与休息。急性期应绝对卧床休息,患者卧床时教患者双手上举,置于床垫上,以助胸部扩张,有利于痰液排出。痰量大、有恶臭味者,应注意保持环境清洁、卫生及房间空气流通,必要时应用空气清新剂。护理和治疗尽量安排在同一时间进行,使患者有充足的时间休息。环境应安静舒适。限制探视,使患者保持情绪稳定。

(2)饮食与营养。患者应增加营养,给予高蛋白、高维生素、高热量、易消化的食物,以增强机体免疫力。对慢性肺脓肿有消瘦、贫血等表现的患者营养补充更为重要。必要时可给予复方氨基酸等静脉营养。

(3)口腔护理。肺脓肿患者高热时间较长,唾液分泌较少,口腔黏膜干燥;又因咳大量脓臭痰,利于细菌繁殖,易引起口腔炎及黏膜溃疡;大量抗生素的应用,易因菌群失调诱发真菌感染。因此要在晨起、饭后、体位引流后、临睡前协助患者漱口,做好口腔护理。

(4)保持身体清洁和舒适。因患者发热会大量出汗,因此应给予清洁皮肤,勤更换衣服及床单,以确保皮肤的完整与身体的舒适。

2.专科护理

(1)维持呼吸道通畅。指导患者进行有效咳嗽,促使痰液咳出,必要时可采用雾化吸入、体位引流、拍背等促进痰液的咳出,维持呼吸道通畅。

①雾化吸入疗法。利用雾化器将药物加入湿化瓶中,使液体分散成极细的颗粒,吸入呼吸道以增强吸入气体的湿度,达到湿润气道黏膜、稀释气道痰液的作用。在湿化过程中,气道内黏稠的痰液和分泌物可湿化而膨胀,如不及时清除,有可能导致气道阻塞。在吸入疗法过程中,应密切观察病情,协助患者翻身、拍背,以促进痰液排出。

②体位引流。按病灶部位,协助患者取适当体位,使病灶部位开口向下,利用重力作用,借助有效咳嗽和胸部叩击将分泌物排出体外。引流多在早餐后1小时、晚餐前及睡前进行,每次10~15分钟,引流时防止头晕或意外危险发生,观察引流效果,注意神志、呼吸及有无发绀。对脓痰甚多且体质虚弱的患者应做监护,以免大量脓痰涌出但无力咳出而导致窒息。年老体弱、呼吸困难明显者或在高热、咯血期间不宜行体位引流。必要时,应用负压吸引器经口吸痰或支气管镜吸痰。痰量不多但中毒症状严重,提示引流不畅,应积极进行体位引流。

③叩击法。通过叩击震动背部,间接地使附在肺泡周围及支气管壁的痰液松动脱落。

(2)脓胸患者的护理

①遵医嘱合理应用抗生素。

②协助实施胸腔闭式引流置管术,根据引流管及引流瓶的种类实施护理。

③胸腔闭式引流护理。对距胸壁较近的肺脓肿应及早行经皮闭式引流治疗。护理要点包括准确记录每日引流量,观察引流液颜色,引流瓶内液应每天更换无菌蒸馏水或生理盐水,要保持引流管的密闭状态,防止引流液倒流和引流管开放,以防气体进入胸腔。避免脓栓、坏死物等阻塞引流管,定时挤压胸引管,必要时用生理盐水冲洗引流管。注意观察引流口皮肤,必要时涂氧化锌软膏,防止发生皮炎。

④合理安排体位。取半坐卧位,以利呼吸和引流,有支气管胸膜瘘者取患侧卧位,以免脓液流向健侧或发生窒息。减轻疼痛,增加舒适感。当移动或更换体位时应避免牵引加重疼痛。止痛药的使用应以不会抑制呼吸或咳嗽反射而减轻疼痛为原则。鼓励患者有效地咳嗽、排痰、吹气球、呼吸功能训练,促使肺充分膨胀,增加通气容量。

⑤高热者给予冷敷、酒精擦浴等物理降温措施,鼓励患者多饮水,必要时应用药物降温。

⑥定期检查穿刺点伤口敷料情况,定时换药,保持伤口敷料干燥清洁。

3.药物护理

肺脓肿患者应用抗生素时间较长,应向患者强调坚持治疗的重要性、疗程及可能出现的不良反应,使患者坚持治疗。用药期间密切观察药物疗效及不良反应。

4.心理护理

肺脓肿患者经常因咳出大量脓痰而对个体产生不良刺激,导致患者出现焦虑、忧郁。对此,护士应给予极大的关心,讲解疾病治疗的过程、配合方法,指导患者进行心理放松训练及有效咳嗽、咳痰技巧,减轻焦虑、紧张情绪,增加战胜疾病的信心,增强自信心。

5.健康指导

(1)疾病预防指导。指导患者不要过度疲劳,定期到医院复诊,遵医嘱用药。患者应彻底治疗口腔、上呼吸道慢性感染病灶如龋齿、化脓性扁桃体炎、鼻窦炎、牙周溢脓等,以防止病灶分泌物吸入肺内诱发感染。重视口腔清洁,经常漱口,预防口腔炎的发生。积极治疗皮肤外伤感染、痈、疖等化脓性病灶,不挤压痈、疖,防止血源性肺脓肿的发生。

(2)疾病知识指导。向患者说明肺脓肿抗菌治疗的重要性及治疗疗程应足够长,以预防复发。采取体位引流的患者应向其说明重要性、目的及注意事项。指导患者练习深呼吸,鼓励患者以有效咳嗽方式进行排痰,保持呼吸道通畅,及时排出呼吸道异物,防止吸入性感染,保持呼吸道通畅,促进病变愈合。患者出现高热、咯血、呼吸困难等表现时应警惕大咯血、窒息的发生,需立即就诊。

第三节　肺结核

肺结核是结核分枝杆菌引起的肺部慢性传染性疾病。结核分枝杆菌可侵及全身几乎所有器官,但以肺部最为常见,在本世纪仍然是严重危害人类健康的主要传染病。WHO 于 1993 年宣布结核病处于"全球紧急状态",动员和要求各国政府大力加强结核病的控制工作,并把每年 3 月 24 日定为"世界结核病防治日"。

在我国,结核病是成年人十大死亡病因之一,属于重点控制的重大疾病之一。2000 年统计显示,曾受到结核分枝杆菌感染的人数达到 5.5 亿,城市人群的感染率高于农村;现有结核病患者 500 万,占全球患者的 1/4,其中传染性结核病患者达到 200 万;每年约有 13 万人死于结核病;耐药结核病比例高达 46%。目前,我国将 WHO 制定和启动的全程督导短程化学治疗策略(DOTS)作为国家结核病规划的核心内容。

一、病原学

结核分枝杆菌分为人型、牛型、非洲型和鼠型 4 类,其中引起人类结核病的主要为人型结核分枝杆菌,少数为牛型和非洲型分枝杆菌。结核分枝杆菌的生物学特性如下。

1.多形性

典型的结核分枝杆菌是细长稍弯曲,两端圆形的杆菌,痰标本中的结核分枝杆菌可呈现为 T、V、Y 字形以及丝状、球状、棒状等多种形态。

2.抗酸性

结核分枝杆菌耐酸染色、呈红色,可免疫盐酸酒精的脱色作用,故又称抗酸杆菌。一般细菌无抗酸性,因此,抗酸染色是鉴别分枝杆菌和其他细菌的方法之一。

3.菌体成分

结核菌菌体成分复杂,主要是类脂质、蛋白质和多糖类。类脂质与结核病的组织坏死、干酪液化、空洞发生以及结核变态反应有关。菌体蛋白诱发皮肤变态反应,多糖类与血清反应等免疫应答有关。

4.生长缓慢

结核分枝杆菌的增代时间为 14~20 小时,培养时间一般为 2~8 周。结核分枝杆菌为需氧菌,适宜温度为 37℃左右,合适酸碱度为 pH 6.8~7.2,5%~10% CO_2 的环境能刺激其生长。

5.免疫力强

结核分枝杆菌对干燥、酸、碱、冷的免疫力较强。在干燥环境中存活数月或数年,在室内阴暗潮湿处,结核分枝杆菌能数月不死,低温条件下－40℃仍能存活数年。

6.耐药性

这是结核菌极为重要的生物学特性,与治疗成败关系极大。目前认为结核菌耐药是药物作用的靶位点突变所致。

二、灭菌方法

结核分枝杆菌对紫外线比较敏感,阳光下暴晒 2~7 小时,病房内 10W 紫外线灯距照射物 0.5~1m,照射 30 分钟具有明显杀菌作用。湿热对结核分枝杆菌杀伤力强,80℃5 分钟、95℃1 分钟或煮沸 100℃5 分钟即可杀死。常用杀菌剂中,70%酒精最佳,接触 2 分钟即可杀菌。5%石炭酸(苯酚)或 1.5%煤酚皂(来苏儿液)可以杀死痰中结核分枝杆菌,但需时间较长,如 5%石炭酸(苯酚)需 24 小时。将痰吐在纸上直接焚烧是最简单的灭菌方法。除污剂或合成洗涤剂对结核分枝杆菌完全不起作用。

三、流行病学

(一)流行过程

1.传染源

开放性肺结核患者的排菌是结核传播的主要来源。由于结核菌主要是随着痰液排出体外而播散,因而痰里查出结核分枝杆菌的患者具有传染性,才是传染源。传染性的大小取决于痰内菌量的多少。直接涂片法查出结核分枝杆菌者属于大量排菌,直接涂片法检查阴性而仅培养出结核分枝杆菌者属于微量排菌。积极化学治疗是减少结核病传染性的关键。接受化学治疗后,痰内结核分枝杆菌不但数量减少,活力也减弱或丧失。结核病传染源中危害最严重的是那些未发现和未给予治疗管理或治疗不合理的涂片阳性患者。

2.传播途径

以呼吸道传播为主。飞沫传播是肺结核最重要的传播途径。患者通过咳嗽、喷嚏、大笑、大声谈话等方式把含有结核分枝杆菌的微滴排到空气中,形成飞沫,小于 $10\mu m$ 的痰滴可以较长时间飘浮于空气中,吸入后可进入肺泡腔;或带菌痰滴飘落于地面或其他物品上,干燥后随尘埃被吸入呼吸道引起感染。次要的传播途径是经消化道感染,如频繁地咽下含菌痰液,或饮用消毒不彻底的牛奶,因牛型结核分枝杆菌污染而发生感染,与患者共餐或食用带菌食物也可引起肠道感染。其他经泌尿生殖系统和皮肤等其他途径传播现已罕见。

3.易感人群

人群普遍易感。婴幼儿细胞免疫系统不完善,老年人、HIV 感染者、免疫抑制剂使用者、慢性疾病患者等免疫力低下,都是结核病的高危人群。

（二）影响传染性的因素

传染性的大小取决于患者排出结核分枝杆菌量的多少、空间含结核分枝杆菌微滴的密度及通风情况、接触的密切程度和时间长短以及个体免疫力的状况。通风换气减少空间微滴的密度是减少肺结核传播的有效措施。当然,减少空间微滴数量最根本的方法是治愈结核病患者。

四、发病机制

在结核病的发病机制中细菌在细胞内的存在和长期存活引发的宿主免疫反应是影响发病、疾病过程和转归的决定性因素。

（一）免疫力

人体对结核菌的免疫力,有非特异性免疫力(先天或自然免疫力)和特异性免疫力(后天获得性免疫力)两种。后者是通过接种卡介苗或感染结核菌后获得的免疫力,其免疫力强于自然免疫。T细胞介导的细胞免疫(CMI)是宿主获得性结核免疫力的最主要免疫反应。它包括巨噬细胞吞噬结核菌以及处理与呈递抗原、T细胞对抗原的特异性识别与结合,然后增殖与分化,释放细胞因子及杀菌等步骤。免疫力对防止结核病的保护作用是相对的。机体免疫力强可防止发病或使病情轻微,而营养不良、婴幼儿、老年人、糖尿病、艾滋病及使用糖皮质激素、免疫抑制剂等使人体免疫功能低下时,容易受结核菌感染而发病,或使原已稳定的病灶重新活动。

（二）迟发性变态反应（DTH）

结核菌侵入人体后4～8周,身体组织对结核菌及其代谢产物所发生的敏感反应称为变态反应,为第Ⅳ型(迟发型)变态反应,可通过结核菌素试验来测定。

（三）初感染与再感染

在1890年Koch观察到,将结核菌皮下注射到未感染的豚鼠,10～14日后注射局部红肿、溃烂,形成深的溃疡乃至局部淋巴结肿大,最后豚鼠因结核菌播散到全身而死亡。结核菌素试验呈阴性反应。但对3～6周前受少量结核菌感染、结核菌素试验阳性的豚鼠注射同等量的结核菌,2～3日后局部出现红肿,形成表浅溃烂,继之较快愈合,无淋巴结肿大,无全身散播和死亡。此即Koch现象,解释了机体对结核菌初感染和再感染所表现的不同反应。前者为初次感染,机体无DTH和CMI。后者由于事先致敏,出现剧烈的局部反应,是DTH的表现,而病灶趋于局限化无散播,则是获得CMI的证据。

五、病理

结核病的基本病理变化有:①炎性渗出为主的病变,表现为充血、水肿和白细胞浸润。

②增生为主的病变,表现为结核结节形成,为结核病的特征性病变。③干酪样坏死,为病变恶化的表现,常发生在渗出或增生性病变的基础上,是一种彻底的组织凝固性坏死,可多年不变,既不吸收也不液化,若局部组织变态反应剧烈,干酪样坏死组织液化,经支气管壁排出即形成空洞,其内壁含有大量代谢活跃、生长旺盛的结核菌,成为支气管播散的来源。上述三种病理变化多同时存在,也可以某一种变化为主,且可相互转化。这主要取决于结核分枝杆菌的感染量、毒力大小以及机体的免疫力和变态反应状态。

六、临床表现

轻症结核患者可无任何表现而仅在 X 线检查时发现。各型肺结核临床表现不尽相同,但有共同之处。

(一)症状

1.全身症状

发热最常见,多为长期午后低热,即体温在下午或傍晚开始升高,翌晨降至正常,可伴有乏力、食欲减退、盗汗和体重减轻等,育龄女性可有月经失调或闭经。有的患者表现为体温不稳定,于轻微劳动后体温略见升高,休息半小时以上体温仍难平复。妇女于月经期前体温升高,月经期后体温仍不能迅速恢复正常。若病灶急剧进展播散时,可有高热,呈稽留热或弛张热。患者虽有持续发热但精神状态相对良好,有别于其他感染如败血症发热患者的极度衰弱或萎顿。

2.呼吸系统症状

(1)咳嗽、咳痰。这是肺结核最常见症状。浸润性病灶咳嗽较轻,干咳或少量白色黏液痰。有空洞形成时,痰量增多,若合并其他细菌感染,痰呈脓性;并发厌氧菌感染时有大量脓臭痰;合并支气管结核,则咳嗽剧烈,表现为刺激性呛咳,伴局限性哮鸣或喘鸣。

(2)咯血。1/3～1/2 患者有不同程度咯血,多为小量咯血,少数为大咯血。咯血易引起结核播散,特别是中大量咯血时,患者往往出现咯血后持续高热。

(3)胸痛。病变累及壁层胸膜时胸壁有固定性针刺样痛,并随呼吸和咳嗽加重而患侧卧位减轻,为胸膜性胸痛。膈胸膜受累时,疼痛可放射至肩部或上腹部。

(4)呼吸困难。多见于干酪样肺炎和大量胸腔积液患者。

(二)体征

体征取决于病变的性质范围,病变范围较小者多无异常体征;渗出性病变范围较大或干酪样坏死时可有肺实变体征,如触觉语颤增强、叩诊浊音、听诊闻及支气管呼吸音和细湿啰音。当有较大范围的纤维条索形成时,气管向患侧移位,患侧胸廓塌陷、叩诊浊音、听诊呼吸音减弱并可闻及湿啰音。结核性胸膜炎有胸腔积液体征。支气管结核可有局限性哮鸣音。

(三)发病过程和临床类型

1.原发性肺结核

原发性肺结核指初次感染即发病的肺结核病,含原发综合征和支气管淋巴结结核。多见于儿童,或边远山区、农村初进城市的未受感染的成年人。多有结核病密切接触史,结核菌素试验多呈强阳性。

首次入侵呼吸道的结核菌被肺泡巨噬细胞吞噬并在其内繁殖,达到一定数量后结核菌便从中释放出来并在肺泡内繁殖,这部分肺组织即可出现结核性炎症,称为原发病灶。原发病灶中的结核菌沿着肺内引流淋巴管到达肺门淋巴结,引起淋巴结肿大。原发病灶和肿大的气管支气管淋巴结合称为原发综合征,胸部 X 线片表现为哑铃型阴影。若 X 线仅显示肺门或纵隔淋巴结肿大,则又称为支气管淋巴结结核。此时机体尚未形成特异性免疫力,病菌沿所属淋巴管到肺门淋巴结,进而入血,可形成早期菌血症。4~6 周后免疫力形成,上述病变可迅速被控制,原发灶和肺门淋巴结炎症自行吸收消退或仅遗留钙化灶,播散到身体各脏器的病灶也逐渐愈合。大多数原发性肺结核症状多轻微而短暂,类似感冒,如低热、轻咳、食欲减退等,数周好转。病灶好发于通气良好的肺区如肺上叶下部和下叶上部,很少排菌。但少数原发性肺结核体内仍有少量结核菌未被消灭,可长期处于休眠,成为继发性结核的潜在来源。

若原发感染机体不能建立足够的免疫力或变态反应强烈,则发展为原发性肺结核病。少数严重者肺内原发病灶可发展为干酪样肺炎;淋巴结干酪样坏死破入支气管引起支气管结核和沿支气管的播散;早期菌血症或干酪样病变侵及血管可引起血行播散型肺结核。

2.血行播散型肺结核

该型结核多发生在免疫力极度低下者,特别是营养不良、患传染病和长期应用免疫抑制剂导致免疫力明显下降时。急性血行播散型肺结核多由原发性肺结核发展而来,以儿童多见,因一次性或短期内大量结核菌侵入液循环,侵犯肺实质,形成典型的粟粒大小的结节(急性粟粒型肺结核)。起病急,全身毒血症状重,如持续高热,盗汗、气急、发绀等。临床表现复杂多变,常并发结核性脑膜炎和其他脏器结核。若人体免疫力较强,少量结核菌分批经血流进入肺部,则形成亚急性、慢性血行播散型肺结核,病变局限于肺的一部分,临床可无明显中毒症状,病情发展也较缓慢。急性血行播散型肺结核胸部 X 线片显示双肺满布粟粒状阴影,大小、密度和分布均匀,结节直径 2mm 左右。胸部 X 线片显示双上、中肺野对称性分布,大小不均匀、新旧不等病灶,则为亚急性或慢性血行播散型肺结核。

3.继发性肺结核

这是由于原发性结核感染后的潜伏病灶内结核菌重新活动、繁殖和释放而发生的结核病(内源性感染),极少数可能是外源性结核菌的再感染(外源性感染)。可发生于原发感染后的任何年龄,多发生在青春期女性、营养不良、免疫力弱的群体以及免疫功能受损的患者。此时人体对结核菌有一定的免疫力,病灶多局限于肺内,好发于上叶尖后段和下叶背段。结核菌一般不播散至淋巴结,也很少引起血行播散,但肺内局限病灶处炎症反应剧烈,容易发生干酪样坏死及空洞,排菌较多,有传染性,是防治工作的重点。由于免疫和变态反应的相互关系及治疗措施等因素的影响,继发性肺结核病在病理和 X 线形态上有多形性,分述如下:

(1)浸润型肺结核。在继发性肺结核中最多见。病变多发生在肺尖和锁骨下。胸部 X 线片显示为小片状或斑点状阴影,可融合形成空洞。渗出性病变易吸收,纤维干酪增殖病变吸收很慢,可长期无变化。

(2)空洞型肺结核。空洞形态不一,多呈虫蚀样空洞。空洞型肺结核多有支气管散播病变,临床表现为发热、咳嗽、咳痰和咯血等,患者痰中经常排菌。应用有效的化学治疗后,出现空洞不闭合,但长期多次查痰阴性,空洞壁由纤维组织或上皮细胞覆盖,诊断为"净化空洞"。但有些患者空洞还残留一些干酪组织,长期多次查痰阴性,临床上诊断为"开放菌阴综合征",仍需随访。

(3)结核球。多由干酪样病变吸收和周边纤维膜包裹或干酪空洞阻塞性愈合而形成。结核球内有钙化灶或液化坏死形成空洞,同时80%以上结核球有卫星灶,直径在2~4cm,多小于3cm,可作为诊断和鉴别诊断的参考。

(4)干酪样肺炎。发生在机体免疫力低下、体质衰弱,大量结核分枝杆菌感染的患者,或有淋巴结支气管瘘,淋巴结内大量干酪样物质经支气管进入肺内而发生。大叶性干酪样肺炎症状体征明显,可有高热、盗汗、咳嗽、发绀、气急等。X线呈大叶性密度均匀的磨玻璃状阴影,逐渐出现溶解区,呈虫蚀样空洞,可有播散病灶,痰中能查出结核菌。小叶性干酪样肺炎的症状和体征都比大叶性干酪样肺炎轻,X线呈小斑片播散病灶,多发生在双肺中下部。

(5)纤维空洞型肺结核。肺结核未及时发现或治疗不当,使空洞长期不愈,出现空洞壁增厚和广泛纤维化,随机体免疫力的高低,病灶吸收、修复与恶化交替发生,形成纤维空洞。特点是病程长、反复进展恶化,肺组织破坏重,肺功能严重受损,由于肺组织广泛纤维增生,造成肺门抬高,肺纹理呈垂柳样,纵隔向患侧移位,健侧呈代偿性肺气肿。胸部X线片可见一侧或两侧有单个或多个纤维厚壁空洞,多伴有支气管散播病灶和明显的胸膜肥厚。结核菌检查长期阳性且常耐药。常并发慢性支气管炎、肺气肿、支气管扩张,继发肺部感染和肺源性心脏病。若肺组织广泛破坏,纤维组织大量增生,可导致肺叶全肺收缩,称"毁损肺"。初治时给予合理化学治疗,可预防纤维空洞的发生。

(四)其他表现

少数患者可以有类似风湿热样表现,称为结核性风湿症。多见于青少年女性,常累及四肢大关节,在受累关节附近可见结节性红斑或环形红斑,间歇出现。重症或血行播散型肺结核可有贫血、白细胞数减少,甚至三系同时降低,属于骨髓抑制,被称为"骨髓痨"。

七、辅助检查

(一)痰结核菌检查

这是确诊肺结核、制订化学治疗方案和考核治疗效果的主要依据。每一个有肺结核可疑症状或肺部有异常阴影的患者都必须查痰。有痰涂片和痰培养。痰菌阳性肯定属活动性肺结核且患者具有传染性。肺结核患者的排菌具有间断性和不均匀性的特点,所以要多次查痰。通常初诊患者要送3份痰标本,包括清晨痰、夜间痰和即时痰,如夜间无痰,宜在留清晨痰后2~3小时再留一份痰标本。复诊患者每次送2份痰标本。

（二）影像学检查

1.胸部 X 线检查

胸部 X 线检查是肺结核的必备检查,可以早期发现肺结核,判断病变的部位、范围、性质、有无空洞或空洞大小、洞壁厚薄等。胸片上表现为边缘模糊不清的斑片状阴影,可有中心溶解和空洞(除净化空洞外),或出现散播病灶均为活动性病灶。胸片表现为钙化、硬结或纤维化,痰检查不排菌,无任何症状,为无活动性肺结核。

2.肺部 CT

可发现微小或隐蔽性病灶,于诊断困难病例有重要参考价值。

（三）结核菌素（简称结素）皮肤试验（TST）

该试验用于检查结核菌感染,不能检出结核病。试验方法是:我国推广国际通用的皮内注射法,将纯蛋白衍化物(PPD)0.1mL(51U)PPD 原液注入左前臂屈侧上中三分之一交界处,使局部形成皮丘,48～96 小时(一般为 72 小时)观察和记录结果,手指轻摸硬结边缘,测量皮肤硬结的横径和纵径,得出平均直径＝(横径＋纵径)/2,而不是测量红晕的直径。硬结是特异性变态反应,红晕是非特异性变态反应。硬结直径≤4mm 为阴性,5～9mm 为弱阳性,10～19mm 为阳性,≥20mm 或不足 20mm 但局部有水疱和淋巴管炎为强阳性。

结核菌素试验反应愈强,对结核病的诊断,特别是对婴幼儿的结核病诊断愈重要。TST 阳性仅表示曾有结核菌感染,并不一定是现症患者,但在 3 岁以下婴幼儿按活动性结核病论,应进行治疗。成人强阳性反应提示活动性肺结核病可能,应进一步检查。如果 2 年内结核菌素反应从＜10mm 增加至 10mm 以上,可认为有新近感染。

阴性反应结果的儿童,一般来说,表明没有受过结核菌的感染,可以除外结核病。阴性还可见于:①结核感染后 4～8 周,处于变态反应前期。②免疫力下降或免疫受抑制,如应用糖皮质激素或免疫抑制剂、淋巴细胞免疫系统缺陷、麻疹、百日咳、严重结核病和危重患者。

（四）其他检查

活动性肺结核可有血沉增快,血常规白细胞计数可在正常范围或轻度增高。急性粟粒型肺结核时白细胞计数降低或出现类白血病反应。严重病例常有继发性贫血。纤维支气管镜检查对支气管结核的诊断有重要价值。对疑有肺结核而痰标本不易获取的儿童或痰涂阴的肺结核病患者可进行抗原抗体检测。

八、诊断要点

根据结核病的症状和体征、肺结核接触史,结核结核菌素试验、影像学检查、痰结核菌检查和纤维支气管镜检查,多可做出诊断。凡咳嗽持续 2 周以上、咯血、午后低热、乏力、盗汗、女性月经不调或闭经,有开放性肺结核密切接触史,或有结核病的诱因尤其是糖尿病、免疫抑制性疾病、长期接受激素或免疫抑制剂治疗者,应考虑肺结核的可能性,需进行痰结核菌和胸部 X 线检查。如诊断为肺结核,应进一步明确有无活动性,活动性病变必须给予治疗。明确是否排菌,及时给予隔离治疗。

(一)肺结核病分类标准

按 2004 年我国实施新的结核病分类标准,肺结核病可分为:原发性肺结核病(Ⅰ型)、血行播散型肺结核病(Ⅱ型)、继发性肺结核病(Ⅲ型)、结核性胸膜炎(Ⅳ型)、其他肺外结核病(Ⅴ型)。肺结核对肺功能的损害,与病变的类型有关。原发型肺结核、血行播散型肺结核、浸润型肺结核,经治疗后对肺功能的影响不大;干酪性肺炎、纤维空洞型肺结核则可导致不同程度的肺功能损害。

(二)菌阴肺结核病

菌阴肺结核为 3 次痰涂片及 1 次培养阴性的肺结核,诊断标准为:①典型肺结核临床症状和胸部 X 线表现。②抗结核治疗有效。③临床可排除其他非结核性肺部疾患。④PPD(51U)强阳性,血清抗结核抗体阳性。⑤痰结核菌 PCR 和探针检查呈阳性。⑥肺外组织病理证实结核病变。⑦支气管肺泡灌洗液中检出抗酸分枝杆菌。⑧支气管或肺部组织病理证实结核病变。具备①~⑥中 3 项或⑦~⑧中任何 1 项可确诊。

(三)肺结核病的记录方式

按结核病分类、病变部位、范围、痰菌情况、化学治疗史程序书写。可在化学治疗史后顺序书写并发症(如支扩)、并存病(如糖尿病)、手术(如肺切除术后)等。

记录举例:纤维空洞型肺结核双上涂(十),复治,肺不张糖尿病肺切除术后。

有下列情况之一者为初治:①未开始抗结核治疗的患者。②正进行标准化疗治疗方案用药而未满疗程的患者。③不规则化学治疗未满 1 个月的患者。

有下列情况之一者为复治:①初治失败的患者。②规则用药满疗程后痰菌又复阳的患者。③不规律化学治疗超过 1 个月的患者。④慢性排菌患者。

九、治疗要点

(一)化学药物治疗

目标是杀菌、防止耐药菌产生,最终灭菌,杜绝复发。

1.原则

早期、联合、适量、规律和全程。整个治疗方案分强化和巩固两个阶段。

(1)早期。一旦发现和确诊结核后均应立即给予化学治疗。早期化学治疗有利于迅速发挥化学药的杀菌作用,使病变吸收和减少传染性。

(2)联合。根据病情及抗结核药的作用特点,联合使用两种以上抗结核药物,以提高疗效,同时通过交叉杀菌作用减少或防止耐药菌的产生。

(3)适量。严格遵照适当的药物剂量用药,药物剂量过低不能达到有效血浓度,剂量过大易发生药物毒副反应。

（4）规律、全程。用药不规则、未完成疗程是化疗失败的最重要原因之一。患者必须严格遵照医嘱要求规律用药,保证完成规定的治疗期。

2.常用抗结核病药物

根据抗结核药物抗菌作用的强弱,可分为杀菌剂和抑菌剂。血液中(包括巨噬细胞内)药物浓度在常规剂量下,达到试管内抑菌浓度的 10 倍以上时才能起杀菌作用,否则仅有抑菌作用。

（1）异烟肼(INH)和利福平(RFP)。对巨噬细胞内外代谢活跃、持续繁殖或近乎静止的结核菌均有杀菌作用,称全杀菌剂。INH 是肼化的异烟酸,能抑制结核菌叶酸合成,可渗透入全身各组织中,为治疗肺结核的基本药物之一。RFP 属于利福霉素的衍生物,通过抑制 RNA 聚合酶,阻止 RNA 合成发挥杀菌活性。利福霉素其他衍生物利福喷汀(RFT)、利福布汀(RBT)疗效与 RFP 相似。

（2）链霉素(SM)和吡嗪酰胺(PZA)。SM 对巨噬细胞外碱性环境中结核分枝杆菌作用最强,对细胞内结核分枝杆菌作用较小。PZA 能杀灭巨噬细胞内酸性环境中的结核分枝杆菌。因此,链霉素和吡嗪酰胺只能作为半杀菌剂。SM 属于氨基糖苷类,通过抑制蛋白质合成来杀菌,目前已少用,仅用于怀疑 INH 初始耐药者。PZA 为类似于 INH 的烟酸衍生物,为结核短程化疗中不可缺少的主要药物。

（3）乙胺丁醇(EMB)和对氨基水杨酸钠(PAS)。为抑菌剂。

为使治疗规范化,提高患者的依从性,近年来有固定剂量复合剂出现,主要有卫非特(INH＋RFP＋PZA)和卫非宁(INH＋RFP)。

3.化学治疗的生物机制

（1）作用。结核菌根据其代谢状态分为 A、B、C、D 四群。A 菌群快速繁殖,多位于巨噬细胞外和空洞干酪液化部分,占结核分枝杆菌的绝大部分。由于细菌数量大,易产生耐药变异菌。B 菌群处于半静止状态,多位于巨噬细胞内酸性环境中和空洞壁坏死组织中。C 菌群处于半静止状态,可有突然间歇性短暂的生长繁殖。D 菌群处于休眠状态,不繁殖,数量很少。随着药物治疗作用的发挥和病变变化,各菌群之间也互相变化。通常大多数抗结核药物可以作用于 A 菌群,异烟肼和利福平具有早期杀菌作用,在治疗 48 小时内迅速杀菌,使菌群数量明显减少,传染性减少或消失,痰菌阴转。B 和 C 菌群由于处于半静止状态,抗结核药物的作用相对较差,有"顽固菌"之称。杀灭 B 和 C 菌群可以防止复发。抗结核药物对 D 菌群无作用,须依赖机体免疫机制加以消除。

（2）耐药性。耐药性分为先天耐药和继发耐药。先天耐药为结核分枝杆菌在自然繁殖中,由于染色体基因突变而出现的极少量天然耐药菌。单用一种药物可杀死大量敏感菌,但天然耐药菌却不受影响,继续生长繁殖,最终菌群中以天然耐药菌为主,使该抗结核药物治疗失败。继发耐药是药物与结核分枝杆菌接触后,有的细菌发生诱导变异,逐渐能适应在含药环境中继续生存,因此,强调在联合用药的条件下,也不能中断治疗,短程疗法最好应用全程督导化疗。

（3）间歇化学治疗。结核分枝杆菌与不同药物接触后产生不同时间的延缓生长期。如接触异烟肼和利福平 24 小时后分别可有 6～9 天和 2～3 天的延缓生长期。在结核分枝杆菌重新生长繁殖前再次投以高剂量药物,可使细菌持续受抑制直至最终被消灭。

(4)顿服。抗结核药物血中高峰浓度的杀菌作用要优于经常性维持较低药物浓度水平的情况。每天剂量 1 次顿服要比每天 2 次或 3 次服用所产生的高峰血药浓度高 3 倍。

4.化学治疗方案

在全面考虑到化疗方案的疗效、不良反应、治疗费用、患者接受性和药源供应等条件下,执行全程督导短程化学治疗(DOTS)管理,有助于提高患者在治疗过程的依从性,达到最高治愈。

(二)对症治疗

1.咯血

咯血是肺结核的常见症状,在活动性和痰涂阳肺结核患者中,咯血症状分别占 30％和 40％。咯血处置要注意镇静、止血,患侧卧位,预防和抢救因咯血所致的窒息并防止肺结核播散。

2.毒性症状

结核病的毒性症状在合理化疗 1～2 周内可很快减轻或消失,无须特殊处理。结核毒性症状严重者可考虑在有效抗结核药物治疗的情况下加用糖皮质激素。使用剂量依病情而定,一般用泼尼松口服每日 20mg,顿服,1～2 周,以后每周递减 5mg,用药时间为 4～8 周。

(三)手术治疗

适应证是经合理化学治疗无效,多重耐药的厚壁空洞、大块干酪灶、结核性脓胸、支气管胸膜瘘和大咯血保守治疗无效者。

肺结核经积极治疗可望临床治愈。愈合的方式因病变性质、范围、类型、治疗是否合理及机体免疫功能等差异而不同,可有吸收(消散)、纤维化、钙化、形成纤维干酪灶、空洞愈合。上述各种形式的愈合使病灶稳定,并停止排菌,结核毒性症状可完全消失,但病灶内仍可能有结核分枝杆菌存活,并有再次活跃、繁殖而播散的可能。若病灶彻底消除,包括完全吸收或手术切除,或在上述愈合方式中确定病灶内已无结核分枝杆菌存活则为痊愈。

十、主要护理诊断/问题

(1)体温过高。与结核分枝杆菌感染有关。

(2)疲乏。与结核病毒性症状有关。

(3)焦虑。与呼吸道隔离或不了解疾病的预后有关。

(4)营养失调。低于机体需要量,与机体消耗增加、食欲减退有关。

(5)知识缺乏。缺乏配合结核病药物治疗的知识。

(6)潜在并发症。大咯血、窒息、胸腔积液、气胸。

(一)体温过高

1.相关因素

与结核分枝杆菌在肺部引起的肺部感染、淋巴结炎和淋巴管炎或体内中毒症状有关。

2.护理措施

(1)监测体温、脉搏、呼吸每 4 小时 1 次,体温突然升高或骤降时,要随时测量并记录。

(2)患者高热时卧床休息,出现畏寒、寒战时给予保暖。

(3)鼓励患者多饮水,饮水量为 1500~2000mL/d。

(4)给予清淡易消化的高热量、高蛋白、高维生素的流质或半流质饮食。

(5)体温超过 38.5℃时给予物理降温,必要时遵医嘱给予抗生素、解热药,并观察记录降温效果。

(6)观察皮肤颜色、出汗情况,出汗后要及时更换衣服,注意保暖并遵医嘱补液。

(7)指导患者及其家属识别体温异常的早期表现和体征并及时报告医务人员。

(二)舒适的改变

1.相关因素

与肺结核引起全身中毒症状,肺部病灶广泛纤维化,有渗出、变质病变、病灶吸收、修补与恶化交替出现有关。

2.护理措施

(1)发热患者:卧床休息,多饮水,必要时给予降温和解热镇痛药,并按高热护理处理。

(2)盗汗患者:注意室内通风,棉被不要太厚,并及时用温毛巾帮助擦干身体和更换汗湿的衣服、被单等。

(3)咳嗽患者:适当给予止咳祛痰药,观察药物疗效。

(4)胸痛患者:卧于患侧,观察疼痛部位、性质,评估患者疼痛程度,选用长海痛尺。因胸部剧烈活动引起剧烈疼痛时,可在呼气状态下用宽胶布固定患侧胸部。疼痛明显时按医嘱服用镇痛药,并进行镇痛效果评估。最简单的方法可用疼痛量表做动态评估;效果评估可选用四级法(表 1-1)。渗出液较多时,应配合医师尽早抽液,以减轻压迫症状。

表 1-1 疼痛效果评估四级法

效果	缩写	症状
完全缓解	CR	疼痛完全消失
部分缓解	PR	疼痛明显减轻,睡眠基本不受干扰
轻度缓解	MR	疼痛有些减轻,但仍感到有明显疼痛,睡眠生活仍受干扰
无效	NR	疼痛无减轻

(5)咯血患者。嘱患者取患侧卧位,保持病室安静;精神紧张不安者,给予心理护理和安慰,必要时给小量镇静药,但禁用吗啡。大咯血时应采取措施保持呼吸道通畅,迅速清除口腔内血块,立即建立静脉通道给予止血药,并给予高浓度吸氧,必要时做好输血准备。

（6）鼓励患者说出自己的不适程度及耐受情况；向患者解释病情，介绍治疗方法、药物的用法和不良反应，使之对治疗充满信心，减轻不适感。

（7）多与患者交谈，关心和安慰患者，帮助其适应环境。

（8）分散患者的注意力，指导患者用放松疗法，如听音乐、看书、读报，以减轻不适。

（三）执行治疗方案无效

1.相关因素

与肺结核疗程长、病情易反复，缺乏家庭、社会支持，病变内结核分枝杆菌对药物产生耐药性有关。

2.护理措施

（1）向患者及其家属说明肺结核是一种慢性呼吸道传染病，治疗过程和康复期较长，必须坚持规律、全程用药才能取得满意的疗效。只要治疗得当，是完全可以治愈的。

（2）鼓励患者树立完成全程治疗的信心，让患者和其家属参与治疗和护理方案的制订，以取得配合，帮助患者和其家属寻求合适的社会支持。

（3）建立良好的医患、护患关系，取得患者的信任，完成治疗计划。

（4）按医嘱正确给予抗结核药物治疗和注意观察药物反应，督促患者建立按时服药的习惯，告知患者所用抗结核药物的主要不良反应，以便在用药期间一旦出现时，能及时告知医师。

（5）加强服药到口，保证患者按疗程、按方案服药。

（四）有传播感染的危险

护理措施

（1）向患者和其家属宣传消毒隔离的重要性及结核病流行的三个基本环节。

①传染源。痰涂片阳性患者。涂片阳性患者越多，咳出结核菌越多，传染机会也越大，这是构成结核病流行的最主要的流行动力之一。

②传染途径。呼吸道传染、消化道传染、皮肤传染及其他途径。呼吸道传染是结核病最常见传染途径，带菌粒子飘浮在空气中，距离患者越近传染性越大，越远传染性越小；室内空气越通畅，微粒子稀释越快，阳光越充足，结核分枝杆菌越不易生存，传染动力也越小。

③易感发病者。硅沉着病（矽肺）、糖尿病、服用激素或应用其他使免疫力减低的药物、3岁以内小儿、青春期、产后、其他感染或预防接种等。应对未感染者接种卡介苗；确定好发对象及注意有呼吸道症状超过 2 周者的检查，涂片阳性的接触者应采取有效措施，可以控制流行动力。

（2）注意个人卫生，严禁随地吐痰，在咳嗽或打喷嚏时不可面对他人，而应以双层纸巾掩住口鼻，纸巾用后直接焚毁灭菌。在结核活动期，外出时应戴上口罩，避免交叉感染。

（3）痰菌阳性的患者，痰液应该在有盖的痰杯内、加等量 1% 消毒净，加盖浸泡 1 小时方可倒掉，接触痰液后用流动水洗手。

（4）不要和家人同桌共餐，患者用过的餐具应先煮沸 5 分钟方可洗涤，被褥及书籍要经常在强烈日光下暴晒,每次不少于 2 小时,卧室内要隔日用 1％过氧乙酸 1～2mL 加入空气清洁剂溶液内做空气喷雾消毒。

(5)与患者密切接触者应去医院进行有关的检查。

(五)有窒息的危险

1.护理措施

(1)加强巡视,严密观察病情变化,识别咯血窒息的早期症状。咯血过程中,咯血突然减少或停止,患者胸闷烦躁,表情恐怖、喉头作响而痰块咳不出,即为咯血窒息的早期表现,继而患者出现呼吸浅快或暂停、全身发绀、双手抓空、大汗淋漓、大小便失禁、神志昏迷,若不及时抢救最终导致死亡。

(2)密切观察患者呼吸深浅、呼吸音、意识状态、发绀等的变化,并测血压、脉搏、呼吸、神志、瞳孔,每 1～4 小时观察 1 次。

(3)指导患者预防窒息的发生。采取患侧卧位,若出现部位不明确,则取平卧位,头偏向一侧,大咯血时专人护理。嘱患者当感知喉头有血或发痒时,轻轻地将血咳出,既不能太用力也不要屏住呼吸。

(4)准备好抢救物品,如吸引器、氧气、气管插管箱、气管切开包、呼吸机、吸痰管、止血药、呼吸兴奋药等。

(5)窒息是导致咯血患者死亡的主要原因,能否及时抢救是关键。如果发现患者有咯血、窒息现象,应立即通知医师,并让患者侧卧采取头低足高位,必要时迅速抱起其双足呈倒立位。使上半身向下与地面成 45°～90°,托起头部向背屈,撬开牙关。清除口腔内血液血块和痰液,轻拍背部,以利血块、稠痰排出。无效时,可直接用吸痰管抽吸或行气管插管和气管切开,保持呼吸道通畅。

(6)遵医嘱给予垂体后叶素,该药作用迅速,止血效果显著,是治疗大咯血的常用和首选药。

(7)熟悉垂体后叶素的用法和注意事项。垂体后叶素内含缩宫素和加压素,加压素有强烈的血管收缩作用,可使肺小动脉收缩,减少肺内血流量,降低肺循环压力,使出血部位血管收缩而止血。

2.用法

垂体后叶素 10U 加生理盐水或 25％葡萄糖 20mL 静脉缓慢推注(10～20 分钟注射完),或 10～20U 加入 10％葡萄糖 250～500mL 内静脉缓慢滴注。必要时 8 小时后重复给药。

3.注意事项

①该药尚有强烈收缩冠状动脉和其他小动脉的作用,高血压、冠心病、肺心病等患者不宜使用,老年人有动脉粥样硬化、肠结核者慎用。②用药过程中,如患者出现面色苍白、心率增速、心前区不适等症状时,应立即减慢滴速,并做好观察。③该药内含缩宫素,可使子宫强烈收缩,妊娠妇女忌用。④有时患者感觉腹痛或有便意时,此为药物达到有效浓度、肺出血部位小动脉收缩止血的表现。⑤当患者感到胸闷、喉痒、喉中有"嘎嘎"声、面部潮红等大咯血窒息先

兆时,应适当加快静脉滴注速度或改为静脉注射。

十一、健康教育

(一)心理指导

加强对患者及其家属的心理护理,使之了解只要坚持合理、全程化疗,完全可以康复,帮助患者树立信心,消除焦虑,充分调动人体内在的自身康复能力,使患者积极配合治疗,使其处于接受治疗的最佳心理状态。

(二)饮食指导

(1)高热能饮食。高热能饮食应每天供能 40～50kcal(1kcal＝4.19kJ)。

(2)高蛋白饮食。每天蛋白摄入量为每千克体重 1.5～2.0g,其中 1/3～2/3 为优质蛋白,应多食牛奶、鸡蛋及猪瘦肉、瘦牛肉及大豆类食品。

(3)补充维生素 A、维生素 B、维生素 C、维生素 D 等,注意钙和铁的补充,多选用奶类、豆类、蔬菜等食物。

(4)并发贫血患者要供给含铁丰富食品,如肉和动物内脏。

(5)提供含维生素 B_6 丰富的食物,如花生、瘦肉、豆类、薯类食物等,以对抗由于异烟肼治疗而引起的不良反应。

(三)用药指导

向患者强调坚持规律、全程、合理用药的重要性,向患者讲解治疗方案及持续用药时间,家属随访胸部 X 线片、痰结核菌检查、肝肾功能检查。密切接触者行胸部 X 线检查或 OT 试验,及早发现疾病,及早治疗。

(四)病情观察

监测生命体征,注意有无高热、咳嗽、咳痰、胸痛情况,观察痰的颜色、有无血痰和咯血的征象。

(五)活动与休息

帮助患者和其家属制订合理的休息和活动计划。肺结核活动期或咯血时应以卧床休息为主,可适当离床活动,大咯血的患者应绝对卧床休息。恢复期可适当户外活动,如散步、做保健操、打太极拳等,但应保证充足的睡眠和休息时间,避免身心过劳。

(六)出院指导

(1)督促患者按医嘱服药,告知坚持服药的重要性。过早停药和不规则服药是治疗失败的主要原因。

(2)定期随诊复查,报告用药的不良反应,如有无肝区疼痛、巩膜黄染及胃肠道反应,以便医师及时调整用药方案。

(3)戒烟,戒酒,合理饮食,保证充足营养。

（4）保持心情舒畅，增强治病信心。

（5）坚持锻炼身体，以增强机体免疫力，活动量逐渐增加。

（6）做好痰的消毒，被褥、书籍在烈日下暴晒 4～6 小时；餐具分开，应煮沸消毒 10～15 分钟或消毒液浸泡消毒 30 分钟以上。

（7）如有发热、咳嗽、咳痰、食欲缺乏等可随时就诊。

第四节　肺癌

原发性支气管肺癌，简称肺癌，起源于支气管黏膜或腺体，常有区域性淋巴转移和血行转移。早期以刺激性咳嗽、痰中带血等呼吸道症状多见，癌肿生长速度和转移扩散的情况，与癌瘤的组织学类型、分化程度等生物学特性有一定关系。根据 2003 年 WHO 公布的资料显示，肺癌无论是发病率还是死亡率均居于全球癌症首位。本病多在 40 岁以上发病，发病年龄高峰在 60～79 岁之间。男女患病率为 2.3∶1。

一、分类

1.按解剖学分类

可分为中央型肺癌和周围型肺癌。起源于主支气管、肺叶支气管的肺癌，位置靠近肺门者，称为中央型肺癌，以鳞状上皮细胞癌和小细胞未分化癌多见；起源于肺段支气管以下的肺癌，位置在肺的周围部分者称为周围型肺癌。

2.根据细胞分化程度和形态特征分类

（1）鳞状上皮细胞癌（鳞癌）。在各种类型肺癌中最为常见，约占 50%。患病年龄大多在 50 岁以上，男性居多，与吸烟的关系最密切。大多起源于较大的支气管，常为中央型肺癌，易形成息肉或无蒂肿块而阻塞管腔引起阻塞性肺炎。生长缓慢，病程较长，首先经淋巴转移，血行转移发生较晚。

（2）小细胞未分化癌（小细胞癌）。占各种类型肺癌的 20%。患病年龄较轻，无明显性别差异。通常发生于大支气管，为中央型肺癌。呈浸润性生长，可造成管腔狭窄。恶性度最高，生长快，转移早，早期即可出现淋巴和血行广泛转移，在诊断时大多已出现肺外转移，在各型肺癌中预后最差。

（3）腺癌。发病率比鳞癌和未分化癌低，发病年龄较轻，女性相对多见。多数腺癌起源于肺边缘较小的支气管，为周围型肺癌。早期一般没有明显的临床症状，往往在胸部 X 线检查时被发现。表现为圆形或椭圆形肿块，一般生长较慢，但有时早期即发生血行转移。淋巴转移则发生较晚。

（4）大细胞未分化癌（大细胞癌）。临床相对少见。与鳞癌和腺癌比较，此型缺乏自身特征，由带丰富胞质的较大的恶性细胞构成，可发生在任何部位，但以周围型多见。生长迅速，恶性度较高，但转移较小细胞癌晚。

从治疗的角度出发,临床又常将肺癌概括为小细胞肺癌(SCLC)和非小细胞肺癌(NSCLC),约80%的肺癌患者属于后者,含鳞癌、腺癌和大细胞癌。

二、病因与发病机制

目前尚未完全明确,研究表明其发生与下列因素有关。

1.吸烟

吸烟,特别是吸纸烟,是肺癌的重要危险因素。与不吸烟者相比,吸烟者肺癌发生的危险性平均高9～10倍。吸烟量越多,吸烟年限越长,肺癌的发生率和死亡率越高。被动吸烟也是肺癌的病因之一。烟雾中主要致癌物质为苯并芘,其他还有一氧化碳、尼古丁、亚硝胺、微量的放射性元素钋等。长期吸烟可引致支气管黏膜上皮细胞增生、鳞状上皮化生、核异形变诱发鳞状上皮癌或未分化小细胞癌。

2.职业因素

从事石棉、砷、烟尘和沥青等职业者肺癌发病率高,从接触到发生肺癌的时间与暴露程度有关,通常超过10年,平均为16～17年。石棉是公认的致癌物质,可能是肺癌中最常见的职业因素。此外,铀镭等放射性物质及其衍生物致癌性碳氢化合物暴露与肺癌发生也密切相关。

3.大气污染

资料表明环境污染与肺癌有关。如汽车废气、工业废气、公路沥青等物质,甚至烹调时的烟雾、室内用煤、装修材料的污染也是肺癌的危险因素。

4.饮食与营养

调查资料提示,摄入食物中维生素A含量低或血清维生素A低,患肺癌的危险性高。动物实验证明,维生素A及其衍生物β胡萝卜素能抑制化学致癌物诱发的肿瘤。

5.其他

遗传因素、结核瘢痕、肺部慢性炎症、土壤中硒和锌含量的降低等对肺癌的发生可能也有一定的作用。

三、临床表现

近5%的患者无症状,仅在胸部X线检查时发现。肺癌的临床表现多种多样,取决于肿瘤发生的部位、大小、类型、发展阶段及有无转移。

1.原发肿瘤引起的症状及体征

(1)咳嗽。常为肺癌早期症状,因癌肿长在支气管肺组织上,通常会产生呼吸道刺激症状而发生刺激性干咳,可无痰或有少许白色黏液痰;癌肿增大引起支气管狭窄,咳嗽可呈高调金属音,伴有局限性固定性喘鸣。继发阻塞性肺炎或肺脓肿时痰量增多,呈脓性。弥漫性肺癌导致大面积肺泡受累时,患者除咳嗽外还有明显呼吸困难。

(2)咯血。部分患者以咯血为首发症状,多为间断或持续性血痰。如癌肿糜烂侵犯大血管可引起大咯血,但少见。

(3)发热。肿瘤坏死可引起发热,但多数发热是由于肿瘤向腔内生长阻塞支气管后引起的阻塞性肺炎所致。程度不一,轻者仅有低热,重者可有高热。因其用抗生素药物治疗可获暂时缓解,易导致误诊。

(4)体重下降。可表现为进行性体重下降、消瘦,晚期患者极度消瘦呈恶病质。

2.肿瘤肺外胸内扩展表现

肿瘤向肺外生长进入胸腔、胸壁、纵隔或侵犯附近结构和神经而引起相应症状,约15%患者可见。

(1)胸痛。病变累及胸膜时,可出现胸痛,是肺癌晚期患者经常表现出来的症状,多为钝痛或刺痛,部位较固定,逐渐加剧呈持续性,常伴癌性胸腔积液。

(2)声音嘶哑。控制左侧发音功能的喉返神经由颈部下行至胸部,绕过心脏的大血管返行向上至喉,从而支配发音器官的左侧。因此,若肿瘤侵及纵隔左侧,使喉返神经受到压迫,患者可出现声音嘶哑,但无咽痛及上呼吸道感染的其他症状。

(3)上腔静脉阻塞综合征。因肿瘤侵及纵隔右侧压迫上腔静脉,致上腔静脉回流受阻。患者表现为头面部和上半身淤血水肿,颈部肿胀、颈静脉怒张、前胸壁静脉曲张,可有头痛、头昏或眩晕。

(4)Horner 综合征。肺尖癌压迫或侵犯颈交感神经节时,出现患侧眼球凹陷、上睑下垂、瞳孔缩小、眼裂狭窄、患侧上半胸部皮肤温度升高、无汗等,称为 Horner 综合征。

肺尖癌压迫或侵犯臂丛神经时,出现该侧肩部及上肢放射状灼热疼痛、上肢无力及感觉障碍。膈神经受侵时可致膈肌麻痹,出现气急、胸闷。纵隔淋巴结肿大压迫食管可致吞咽困难。心包受侵时出现心包积液、气急等。

3.肿瘤胸外转移表现

以小细胞肺癌居多,其次依次为大细胞癌、腺癌、鳞癌。血行转移常见部位依次是骨、肝、脑等。临床随转移部位不同而有相应的症状、体征。骨转移,常见肋骨、骨盆、脊椎骨等,表现局部疼痛和压痛。肝转移有黄疸、食欲减退、肝大、肝区疼痛、腹水等。脑转移表现头痛、眩晕、呕吐、共济失调、复视、精神状态异常等。体表淋巴结转移可体查到锁骨上及腋下淋巴结肿大。

4.非转移性胸外表现

非转移性胸外表现也称副癌综合征,指与肺癌有关,但与肿瘤的压迫、转移均无关的一组内分泌、神经肌肉或代谢异常的综合征。临床表现多样且缺乏特异性,近2%的患者可见,以小细胞肺癌最多见。这类表现可出现在癌肿本身所引起的症状之前,而且随着原发灶的演变而变化,因此可作为早期肺癌诊断的线索和监测肿瘤的复发。主要表现在以下方面。

(1)神经肌肉综合征。癌性神经肌肉病变是肺癌最常见的非转移性胸外表现,发生率近15%,主要异常有小脑退行性变、运动神经病变、多神经炎合并运动和感觉障碍、多发性肌炎、肌病、肥大性骨关节病、杵状指(趾)等。

(2)异位内分泌综合征。突出的表现为皮肤色素沉着、血压高、浮肿、多毛和痤疮,但典型库欣综合征的多血质、向心性肥胖和皮肤紫纹则少见。在癌组织和循环血中可测到促肾上腺皮质激素（ACTH）增高，大剂量地塞米松试验不能抑制皮质醇的分泌。

（3）抗利尿激素（ADH）分泌。异位 ADH 具有同精氨酸加压素相同的生物作用，刺激肾小管回吸收水分，因此患者主要表现为水中毒和稀释性低钠血症、低渗透压的症状，可见倦怠无力、头痛、厌食、恶心呕吐，严重者可出现精神症状，乃至惊厥昏迷。

（4）类癌综合征。典型特征是阵发性皮肤、心血管、胃肠道和呼吸功能的异常。表现为面部或上肢皮肤潮红、水样腹泻、阵发性心动过速、喘息等。这些表现与癌细胞产生的多种血管活性物质，如 5-羟色胺、缓激肽、组胺及前列腺素等有关。

还可见异位甲状旁腺激素分泌引起高钙血症、胰岛素样活动而致低血糖、异位促性腺激素分泌而致男性乳房轻度发育等。

四、辅助检查

1.影像学检查

发现肺癌的重要方法之一，包括透视、X 线胸片、胸部 CT、磁共振成像（MRI）等检查。X 线胸片中央型肺癌多表现为单侧性不规则的肺门肿块；周围型肺癌表现为边界毛糙的结节状或团块状阴影。

2.痰液脱落细胞检查

是简单有效的早期诊断肺癌的方法之一，但阳性率要受肿瘤的类型、标本是否符合要求及送检次数和病理医生的水平高低等因素影响。为此，送检标本应为深部咳出的新鲜痰，并连续送检 3～4 次为宜。

3.纤维支气管镜检查

可直接观察并配合刷检、活检等手段诊断肺癌。

4.其他检查

尚有肺活检、胸腔积液癌细胞检查、淋巴结活检、肿瘤标志物检查等。

五、诊断要点

早期肺癌诊断与肺癌的治疗效果密切相关。应具有高度警惕性，详细采集病史、体格检查和相关辅助检查进行综合判断，可使 80％以上患者得到确诊。对于有下列临床特征，特别是年龄在 40 岁以上的吸烟者，应立即采取相关检查，以明确病情：无明显诱因的刺激性咳嗽持续 2～3 周，治疗无效；或原有慢性呼吸道疾病，咳嗽性质改变者；持续或反复在短期内痰中带血而无其他原因可解释者；反复发作的同一部位的肺炎，特别是段性肺炎；原因不明的肺脓肿，无中毒症状及异物吸入史，抗感染治疗效果不显著者；原因不明的四肢关节疼痛及杵状指（趾）；X 线胸片表现局限性肺气肿或段、叶性肺不张，孤立性圆形病灶和单侧性肺门阴影增大者，或原有肺结核、病灶已稳定，而形态或性质发生改变者；无中毒症状的胸腔积液，尤其是血性、进行性增加者;尚有一些上述的肺外表现的症状者。

六、治疗要点

肺癌治疗方案主要根据肿瘤的组织学类型、临床分期和患者对治疗的耐受程度决定。化学药物治疗对小细胞未分化癌最敏感,鳞癌次之,腺癌治疗效果最差。通常小细胞肺癌发现时已转移,难以通过手术根除,主要依赖化疗或放化疗综合治疗。非小细胞肺癌可为局限性,对化疗反应较小细胞肺癌差,部分外科手术或放疗可获根治。对可耐受手术的Ⅰa、Ⅰb、Ⅱa、Ⅱb非小细胞肺癌患者首选手术治疗。生物免疫治疗是继手术、放疗、化疗之后第四大新型治疗方法,生物缓解调节剂(BRM)如小剂量干扰素、集落刺激因子和中医药等能增强机体对化疗、放疗的耐受性,提高疗效。其他局部治疗方法,如经支气管动脉灌注加梗死治疗,经纤维支气管引导腔内置入治疗源做近距离照射,以及经纤维支气管镜电刀切割癌体或行激光治疗等,近期疗效较好,尤其对多血管型明显,对缓解患者的症状和控制肿瘤的发展也有较好疗效。

七、护理评估

(一)身体状况

1.由原发肿瘤引起的症状

(1)咳嗽。为最常见的早期症状,多为刺激性干咳或少量黏痰,继发感染时痰量增多。

(2)咯血。多为痰中带血或间断血痰。

(3)呼吸困难。肿瘤引起支气管狭窄或阻塞,或转移至胸膜,产生大量胸腔积液。

(4)喘鸣。肿瘤引起支气管部分阻塞,约2%患者出现局限性喘鸣。

(5)体重下降。肿瘤发展到晚期,患者表现为消瘦或呈恶病质。

(6)发热。癌肿坏死可引起发热,多为低热,但多数发热是由于肿瘤引起的继发感染所致,抗生素效果不佳。

2.肿瘤局部扩散引起的症状

(1)胸痛。侵犯胸膜、肋骨和胸壁。

(2)呼吸困难。肿瘤压迫大气道,可出现吸气性呼吸困难。

(3)咽下困难。癌肿侵犯或压迫食管引起咽下困难。

(4)声音嘶哑。癌肿直接压迫或转移至纵隔淋巴结肿大后压迫喉返神经所致。

(5)上腔静脉阻塞综合征。癌肿侵犯纵隔,压迫上腔静脉所致。

(6)Horner综合征。位于肺尖部的肺癌称上沟癌,压迫颈部交感神经,可引起病侧眼睑下垂、瞳孔缩小、眼球内陷,同侧额部与胸壁无汗或少汗,即为Horner综合征。

3.由癌肿远处转移引起的症状

(1)肺癌转移至脑、中枢神经系统——颅高压,头痛、呕吐、脑疝。

(2)转移至骨骼——疼痛及压痛。

（3）转移至肝——肝大、肝区痛、黄疸、腹水、厌食。

（4）肺癌转移至淋巴结——淋巴结肿大。

4.癌肿作用于其他系统引起的肺外表现（副癌综合征）

（1）肥大性肺性骨关节病杵状指（趾）。

（2）男性乳房发育：分泌促性腺激素所致。

（3）Cushing 综合征：分泌促肾上腺皮质激素样物所致。

（4）稀释性低钠血症：分泌抗利尿激素所致。

（5）神经肌肉综合征：肌力下降（重症肌无力）、小脑运动失调、眼球震颤、精神错乱。

（6）高钙血症：肺癌可因转移而致骨骼破坏，或由异源性甲状旁腺样激素引起。

（二）心理社会状况

肺癌患者在发病的不同阶段和时期可有不同的心理反应，同时可因患者的文化程度、年龄、性别、社会地位、家庭背景不同而对肿瘤产生不同的应对方式。

八、护理诊断/医护合作解决的问题

1.焦虑、抑郁

与对肿瘤、手术及预后担心有关。

2.营养失调。低于机体需要量

与肿瘤导致消耗增加、食欲下降等有关。

3.疼痛

与胸部手术有关。

4.气体交换受损

与肺组织切除、通气/血流比例失调有关。

5.清理呼吸道无效

与术后疼痛、咳嗽无力、分泌物多等有关。

6.躯体移动障碍

与疼痛、神经肌肉的损伤、体位受限有关。

7.体液过多或体液过少

与术后补液过多、过快或补液过少有关。

8.潜在的并发症

呼吸功能不全、肺水肿、肺栓塞、心律不齐等。

九、护理目标

1.术前

（1）患者无呼吸道感染。

（2）以良好的生理和心理状况接受手术。

2.术后

（1）患者保持呼吸道畅通。

（2）疼痛减轻,增进舒适。

（3）维持循环稳定。

（4）早期进行功能锻炼。

（5）无术后并发症出现。

（6）主动配合手术的治疗和护理。

十、护理措施

（一）生活护理

维持良好的进食环境及口腔清洁以增进食欲。提供高蛋白、高热量、高维生素食物,鼓励患者摄取足够的水分,必要时遵医嘱给予白蛋白等静脉输入。

（二）治疗配合及病情观察

1.术前护理

（1）改善肺功能,预防术后感染:鼓励患者戒烟,指导患者有效咳嗽,深呼吸,必要时采用支气管镜吸痰。鼓励患者摄取足够的水分以稀释痰液。肺部感染者遵医嘱使用抗生素。注意口腔卫生,若有龋齿或上呼吸道感染应先治疗。

（2）术前指导

①指导患者练习腹式深呼吸、有效咳嗽。

②指导患者练习床上大、小便。

③教会患者使用深吸气训练器。

④指导患者进行腿部运动避免血栓形成。

⑤介绍胸腔闭式引流的相关知识。

⑥告知患者术后第1～2天要经常被叫醒做各种运动,尽量利用短暂时间间隔休息。

2.术后护理

（1）术后即刻护理

①评估患者麻醉恢复情况。开胸手术患者采用全麻,术后回到病房后注意患者的意识状态,未清醒的患者采取去枕平卧或头偏向一侧,以防止呕吐、误吸。

②密切观察生命体征。监测患者的体温、血压、脉搏、呼吸情况。胸部手术后常会引起呼吸功能及循环功能不良的情况。观察有无收缩压降低、脉搏增快、呼吸困难、发绀等情况。术后2～3小时,每15分钟测量生命体征1次,脉搏和血压稳定后改为30分钟至1小时测量1次。

③评估伤口及引流情况。检查伤口敷料,注意有无出血现象。敷料保持完整与密闭,检查

有无出血现象,检查伤口附近皮肤有无皮下气肿现象。正确固定胸腔闭式引流装置,观察引流是否通畅。

④给氧,观察患者的血氧饱和度及血气分析。

(2)术后一般护理

①维持生命体征平稳。术后 24～36 小时会有血压的波动,密切注意血压变化,注意有无呼吸困难征象。

②保持呼吸道通畅,防止肺不张及肺部感染。气管插管拔除前,及时吸痰,保持呼吸道通畅。术后第 1 天每 1～2 小时鼓励患者深呼吸、吹气球、深吸气训练器,促使肺膨胀。鼓励患者咳嗽咳痰,促进痰液排出。拔除胸腔闭式引流管后,鼓励患者尽早下床活动。

③合适体位。麻醉未清醒予去枕平卧位,头侧向一边。生命体征平稳予半卧位。肺叶切除者,取侧卧位或仰卧位,但病情较重者或呼吸功能较差者,避免健侧卧位。全肺切除者,仰卧位或 1/4 侧卧位,避免完全侧卧位。若有血痰或支气管瘘者,取患侧卧位并通知医师。避免垂头仰卧位。每 1～2 小时更换体位 1 次,加强皮肤护理。

④减轻疼痛,增进舒适。倾听患者诉说,评估疼痛。协助患者采取舒适的卧位。妥善固定引流管。遵医嘱使用镇痛药。使用镇痛泵者注意观察效果及副作用,观察呼吸、血压的变化。非药物措施减轻疼痛。

⑤维持体液平衡,补充营养。严格控制输液的量及速度。全肺切除者记录出入液量。术后 6 小时可试饮水。术后第 1 天予清淡流食、半流食;第 2 天给予普食,高蛋白、高热量、丰富维生素、易消化饮食。

⑥活动与休息。鼓励患者早期下床活动。促进手臂和肩膀的运动。

⑦做好胸膜腔闭式引流的护理。按照胸腔闭式引流常规进行护理。定时挤压胸管,维持引流管通畅。全肺切除术后胸管一般处于钳闭状态。可酌情放出适量的气体和液体。术后 24～72 小时无气体引流出、引流液<50mL/24h,拍胸片肺复张良好,可拔管。

⑧术后并发症的观察。肺癌术后常见的并发症有肺不张及肺炎、张力性气胸、支气管胸膜瘘、肺水肿等。术后密切观察患者有无呼吸困难、发热等情况。较大范围肺不张时,气管及心脏向患侧移位,张力性气胸移向对侧。支气管胸膜瘘常发生于术后 7 天以后,患者有发热、刺激性咳嗽、脓性痰。全肺切除术后静脉输液速度不宜过快,以每分钟 2mL 为宜,以免引起肺水肿。

3.化疗患者的护理

(1)护士应了解药物的作用与毒副作用,并对患者做详细的说明。

(2)安全用药,选择合适的静脉,注射过程中严禁药物外渗。

(3)密切观察和发现药物的不良反应,及时给予处理。

①评估患者应用化疗药物后机体是否产生毒性反应,严重程度如何。

②恶心呕吐的护理。患者出现恶心呕吐时,嘱家属不要紧张,以免增加患者的心理负担,减慢药物滴注速度,并遵医嘱给予止吐药物,以减轻药物反应;化疗期间进食较清淡的饮食,少

食多餐,避免食用过热、粗糙的刺激性食物,化疗前后 2 小时内避免进食;患者感恶心时,嘱患者做深呼吸,或饮少量略带酸性的饮料,有助于抑制恶心反射;如化疗明显影响进食,出现口干、皮肤干燥等脱水表现,应静脉补充水电解质及营养。

③骨髓抑制的护理。检测患者的白细胞,当白细胞总数降至 $3.5×10^9/L$ 或以下时应及时通知医师;当白细胞总数降至 $1.0×10^9/L$ 时,遵医嘱使用抗生素预防感染,并嘱患者注意预防感冒,做好保护性隔离。

④口腔护理。应用化疗药物后患者唾液腺分泌减少,易致牙周病和口腔真菌感染,嘱患者不要进食较硬的食物,用软毛牙刷刷牙,并用盐水漱口。

⑤其他不良反应。对患者化疗后产生脱发,向患者解释,停药后毛发可以再生,消除患者的顾虑;色素沉着等反应影响患者做好解释和安慰工作。

(三)心理护理

加强与患者的沟通,耐心倾听患者诉说。向其介绍手术医师及护理的技术力量,介绍手术的相关知识,讲解术后可能出现的不适、并发症及应对方法。动员家属给予患者心理和经济上的支持。介绍成功病例、鼓励其与之交谈。

(四)健康教育

(1)给予患者及家属心理上的支持,使之正确认识肺癌,增强治疗的信心,维持生命质量。

(2)督促患者坚持化疗,告知患者出现呼吸困难、疼痛加重时及时就医。

(3)指导患者加强营养,合理安排活动,避免呼吸道感染以调整机体抵抗力,增强抗病能力。

十一、护理评价

(1)患者顺利地接受各项检查和治疗。

(2)维持呼吸道的通畅。

(3)术侧手臂活动恢复正常范围。

(4)获得足够的营养和水分。

(5)无术后并发症出现。

(6)患者及家属获得精神支持。

第五节　呼吸衰竭

呼吸衰竭简称呼衰,是指由于各种原因引起的肺通气和(或)换气功能严重障碍,以致在静息状态下不能进行有效的气体交换,引起缺氧和(或)二氧化碳潴留,导致低氧血症伴(或不伴)高碳酸血症,从而出现一系列生理功能和代谢紊乱的临床综合征。它是一种功能障碍状态而不是一种疾病,可因肺部疾病引起,也可能是各种疾病的并发症。

呼衰临床表现缺乏特异性,明确诊断常以动脉血气分析为根据,即在海平面、静息状态、呼吸空气情况下,当动脉血氧分压(PaO_2)＜60mmHg 和(或)二氧化碳分压($PaCO_2$)＞50mmHg,并排除心内解剖分流和原发于心排出量降低等因素,可诊断为呼吸衰竭。

一、分 型

1.按动脉血气

(1)Ⅰ型呼衰:仅有缺氧,不伴有二氧化碳潴留或二氧化碳降低,PaO_2＜60mmHg,$PaCO_2$降低或正常。

(2)Ⅱ型呼衰:既有缺氧,又伴有二氧化碳潴留。动脉血气分析为 PaO_2＜60mmHg 和动脉血二氧化碳分压 $PaCO_2$＞50mmHg。

2.按发病急缓

(1)急性呼衰。急性呼衰是指呼吸功能原来正常,由于某些突发的致病因素,如严重肺疾患、创伤、休克、电击、急性气道阻塞等,使肺通气和(或)换气功能迅速出现严重障碍,在短时间内引起呼吸衰竭。因机体不能很快代偿,若不及时抢救,会危及患者生命。

(2)慢性呼衰。是在原有慢性呼吸道疾患的基础上,呼吸功能损害逐渐加重,若机体通过代偿适应,仍能从事个人日常生活活动,称为代偿性慢性呼吸衰竭;若因呼吸道感染,或因其他原因增加呼吸生理负担所致代偿失调,出现严重缺氧、二氧化碳潴留和酸中毒等临床表现时,则称为失代偿性慢性呼吸衰竭。

3.按病因

(1)泵衰竭。即由于呼吸驱动力不足(呼吸运动中枢)或呼吸运动受限(周围神经麻痹,呼吸肌疲劳,胸廓畸形)引起呼吸衰竭称泵衰竭。

(2)肺衰竭。由于气道阻塞,肺组织病变和肺血管病变所致的呼吸衰竭称为肺衰竭。

二、病因与发病机制

损害呼吸功能的各种因素都会导致呼衰。临床上常见的病因有如下几个方面。

1.呼吸道病变

支气管炎症痉挛、上呼吸道肿瘤、异物等阻塞气道,引起通气不足,气体分布不均导致通气/血流比例失调,发生缺氧和二氧化碳潴留。

2.肺组织病变

肺炎、重度肺结核、肺气肿、弥散性肺纤维化、肺水肿、急性呼吸窘迫综合征(ARDS)、矽肺等,可引起肺容量、通气量、有效弥散面积减少,通气/血流比例失调导致肺动-静脉样分流,引起缺氧和(或)二氧化碳潴留。

3.肺血管疾病

肺血管栓塞、肺梗死、肺毛细血管瘤,使部分静脉血流入肺静脉,发生缺氧。

4.胸廓病变

如胸廓外伤、畸形、手术创伤、气胸和胸腔积液等,影响胸廓活动和肺脏扩张,导致通气减少,吸入气体不均影响换气功能。

5.神经肌肉疾病

脑血管疾病、颅脑外伤、脑炎以及镇静催眠剂中毒,可直接或间接抑制呼吸中枢。脊髓颈段或高位胸段损伤(肿瘤或外伤)、脊髓灰质炎、多发性神经炎、重症肌无力、有机磷中毒、破伤风以及严重的钾代谢紊乱,均可累及呼吸肌功能,造成呼吸肌无力、疲劳、麻痹,导致呼吸动力下降而引起肺通气不足。

各种病因通过引起肺泡通气量不足、通气与血流比例失调、肺动-静脉样分流、弥散障碍及氧耗量增加五个主要机制,使通气和(或)换气过程发生障碍,导致呼吸衰竭。临床上单一机制引起的呼吸衰竭很少见,往往是多种机制并存或随着病情的发展先后参与发挥作用。

三、病理生理

呼吸衰竭时发生的低氧血症和高碳酸血症,能够影响全身各系统器官的代谢、功能甚至使组织结构发生变化,可产生致命性临床后果。

1.对中枢神经的影响

脑组织耗氧量约占全身耗量的 $1/5\sim1/4$。中枢皮质神经元细胞对缺氧最为敏感,缺 O_2 的程度和发生的急缓对中枢神经产生不同的影响。如突然中断供 O_2,改吸纯氮 20 秒钟可出现深昏迷和全身抽搐。逐渐降低吸 O_2 的浓度,症状出现缓慢,轻度缺 O_2 可引起注意力不集中、智力减退、定向障碍;随缺 O_2 加重,PaO_2 低于 50mmHg 可致烦躁不安、神志恍惚、谵妄;低于 30mmHg 时,会使神志丧失,乃至昏迷;低于 20mmHg 则会发生不可逆转的脑细胞损伤。

CO_2 潴留使脑脊液 H^+ 增加,影响脑细胞代谢,降低脑细胞兴奋性,抑制皮质活动;轻度 CO_2 的增加,对皮质下层刺激加强,间接引起皮质兴奋;若 CO_2 继续升高,皮质下层受抑制,使中枢神经处于麻醉状态。在出现麻醉前的患者,往往有失眠、精神兴奋、烦躁不安的先兆兴奋症状。

缺 O_2 和 CO_2 潴留均会使脑血管扩张,血流阻力减小,血流量增加。严重缺 O_2 会发生脑细胞内水肿,血管通透性增加,引起脑间质水肿,导致颅内压增高,挤压脑组织,压迫血管,进而加重脑组织缺 O_2,形成恶性循环。

2.对心脏、循环的影响

缺 O_2 可刺激心脏,使心率加快和心搏量增加,血压上升。冠状动脉血流量在缺 O_2 时明显增加,心脏的血流量远超过脑和其他脏器。心肌对缺 O_2 十分敏感,早期轻度缺 O_2 即在心电图上显示出现,急性严重缺 O_2 可导致心室颤动或心搏骤停。缺 O_2 和 CO_2 潴留均能引起肺动脉小血管收缩而增加肺循环阻力,导致肺动脉高压和增加右心负担。

CO_2 浓度增加,可使心率加快,心搏量增加,血压升高。冠状血管舒张,皮下浅表毛细血管和静脉扩张,而使脾和肌肉的血管收缩。

3.对呼吸影响

缺 O_2 对呼吸的影响远较 CO_2 潴留的影响为小。缺 O_2 主要通过颈动脉窦和主动脉体化学感受器的反射作用刺激通气,如缺 O_2 程度缓慢加重,这种反射迟钝。

CO_2 是强有力的呼吸中枢兴奋剂,吸入 CO_2 浓度增加,通气量成倍增加,急性 CO_2 潴留出现深大快速的呼吸;但当吸入超过 $12\%CO_2$ 浓度时,通气量不再增加,呼吸中枢处于被抑制状态。而慢性高碳酸血症,并无通气量相应增加,反而有所下降,这与呼吸中枢反应性迟钝、通过肾脏对碳酸氢盐再吸收和 H^+ 排出,使血 pH 值无明显下降,还与患者通气阻力增加、肺组织损害严重,胸廓运动的通气功能减退有关。

4.对肝、肾和造血系统的影响

缺 O_2 可直接或间接损害肝脏,但随着缺 O_2 的纠正,肝功能逐渐恢复正常。动脉血氧降低时,肾血流量、肾小球滤过量、尿排出量和钠的排出量均有增加;但当 $PaO_2<40mmHg$ 时,肾血流量减少,肾功能受到抑制。

组织低氧分压可增加红细胞生成素促使红细胞增生。肾脏和肝脏产生一种酶,将血液中非活性红细胞生成素的前身物质激活成生成素,刺激骨髓引起继发性红细胞增多。有利于增加血液携氧量,但亦增加血液黏稠度,加重肺循环和右心负担。

轻度 CO_2 潴留会扩张肾血管,增加肾血流量,尿量增加;当 $PaCO_2$ 超过 $65mmHg$,血 pH 值明显下降,则肾血管痉挛,血流减少,HCO_3^- 和 Na^+ 再吸收增加,尿量减少。

5.对酸碱平衡和电解质的影响

严重缺 O_2 可抑制细胞能量代谢的中间过程,如三羧酸循环、氧化磷酸化作用和有关酶的活动。这不仅降低产生能量的效率,还因产生乳酸和无机磷引起代谢性酸中毒。由于能量不足,体内离子转运的钠泵遭损害,使细胞内钾离子转移至血液,而 Na^+ 和 H^+ 进入细胞内,造成细胞内酸中毒和高钾血症。代谢性酸中毒产生的固定酸与缓冲系统中碳酸氢盐起作用,产生碳酸,使组织二氧化碳分压增高。

pH 值取决于碳酸氢盐与碳酸的比值,前者靠肾脏调节(1~3 天),而碳酸调节靠肺(数小时)。健康人每天由肺排出碳酸达 $15000mmol$ 之多,故急性呼衰 CO_2 潴留对 pH 值影响十分迅速,往往与代谢性酸中毒同时存在时,因严重酸中毒引起血压下降,心律失常,乃至心脏停搏。而慢性呼衰因 CO_2 潴留发展缓慢,肾减少碳酸氢排出,不致使 pH 值明显降低。因血中主要阴离子 HCO_3^- 和 Cl^- 之和为一常数,当 HCO_3^- 增加,则 Cl^- 相应降低,产生低氯血症。

四、临床表现

除引起呼吸衰竭的原发病的表现外,呼吸衰竭临床表现主要是低氧血症所致的呼吸困难和多脏器功能障碍。

1.呼吸困难

这是呼吸衰竭最早出现的症状。胸闷、憋气、呼吸费力、喘息是患者最常见的主诉。多数患者有明显的呼吸困难,可表现为频率、节律和幅度的改变,且与原发病有关。如急性肺损伤患者呼吸频率增快(30～40 次/分钟)、深大呼吸伴鼻翼扇动;COPD 患者则呼吸浅快伴辅助呼吸肌参与的点头或提肩呼吸,发生 CO_2 麻醉时呼吸又变得浅慢;中枢性疾病或中枢神经抑制性药物所致的中枢性呼吸衰竭,表现为呼吸节律改变,呈潮式呼吸、间歇呼吸或抽泣样呼吸。

2.发绀

发绀是缺氧的典型表现。当动脉 $PaO_2 < 50mmHg$、血氧饱和度低于 85% 时,可在血流量较大的口唇、指甲出现发绀;但应注意,发绀还受还原型血红蛋白含量、皮肤色素和心血管功能等因素影响。如红细胞增多者发绀更明显,贫血者则发绀不明显或不出现;严重休克末梢循环障碍的患者,即使动脉血氧分压尚正常,也可出现发绀。

3.精神神经症状

急性呼衰的精神症状较慢性呼衰明显。急性缺氧可出现精神错乱、躁狂、昏迷、抽搐等症状。慢性缺氧多有智力或定向功能障碍。慢性呼衰伴 CO_2 潴留时,随 $PaCO_2$ 升高可表现为先兴奋后抑制现象。兴奋症状包括失眠、烦躁、躁动、夜间失眠而白天嗜睡(昼夜颠倒现象)。但此时切忌用镇静或催眠药,以免加重 CO_2 潴留,发生肺性脑病。肺性脑病表现为神志淡漠、肌肉震颤或扑翼样震颤、间歇抽搐、昏睡,甚至昏迷等。亦可出现腱反射减弱或消失,锥体束征阳性等。此时应与合并脑部病变作鉴别。

4.循环系统症状

早期多数患者有心动过速,CO_2 潴留使外周体表静脉充盈、皮肤充血、温暖多汗、血压升高、心排出量增多而致脉搏洪大;严重低氧血症、酸中毒可引起心肌损害,出现周围循环衰竭、血压下降、心律失常甚至心搏停止。肺循环血管收缩引起肺动脉高压,可发生右心衰竭而出现体循环瘀血的体征。

5.消化和泌尿系统症状

严重呼吸衰竭对肝、肾功能都有影响,部分病例可出现丙氨酸氨基转移酶与血浆尿素氮升高;个别病例可出现尿蛋白、红细胞和管型。因胃肠道黏膜屏障功能损伤,导致胃肠道黏膜充血水肿、糜烂渗血或应激性溃疡,引起上消化道出血。

五、辅助检查

1.动脉血气分析

单纯 $PaO_2 < 60mmHg$ 为Ⅰ型呼吸衰竭;若伴有 $PaCO_2 > 50mmHg$,则为Ⅱ型呼吸衰竭。pH 值可反映机体的代偿状况,有助于对急性或慢性呼吸衰竭加以鉴别。当 $PaCO_2$ 升高、pH 值正常时,称为代偿性呼吸性酸中毒;若 $PaCO_2$ 升高、pH<7.35,则称为失代偿性呼吸性酸中毒。

2.肺功能检测

尽管在某些重症患者肺功能检测受到限制,但肺功能检测有助于判断原发疾病的种类和严重程度。呼吸肌功能测试,能够提示呼吸肌无力的原因和严重程度。

3.胸部影像学检查

包括普通 X 线胸片、胸部 CT 和放射性核素肺通气/灌注扫描等,有助于分析引起呼吸衰竭的原因。

4.其他检查

有感染时血白细胞总数及中性粒细胞比例增高。尿常规可见红细胞、蛋白尿及管型尿。肾功能检查可有尿素氮升高。呼吸性酸中毒合并代谢性酸中毒时,常伴有高钾血症。呼吸性酸中毒合并代谢性碱中毒时,常有低钾和低氯血症。

六、治疗要点

呼吸衰竭总的治疗原则:加强呼吸支持,包括保持呼吸道通畅、纠正缺氧和改善通气等;呼吸衰竭病因和诱发因素的治疗;加强一般支持治疗和对其他重要脏器功能的监测与支持。具体措施应结合患者的实际情况而定。

七、护理评估

(一)身体状况

1.呼吸困难

呼吸困难是最早最突出的表现,表现为呼吸浅速,出现"三凹征",并 CO_2 麻醉时,则出现浅慢呼吸或潮式呼吸。

2.发绀

发绀是缺氧的主要表现。当动脉血氧饱和度低于 90% 或氧分压 $<50mmHg$ 时,可在口唇、指甲、舌等处出现发绀。

3.精神、神经症状

表现为注意力不集中、定向障碍、烦躁、精神错乱,后期表现躁动、抽搐、昏迷。慢性缺氧多表现为智力和定向障碍。有 CO_2 潴留时常表现出兴奋状态,CO_2 潴留严重者可发生肺性脑病。

4.血液循环系统

早期血压升高,心率加快,晚期血压下降,心率减慢、失常甚至心脏停搏。

5.其他

严重呼衰对肝肾功能和消化系统都有影响,可有消化道出血,尿少,尿素氮升高,肌酐清除率下降,肾衰竭。

(二)心理社会状况

呼吸衰竭的患者常因呼吸困难产生焦虑或恐惧反应。由于治疗的需要,患者可能需要接受气管插管或气管切开,进行机械通气,患者因此加重焦虑情绪。他们可能害怕会永远依赖呼吸机。各种监测及治疗仪器也会加重患者的心理负担。

八、护理诊断/医护合作解决的问题

1.气体交换受损

与肺换气功能障碍有关。

2.清理呼吸道无效

与呼吸道分泌物黏稠、积聚有关。

3.有感染加重的危险

与长期使用呼吸机有关。

4.有皮肤完整性受损的危险

与长期卧床有关。

5.语言沟通障碍

与人工气道建立影响患者说话有关。

6.营养失调

低于机体需要量与摄入不足有关。

7.恐惧情绪

与病情危重有关。

九、护理目标

(1)患者的缺氧和二氧化碳潴留症状得以改善,呼吸形态得以纠正。

(2)患者在住院期间呼吸道通畅,没有因痰液阻塞而发生窒息。

(3)患者住院期间感染未加重。

(4)卧床期间皮肤完整,无压疮。

(5)患者能认识到增加营养的重要性并能接受医务人员的合理饮食建议。

(6)护士和患者能够应用图片、文字、手势等多种方式建立有效交流。

(7)可以和患者进行沟通,使患者焦虑、恐惧心理减轻。

十、护理措施

(一)生活护理

(1)提供安静、整洁、舒适的环境。

(2)给予高蛋白、高热量、丰富的维生素、易消化的饮食,少量多餐。

(3)控制探视人员,防止交叉感染。

(4)急性发作时,护理人员应保持镇静.减轻患者焦虑。缓解期患者进行活动,协助他们适应生活,根据身体情况,做到自我照顾和正常的社会活动。

(5)咳痰患者应加强口腔护理,保持口腔清洁。

（6）长期卧床患者预防压疮发生，及时更换体位及床单位，骨隆突部位予以按摩或以软枕垫起。

（二）治疗配合

1.呼吸困难的护理

教会有效的咳嗽、咳痰方法，鼓励患者咳痰，每日饮水在 $1500\sim2000\text{mL}$，给予雾化吸入。对年老体弱咳痰费力的患者，采取翻身、叩背排痰的方法。对意识不清及咳痰无力的患者，可经口或经鼻吸痰。

2.氧疗的护理

不同的呼衰类型，给予不同的吸氧方式和氧浓度。Ⅰ型呼吸衰竭者，应提高氧浓度，一般可给予高浓度的氧（$>50\%$），使 PaO_2 在 60mmHg 以上或 SaO_2 在 90% 以上；Ⅱ型呼吸衰竭者，以低浓度持续给氧为原则，或以血气分析结果调节氧流量。给氧方法可用鼻导管，鼻塞或面罩等。应严密观察给氧效果，如果呼吸困难缓解，心率下降，发绀减轻，表示给氧有效，如果呼吸过缓，意识障碍加重，表示二氧化碳潴留加剧，应报告医师，并准备呼吸兴奋药和辅助呼吸等抢救物品。

3.酸碱失衡和电解质紊乱的护理

呼吸性酸中毒为呼衰最基本和最常见的酸碱紊乱类型。以改善肺泡通气量为主。包括有效控制感染、祛痰平喘、合理用氧、正确使用呼吸兴奋药及机械通气来改善通气，促进二氧化碳排出。水和电解质紊乱以低钾、低钠、低氯最为常见。慢性呼吸衰竭因低盐饮食、水潴留、应用利尿药等造成低钠，应注意预防。

（三）病情观察

（1）注意观察呼吸频率、节律、深度的变化。

（2）评估意识状况及神经精神症状，观察有无肺性脑病的表现。

（3）昏迷患者应评估瞳孔、肌张力、腱反射及病理反射。

（4）准确记录每小时出入量，尤其是尿量变化。合理安排输液速度。

（四）心理护理

呼吸衰竭的患者由于病情的严重及经济上的困难往往容易产生焦虑、恐惧等消极心理，因此从护理上应该重视患者心理情绪的变化，积极采用语言及非语言的方式跟患者进行沟通，了解患者的心理及需求，提供必要的帮助。同时加强与患者家属之间的沟通，使家属能适应患者疾病带来的压力，能理解和支持患者，从而减轻患者的消极情绪，提高生命质量，延长生命时间。

（五）健康教育

（1）讲解疾病的康复知识。

（2）鼓励进行呼吸运动锻炼，教会患者有效咳嗽、咳痰技术，如缩唇呼吸、腹式呼吸、体位引流、拍背等方法。

(3)遵医嘱正确用药,熟悉药物的用法、剂量和注意事项等。

(4)教会家庭氧疗的方法,告知注意事项。

(5)指导患者制定合理的活动与休息计划,教会其减少氧耗量的活动与休息方法。

(6)增强体质,避免各种引起呼吸衰竭的诱因:①鼓励患者进行耐寒锻炼和呼吸功能锻炼,如用冷水洗脸等,以提高呼吸道抗感染的能力。②指导患者合理安排膳食,加强营养,达到改善体质的目的。③避免吸入刺激性气体,劝告吸烟患者戒烟。④避免劳累、情绪激动等不良因素刺激。⑤嘱患者减少去人群拥挤的地方,尽量避免与呼吸道感染者接触,减少感染的机会。

十一、护理评价

(1)呼吸平稳,血气分析结果正常。

(2)患者住院期间感染得到有效控制。

(3)患者住院期间皮肤完好。

(4)患者及家属无焦虑情绪存在,能配合各种治疗。

(5)患者掌握呼吸运动及正确咳嗽方法。

第六节 急性呼吸窘迫综合征

急性呼吸窘迫综合征(ARDS)是由不同病因造成具有明显特征的肺损伤,病理上表现为弥漫性肺泡损伤,以肺泡上皮和毛细血管内皮损伤、肺泡膜通透性明显增加导致高蛋白肺泡和间质水肿为病理生理特征,以低氧血症与呼吸窘迫为主要表现的临床综合征。

一、病因与发病机制

(一)病因

能直接或间接损伤肺组织的疾病,均可成为 ARDS 的病因。其中,感染、创伤、休克为最常见的病因,占 70%～85%。

(二)发病机制

ARDS 的发病机制十分复杂,其中急性炎症介导肺损伤是发病机制的关键,急性炎症最重要的效应细胞之一是中性粒细胞(PMN)。其基本机制包括:①炎症细胞的迁移与聚集。②炎症介质释放。③肺泡毛细血管损伤和通透性升高。

二、临床表现与诊断

(一)临床表现

1.病史

有严重创伤、感染、休克、大手术等病史。

2.症状和体征

ARDS 通常发生于原发疾病或损伤起病后 24～48 小时,表现为突发性、进行性的呼吸窘迫,气促、发绀,常伴有烦躁、焦虑、出汗等。

3.辅助检查

高分辨率 CT 不仅有助于早期诊断,还可帮助理解各病期的通气治疗策略。早期表现为非重力性分布的全肺水肿(均质肺),随病情进展,呈直立性分布的肺萎陷(压缩性肺不张),阴影密度不一致(非均质肺);在中期和晚期,发生组织增生、机化、重塑和纤维化,气腔扩大伴气囊和气肿样病变形成。

(二)诊断

对 ARDS 患者及时准确的诊断,是早期认识与积极治疗的前提。1992 年 ARDS 联席会议提出的诊断标准如下。

(1)急性起病。

(2)氧合指数(PaO_2/FiO_2)≤200mmHg。

(3)胸部 X 线检查表现为双肺斑片状阴影。

(4)肺动脉楔压(PAWP)≤18mmHg 或无左心房压力升高的临床证据。

Schuster、Ferguson、Monnet 提出,依据特征性的病理与病理生理改变,ARDS 的诊断标准应具有以下特征。

(1)弥漫性(或双肺)肺泡水肿,或 X 线胸片具有弥漫性(或双侧)肺泡水肿的特征。

(2)肺毛细血管通透性明显增加。

(3)病理上具有弥漫性肺泡损伤的表现。

(4)具有低氧血症和呼吸窘迫等临床特征。

这样,ARDS 诊断的特异性明显升高,且不再需要排除其他疾病(急性左侧心力衰竭)。

三、治疗原则

ARDS 的出现有很大的危险性,目前尚无特效的治疗方法,其治疗原则:积极控制原发病,改善氧合功能,纠正缺氧,支持生命,保护重要器官功能,防治并发症。

1.去除病因

ARDS 一般均有较明确的相关原发病,这些因素在 ARDS 的发生和发展中起着重要作用。尤其是对全身感染的控制和纠正低血容量导致的组织灌注不足,积极处理原发病将有利于 ARDS 的治疗和疾病预后的改善。

2.氧疗

纠正低氧血症是 ARDS 治疗中最为重要的目的。通常早期轻症患者可先面罩高浓度(FiO_2>0.6)给氧,使 PaO_2>60mmHg 和 SaO_2>90%。如血氧分压不能改善,如<60mmHg,则建议行机械通气。

3.机械通气

可减轻呼吸做功,使呼吸窘迫改善;应用呼气末正压(PEEP)或连续气道正压(CPAP),可使呼气末肺容量增加,闭陷的小气道和肺泡再开放;肺泡内正压可减轻肺泡水肿的形成从而改善弥散功能和通气/血流比例,减少肺内分流,达到改善氧合功能和肺顺应性的目的。

4.维持适当的液体平衡

以最低有效血管内血容量来维持有效循环功能,要避免过多的液体输入加重肺水肿,在血压稳定的前提下,出入液体量宜轻度负平衡。

5.支持治疗

ARDS时机体处于高代谢状态,营养支持应尽早开始。静脉营养可引起感染和血栓形成等并发症,应提倡全胃肠营养。

6.体位治疗

由仰卧位改变为俯卧位,可使75% ARDS患者的氧合改善。可能与血流重新分布,部分萎陷肺泡再膨胀达到"开放肺"的效果有关。这样可改善肺通气/血流比值,降低肺内分流。

7.糖皮质激素的应用

有研究表明,糖皮质激素可抑制肺的炎性反应及肺的纤维化,但临床研究并未证明。

8.其他治疗

如肺血管舒张药的应用,氧化亚氮(N_2O)吸入等。

四、护理评估

(一)身体状况

1.症状

ARDS起病急,患者主要表现为进行性的呼吸窘迫,特点为呼吸深快,伴有明显口唇和指端发绀,且进行性加重,不能用通常的氧疗方法改善。患者常出现烦躁不安、焦虑、出汗等。

2.体征

早期无阳性体征,中期可闻及干、湿啰音,有时可闻及哮鸣音,后期出现肺实变,呼吸音降低,并可闻及水泡音。

(二)心理社会状况

ARDS起病急,病情发展快,患者表现为进行性的呼吸窘迫,常伴有焦虑、烦躁等情绪,进而加重缺氧状态。护士在评估患者生理状况的同时,应重视患者的心理反应。家属的心理反应与患者是相似的,应注意治疗过程中与患者家属沟通。

五、护理诊断/医护合作解决的问题

1.气体交换受损

与疾病所致肺换气功能障碍有关。

2.清理呼吸道无效

与分泌物增多、痰液黏稠有关。

3.语言沟通障碍

与人工气道影响患者说话有关。

4.恐惧/焦虑

与病情、入住 ICU 及担心预后有关。

5.生活自理能力缺陷

与长期卧床或气管插管有关。

6.营养失调:低于机体需要量

与慢性疾病消耗有关。

7.有皮肤完整性受损的危险

与长期卧床有关。

六、护理目标

(1)患者能维持有效的呼吸,经皮血氧饱和度在 90% 以上。

(2)患者在住院期间呼吸道通畅,没有因痰液阻塞而发生窒息。

(3)护士和患者能够应用图片、文字、手势等多种方式建立有效交流。

(4)患者焦虑减轻或消失,表现为合作,平静。

(5)患者卧床期间生活需要得到满足。

(6)患者每日摄入足够热卡,保证机体能量供应。

(7)患者住院期间未发生压疮。

七、护理措施

(一)生活护理

(1)病室空气清新,保持室内温湿度适宜。

(2)做好口腔护理,每日 2 次。

(3)做好皮肤护理,定时协助患者更换体位,保持床单干燥清洁,防止压疮的形成。

(4)协助患者保持肢体功能位,并进行肢体功能锻炼。

(5)肠内营养时应注意观察有无胃内潴留,对有消化道出血的患者可进行肠外营养,注意监测血糖变化。保证充足的液体入量,液体入量保持每日 2500~3000mL。

(二)治疗配合

(1)用药护理。

(2)氧疗护理。

(3)机械通气的护理

①机械通气监测

a.机械通气期间要严密监测呼吸机工作状况,根据患者病情变化及时判断和排除故障,保证有效通气。

b.密切注意患者自主呼吸频率、节律是否与呼吸机同步;观察实际吸入气量,有效潮气量,同时观察漏气量、吸气压力水平等指标。

c.如患者安静,表明自主呼吸与呼吸机同步;如出现烦躁,则自主呼吸与呼吸机不同步,或由于通气量不足或痰堵,应及时清除痰液或调整通气量。

②人工气道管理

a.妥善固定人工气道:选择合适的牙垫,防止导管被咬堵塞人工气道。更换体位时避免气管导管过度牵拉、扭曲。每班测量导管外露长度并交接班,防止导管易位。气管切开套管固定带应松紧适宜,以能放进一小指为宜。躁动患者给予适当的保护性约束。

b.痰液引流:及时吸痰,吸痰时注意痰的颜色、量、性状及气味。可采用胸部物理治疗、体位引流、雾化吸入等方法促进痰液引流。吸痰前后 2 分钟各给予 100% 氧气。吸痰时严格执行无菌操作,使用一次性吸痰管,吸痰顺序为气管内-口腔-鼻腔,不能用一根吸痰管吸引气管、口鼻腔。每次吸痰时间不能超过 15 秒。

c.加强气道湿化,保持气道通畅。要求吸入气体温度保持在 37℃,相对湿度 100%。常用的湿化方法与装置有:主动加热湿化器、热湿交换过滤器(HME)、雾化吸入、气管内直接滴注。

d.人工气囊管理:定时检查气囊压力,可采用最小漏气技术、最小闭合容量技术,或采用气囊测压表监测气囊压力($25\sim30cmH_2O$ 是可接受的压力范围,$1cmH_2O=98Pa$),每隔 $6\sim8$ 小时进行气囊上滞留物的清除。

e.呼吸机相关肺炎(VAP)的预防:ARDS 患者极易发生感染,且感染为致死常见原因之一,因此在护理患者时应做到:严格无菌操作;加强气道管理,充分湿化气道;及时倾倒呼吸机管路冷凝水;每周更换呼吸机管路 1 次,管路受污染时应随时更换;定时监测气道病原菌的变化,选用合适的抗生素;鼻饲前抬高床头,检查气囊充气情况,防止误吸;有条件时应尽量将患者安置于单间病房并安装新风装置,保证室内空气处于低尘、低病原微生物、恒温恒湿的状态。

(三)病情观察

(1)监测呼吸频率、节律、深度的变化,当安静平卧时呼吸频率大于 25/min,常提示有呼吸功能不全,是 ALI 先兆期的表现。

(2)准确记录每小时出入量,合理安排输液速度,避免入量过多加重肺水肿。

(四)心理护理

由于患者的健康状况发生改变,不适应环境。患者易出现紧张不安、忧郁、悲痛、易激动,治疗不合作。在护理患者时应注意以下几点。

(1)同情、理解患者的感受,和患者一起分析其焦虑产生的原因及表现,并对其焦虑程度作出评价。

(2)当护理患者时保持冷静和耐心,表现出自信和镇静。耐心向患者解释病情,对患者提出的问题要给予明确、有效和积极的信息,消除心理紧张和顾虑。

（3）如果患者由于呼吸困难或人工通气不能讲话，可应用图片、文字、手势等多种方式与患者交流。

（4）限制患者与其他具有焦虑情绪的患者及亲友接触。

（五）健康教育

（1）积极预防上呼吸道感染，避免受凉和过度劳累。

（2）适当锻炼身体，劳逸结合，保持生活规律，增强机体抵抗力。

（3）注意营养均衡，以高蛋白、高纤维素、低盐饮食为主，吸烟者需戒烟。

（4）避免到人多的场合活动，以防发生交叉感染。

（5）遵医嘱长期正确用药，切忌自用、自停药物。

（6）若有咳嗽加重、痰液增多和变黄、气急加重等，应尽早就医。

八、护理评价

（1）呼吸平稳，血气分析结果正常。

（2）患者住院期间感染得到有效控制。

（3）患者住院期间皮肤完好。

（4）患者及家属无焦虑情绪存在，能配合各种治疗。

第二章　消化内科护理

第一节　胃炎

胃炎是指任何病因引起的胃黏膜炎症,常伴有上皮损伤和细胞再生。胃炎是最常见的消化道疾病之一。按临床发病的缓急和病程的长短,一般分为急性胃炎和慢性胃炎。

一、急性胃炎

急性胃炎是指不同病因引起的急性胃黏膜炎症。内镜检查可见胃黏膜充血、水肿、出血和糜烂等一过性病变。病理组织学特征为胃黏膜固有层见到以中性粒细胞为主的炎症细胞浸润。

急性胃炎主要包括:①急性幽门螺杆菌(Hp)感染引起的急性胃炎,常为一过性的上腹部症状,多不为患者注意,感染幽门螺杆菌后,如不予治疗,幽门螺杆菌感染可长期存在并发展为慢性胃炎。②除幽门螺杆菌之外的病原体感染及(或)其毒素对胃黏膜损害引起的急性胃炎;③急性糜烂出血性胃炎,它是由各种病因引起的、以胃黏膜多发性糜烂为特征的急性胃黏膜病变,常伴有胃黏膜出血,可伴有一过性浅溃疡形成,临床常见,需要积极治疗。

(一)病因与发病机制

引起急性糜烂出血性胃炎的常见病因如下。

1.药物

最常见的是非甾体类抗炎药(NSAIDs),如阿司匹林、吲哚美辛等所致,其机制可能是通过抑制环氧化酶的作用而抑制胃黏膜生理性前列腺素的产生,削弱其对胃黏膜的保护功能;其他如某些抗肿瘤药、口服氯化钾或铁剂和激素等均可直接损伤胃黏膜。

2.应激

严重创伤、大手术、大面积烧伤、败血症、多器官功能衰竭、中枢神经系统损伤等应激状态可引起急性胃黏膜病变,胃黏膜糜烂、出血,甚至发生急性溃疡并发大量出血。可能机制是应激状态下胃黏膜微循环不能正常运行而造成黏膜缺血、缺氧,由此可导致胃黏膜黏液和碳酸氢盐分泌不足、局部前列腺素合成不足和上皮再生能力减弱等改变,从而使胃黏膜屏障受损和H^+反弥散进入黏膜。

3.乙醇

乙醇具亲脂性和溶脂能力,高浓度乙醇可直接破坏胃黏膜屏障。

（二）临床表现

由于病因不同,急性胃炎的临床表现不尽一致,轻者可无明显症状。上腹痛、恶心、呕吐和食欲减退是急性胃炎的常见症状。原发病症状严重者,上述表现可为原发病所掩盖而忽视。急性糜烂出血性胃炎患者常以突然发生的呕血和(或)黑便而就诊,出血量大小不一,常呈间歇性发作,可自行停止。

（三）辅助检查

1.粪便检查

大便隐血试验可阳性。

2.内镜检查

确诊的必备条件。宜在出血发生后 24~48h 内进行,因病变(特别是 NSAIDs 或乙醇引起者)可在短期内消失,延迟内镜检查可能无法确定出血病因。

（四）诊断要点

近期服用 NSAIDs 等药物、严重疾病状态或大量酗酒者,如出现呕血和(或)黑便应考虑急性糜烂出血性胃炎的可能,但确诊有赖于胃镜检查。

（五）治疗要点

主要针对原发病和病因采取防治措施。对处于急性应激状态的上述严重疾病状态的患者,除积极治疗原发病外,应常规给予抑制胃酸分泌药或黏膜保护剂作为预防措施。药物引起者须立即停用该类药物。对已发生上消化道大出血者,按上消化道出血治疗原则采取综合措施进行治疗。常用 H_2 受体拮抗剂、质子泵抑制剂抑制胃酸分泌,硫糖铝和米索前列醇等保护胃黏膜。

（六）护理要点

1.心理护理

评估患者对疾病的认识程度;鼓励患者对其治疗、护理计划提问,了解患者对疾病的病因、治疗及护理的认识,帮助患者寻找并及时去除发病因素,控制病情发展。

2.休息与活动

患者应注意休息,减少活动,对急性应激造成者应卧床休息。同时应做好患者的心理疏导,解除其精神紧张,保证身、心两方面得到充分休息。

3.饮食护理

进食应定时、定量,不可暴饮暴食,避免辛辣刺激食物,一般进少渣、温凉半流质饮食。如有少量出血可给牛奶、米汤等流质以中和胃酸,有利于黏膜的修复。急性大出血或呕吐频繁时应禁食。

4.用药护理

指导正确使用阿司匹林、吲哚美辛等对胃黏膜有刺激的药物,必要时应用制酸剂、胃黏膜保护剂预防疾病的发生。

5.健康教育

根据患者的病因、具体情况进行指导,如避免使用对胃黏膜有刺激的药物,必须使用时应同时服用制酸剂。进食有规律,避免过冷、过热和辛辣等刺激性食物及浓茶、咖啡等饮料。嗜酒者应戒除,防止乙醇损伤胃黏膜。注意饮食卫生,生活要有规律,保持轻松愉快的心情。

二、慢性胃炎

慢性胃炎是病变基本局限于胃黏膜层的慢性炎性病变,以淋巴细胞和浆细胞的黏膜浸润为主,一般无黏膜糜烂,故常称为慢性非糜烂性胃炎。临床上可分为慢性胃窦炎(B 型)和慢性胃体炎(A 型)两型。

(一)病因和发病机制

1.幽门螺杆菌(Hp 感染)

它是慢性胃炎的主要病因,幽门螺杆菌作为慢性胃炎最主要病因,其确立基于如下证据:①绝大多数慢性活动性胃炎患者胃黏膜中可检出幽门螺杆菌。②幽门螺杆菌在胃内的分布与胃内炎症分布一致。③根除幽门螺杆菌可使胃黏膜炎症消退。④从志愿者和动物模型中可复制幽门螺杆菌感染引起的慢性胃炎。幽门螺杆菌具有鞭毛,能在胃内穿过黏液层移向胃黏膜,其所分泌的黏附素能使其贴紧上皮细胞,其释放的尿素酶分解尿素产生 NH_3,从而保持细菌周围中性环境,幽门螺杆菌的这些特点有利于其在胃黏膜表面定植。幽门螺杆菌通过上述产氨作用、分泌空泡毒素 A 等物质而引起细胞损害,其细胞毒素相关基因蛋白能引起强烈的炎症反应,其菌体胞壁还可作为抗原诱导免疫反应。这些因素的长期存在导致胃黏膜的慢性炎症。

2.自身免疫

自身免疫性胃炎以富含壁细胞的胃体黏膜萎缩为主,患者血液中存在自身抗体如壁细胞抗体。自身抗体攻击壁细胞,使壁细胞总数减少,导致胃酸分泌减少或丧失;内因子抗体与内因子结合,阻碍维生素 B_{12} 吸收从而导致恶性贫血。

3.十二指肠液反流

幽门括约肌松弛→十二指肠液(胆汁、胰酶)反流→削弱胃黏膜屏障→胃液、胃蛋白酶损害。

4.其他因素

饮酒、浓茶和咖啡,食用过冷、过热及过于粗糙的食物等损伤胃黏膜。

(二)临床表现

慢性胃炎病程迁延,大多数患者没有明显症状,部分有上腹饱胀不适(特别是在餐后),无规律性上腹隐痛,嗳气、泛酸和呕吐等消化不良的症状;少数有上消化道出血;A 型胃炎患者可出现厌食、体重减轻、贫血、舌炎、舌萎缩和周围神经病变等症状。

（三）实验室和其他检查

1.纤维胃镜及活组织检查

这是诊断慢性胃炎最可靠的方法，可取活检进一步证实胃炎类型。

2.幽门螺杆菌检测

侵入性检测是通过胃镜检查取胃黏膜活组织进行检测；还可进行非侵入性检测，主要有^{13}C或^{14}C尿素呼气试验（常用），其敏感性和特异性高。

3.胃液分析

B型胃炎患者大致正常，A型胃炎患者胃酸明显减少或缺乏。

4.血清学检查

B型胃炎血清胃泌素水平可降低或正常。A型胃炎血清胃泌素水平常明显升高，血中可测得抗壁细胞抗体和抗内因子抗体。

（四）诊断要点

通过纤维胃镜及活组织检查，可确立诊断。

（五）治疗要点

1.根除 Hp 感染

以质子泵抑制剂（PPI）或胶体铋任选一种为基础方案，再加上两种抗生素的三联治疗方案有较高根除率。

（1）胶体次枸橼酸铋：能与炎症渗出物和黏蛋白结合形成复合物，包绕细菌使之失去黏附上皮细胞的能力，继而铋离子进入细菌体使之死亡。用量 110mg，每日 4 次口服，连续服用2～4 周。

（2）质子泵抑制剂（PPI）：如奥美拉唑 40mg/d 服用。

（3）抗菌药物：可使用羟氨苄青霉素（阿莫西林）2000mg/d、替硝唑 800mg/d、克拉霉素1000mg/d 中的任意两种，每天剂量分 2 次服用，疗程 7～14d。

2.对症治疗

若患者服用非甾体类消炎药物，立即停服并服用制酸剂或硫糖铝；若有胆汁反流，服用氢氧化铝；若有胃动力不足，可用胃复安、吗丁啉、西沙必利等。

（六）护理诊断

（1）疼痛与胃酸刺激或平滑肌痉挛有关。

（2）营养失调，低于机体需要量与畏食、消化吸收不良有关。

（七）护理措施

1.休息

慢性胃炎急性发作或伴有消化道出血时应卧床休息。注意腹部保暖，可以缓解腹部不适。

2.饮食护理

应以富有营养、易于消化和少量多餐为基本原则。养成良好饮食习惯,指导患者注意饮食卫生,纠正不良的饮食行为,养成细嚼慢咽的习惯。对胃酸低的患者,可给予刺激胃酸分泌的食物,如浓肉汤、鸡汤。控制饮食中的粗纤维含量,进餐定时定量,避免吃生、硬、煎炸和油腻等不易消化和辛辣等刺激性食物,忌暴饮暴食、饮烈性酒、吸烟及餐后从事重体力活动。

3.药物护理

(1)改善消化不良。对胃酸缺乏的患者,配合给予 1% 稀盐酸、胃蛋白酶合剂。服用时宜用吸管送至舌根部咽下,避免接触牙齿,服后用温开水漱口。高胃酸的患者可常服用制酸剂(如氢氧化铝凝胶)和 H_2 受体拮抗剂(如雷尼替丁)等,以缓解疼痛。

(2)保护胃黏膜。有胆汁反流的患者服用硫糖铝,可中和胆盐、防止反流。硫糖铝在餐前 1h 与睡前服用效果最好,服药时宜将药片嚼碎或研成粉末服用。如患者需同时使用制酸药,制酸药应在硫糖铝服前半小时或服后 1h 给予。

(3)促进胃排空。甲氧氯普胺(胃复安)及多潘立酮具有刺激胃蠕动、促进胃排空的作用,药物应在饭前服用,不宜与阿托品等解痉剂合用。

(4)根除 Hp 感染药物。胶体次枸橼酸铋应在餐前半小时服下;胶体次枸橼酸铋能使牙齿变黑,应用吸管吸入;铋剂可引起便秘,使大便和舌苔呈灰黑色,口中带氨味等,停药后自行消失,应予以说明。服用阿莫西林和甲硝唑易引起胃肠道反应,如恶心、呕吐和腹泻等,甲硝唑还可引起口腔金属味、舌炎和排尿困难等不良反应,应密切观察,并劝导患者按疗程坚持治疗。

(八)健康指导

(1)向患者及家属讲解引起慢性胃炎的有关病因,指导患者如何防止诱发因素,从而减少或避免复发。

(2)强调饮食调理对防止复发的重要性。指导患者平时生活要有规律,注意劳逸结合,加强饮食卫生和饮食营养,养成有规律的饮食习惯。戒除烟酒,避免使用对胃黏膜有刺激的药物。

(3)嘱患者按医嘱服药,并向患者和家属介绍常用药物的用法、疗程、时间及其注意事项。

(4)本病易复发,幽门螺杆菌感染严重时可出现急性胃炎表现,部分病例可有癌变倾向,叮嘱患者定期复查。

第二节　肝硬化

肝硬化是一种以肝组织弥漫性纤维化、假小叶和再生结节形成为特征的慢性肝病。临床上常以肝功能损害和门静脉高压为主要表现,晚期常出现消化道出血、肝性脑病等严重并发症。本病是我国常见疾病和主要死亡病因之一。发病高峰年龄在 35～48 岁,男女比例为 3.6～8:1。

一、病因与发病机制

肝硬化由多种病因引起,我国以病毒性肝炎为主要原因,国外以酒精中毒多见。

1.病毒性肝炎

通常由慢性病毒性肝炎逐渐发展而来,主要见于乙型、丙型和丁型肝炎病毒重叠感染。而甲型、戊型病毒性肝炎不演变为肝硬化。

2.酒精中毒

长期大量酗酒,乙醇、乙醛(酒精中间代谢产物)的毒性作用引起酒精性肝炎,可逐渐发展为酒精性肝硬化。

3.血吸虫病

长期或反复感染血吸虫,虫卵沉积在汇管区,引起纤维组织增生,导致肝纤维化和门静脉高压症。

4.胆汁淤积

肝外胆管阻塞或肝内胆汁淤积持续存在时,可引起原发性或继发性胆汁性肝硬化。

5.循环障碍

慢性充血性心力衰竭、缩窄性心包炎等可致肝脏长期瘀血,肝细胞缺氧、坏死和纤维组织增生,逐渐发展为肝硬化。

6.其他

患慢性炎症性肠病、长期营养不良可引起肝细胞脂肪变性和坏死;某些代谢障碍疾病可引起代谢产物沉积在肝脏,也损害肝细胞,久之可发展为肝硬化。长期反复接触化学毒物如四氯化碳、磷、砷等,可引起中毒性肝炎,最终演变为肝硬化。

二、临床表现

本病一般起病隐匿,病程发展缓慢,潜伏可达 3～5 年或更长。临床上将肝硬化分为肝功能代偿期和失代偿期,但两期界限常不清。

(一)代偿期

症状轻且无特异性,常以疲乏无力、食欲减退为主要表现,可伴腹胀、恶心、轻微腹泻等。多因劳累或发生其他疾病时症状明显,休息或治疗后可缓解。肝轻度肿大,质变硬,脾轻度肿大。

(二)失代偿期

主要表现为肝功能减退和门静脉高压症。

1.肝功能减退的表现

(1)全身症状。营养状况较差,消瘦乏力,可有低热,皮肤干枯,面色灰暗无光泽(肝病面容)。

（2）消化道症状。食欲明显减退,可有厌食,进食后常感上腹饱胀不适、恶心、呕吐;稍进油腻肉食易引起腹泻。

（3）出血倾向和贫血。有皮肤紫癜、鼻出血、牙龈出血或胃肠出血等倾向,这与肝合成凝血因子减少、脾功能亢进和毛细血管脆性增加等有关。患者常有贫血,与营养不良、肠道吸收障碍、脾功能亢进以及胃肠道失血等因素有关。

（4）内分泌紊乱。由于肝功能减退,肝脏对雌激素灭活能力减退,雌激素在体内蓄积,抑制垂体的分泌功能,使雄激素分泌减少。雌激素增多、雄激素减少时,男性患者可有性欲减退、睾丸萎缩、乳房发育等;女性有月经失调、闭经等。患者面颈、上胸、上肢部位可见蜘蛛痣;在手掌大小鱼际及指端腹侧有红斑,称为肝掌,这些均与雌激素增多有关。

由于肝功能减退,醛固酮和抗利尿激素灭活作用减弱,可致继发性醛固酮和抗利尿激素增多,使水钠潴留,对腹水形成起重要促进作用。

2.门静脉高压症的表现

脾大、侧支循环的建立和开放、腹水是门静脉高压的三大表现,其中侧支循环开放对诊断门静脉高压有重要意义。

（1）脾大。多为轻、中度肿大,由于脾瘀血所致。晚期脾大常伴白细胞、血小板和红细胞计数减少,称为脾功能亢进。

（2）侧支循环的建立和开放。临床上有三支重要的侧支开放。①食管和胃底静脉曲张,是由于门静脉系的胃冠状静脉和腔静脉系的食管静脉等开放沟通。当门静脉压力明显增高、粗糙坚硬食品机械损伤或剧烈咳嗽、呕吐致腹内压突然增高时,可引起曲张静脉破裂导致出血。②腹壁和脐周静脉曲张,是由于门静脉高压时脐静脉重新开放,表现为脐周与腹壁纡曲的静脉。③痔静脉扩张,是门静脉系的直肠上静脉与下腔静脉的直肠中、下静脉沟通,可扩张形成痔核,破裂时引起便血。

（3）腹水。是肝硬化最突出的临床表现。患者常有明显腹胀感,大量腹水时可出现呼吸困难、脐疝及双下肢水肿,腹部膨隆呈蛙腹状,腹壁皮肤绷紧发亮,叩诊有移动性浊音,部分患者还可出现胸腔积液。

3.肝触诊

早期肝脏表面尚光滑,质地变硬;晚期可触及结节或颗粒状,一般无压痛,伴有肝细胞坏死或炎症时可有轻压痛。

（三）并发症

并发症包括上消化道出血、肝性脑病、感染、功能性肾衰竭、原发性肝癌、水电解质酸碱平衡紊乱及肝肺综合征。

三、辅助检查

1.血常规

代偿期多正常,失代偿期可有贫血,脾功能亢进时白细胞和血小板计数减少。

2.尿常规

黄疸时尿胆红素阳性,有时可有管型尿、血尿、尿蛋白阳性。

3.肝功能检查

代偿期各项指标可正常或轻度异常。失代偿期丙氨酸氨基转移酶（ALT）增高、白蛋白降低、球蛋白增高,凝血酶原时间延长。重症者血胆红素可增高。

4.免疫学检查

免疫球蛋白 IgG 增高最为显著,半数以上患者 T 淋巴细胞低于正常,部分患者体内出现自身抗体如抗核抗体。

5.腹水检查

呈漏出液,若合并原发性腹膜炎时,可呈渗出液。

6.其他检查

食管吞钡 X 线检查可见食管或胃底静脉曲张。肝穿刺活组织检查可确诊为肝硬化,腹腔镜检查可见肝脏表面呈结节状改变,取活体组织可协助确诊。内镜检查可见静脉曲张部位及其程度,并可进行止血和预防止血治疗。超声波检查可示肝脾大小及外形、门静脉有无高压等。

四、治疗

本病关键在于早期诊断,针对病因和症状进行治疗,以缓解和延长代偿期,对失代偿期患者主要是对症治疗、改善肝功能及并发症治疗。

（一）支持治疗

失代偿期患者进食不佳,应静脉输入高渗葡萄糖,并加维生素 C、胰岛素、氯化钾等,必要时可应用复方氨基酸、白蛋白或输新鲜血。

（二）药物治疗

目前尚无特效药物,平日可用多种维生素（包括维生素 K）及消化酶,也可采用中西药联合治疗。

（三）腹水的治疗

1.限制钠、水的摄入

进水量限制在 1000mL/d 左右,盐的摄入限制在 1.2～2g/d,部分患者可产生利尿、腹水消退作用。

2.增加钠、水的排泄

目前主张螺内酯和呋塞米联合应用,螺内酯为保钾利尿药,氢氯噻嗪或呋塞米为排钾利尿药,可起协同作用,并减少电解质紊乱。利尿不宜过猛,以每天体重减轻不超过 0.5kg 为宜,以避免诱发肝性脑病、肝肾综合征。

3.放腹水并输注白蛋白

腹水量大引起腹胀、呼吸困难、行走困难时,为减轻症状可做穿刺放腹水。单纯放腹水只能临时改善症状,因放腹水会丢失蛋白质,短期内腹水又迅速复原,故同时静脉输注白蛋白,可提高疗效。

4.提高血浆胶体渗透压

每周定期输注新鲜血或白蛋白、血浆,对恢复肝功能和消退腹水有帮助。

5.腹水浓缩回输

放出腹水,通过浓缩处理后再静脉回输,不但可消除水、钠潴留,还能提高血浆白蛋白浓度及有效血容量,并能改善肾血液循环,对顽固性腹水的治疗提供一种较好的方法。不良反应有发热、感染、电解质紊乱等,但有感染的腹水不可回输。

(四)手术治疗

各种分流术和脾切除术;经颈静脉肝内门体分流术(TIPS)等。

(五)肝移植手术

肝移植手术是晚期肝硬化的最佳治疗方法,可提高患者存活率。

五、观察要点

观察腹水和下肢水肿的消长,准确记录出入量,测量腹围、体重,并教会患者正确的测量和记录方法。进食量不足、呕吐、腹泻者或遵医嘱应用利尿药、放腹水后更应密切观察。监测血清电解质和酸碱度的变化,以及时发现并纠正水、电解质、酸碱平衡紊乱,防止肝性脑病、功能性肾衰竭的发生。

六、护理要点

1.常规护理

(1)休息与体位。失代偿期应卧床休息,减少机体消耗和肝脏损害;病室环境要安静、舒适,有明显腹腔积液时应取半卧位或坐位,以改善患者呼吸状况;卧床时尽量取平卧位,以增加肝、肾血流量,改善肝细胞的营养,提高肾小球滤过率。可抬高下肢,以减轻水肿。阴囊水肿者可用托带托起阴囊,以利水肿消退。

(2)饮食护理。既保证饮食营养、又遵守必要的饮食限制是改善肝功能、延缓病情进展的基本措施。应向患者及家属说明导致营养状况下降的有关因素、饮食治疗的意义及原则,与患者共同制订既符合治疗需要又为其接受的饮食计划。饮食治疗原则为高热量、高蛋白质、高维生素、易消化饮食,并根据病情变化及时调整。

①蛋白质。是肝细胞修复和维持血浆白蛋白正常水平的重要物质基础,应保证其摄入量。蛋白质来源以豆制品、鸡蛋、牛奶、鱼、鸡肉、瘦猪肉为主。血氨升高时应限制或禁食蛋白质,待病情好转后再逐渐增加摄入量,并应选择植物蛋白,如豆制品,因其含蛋氨酸、芳香氨基酸和产氨基酸较少。

②维生素。新鲜蔬菜和水果含有丰富的维生素,例如,番茄、柑橘等有丰富的维生素C,日常食用以保证维生素的摄取。

③限制水、钠。有腹腔积液者应低盐或无盐饮食,钠限制在每天500～800mg(氯化钠1.2～2.0g),进水量限制在每天1000mL左右。应向患者介绍各种食物成分,如高钠食物有咸肉、酱菜、罐头食品、含钠味精等,应尽量少食用;含钠较少的食物有粮谷类、瓜茄类、水果等。评估患者有无不恰当的饮食习惯而加重水钠潴留,切实控制钠和水的摄入量。限钠饮食常使患者感到淡而无味,可适量添加柠檬汁、食醋等,改善食品的调味,以增进食欲。

④避免损伤曲张静脉。食管胃底静脉曲张者应食菜泥、肉末、软食,进餐时细嚼慢咽,咽下的食团宜小且表面光滑,切勿混入糠皮、硬屑、鱼刺、甲壳等,以防损伤曲张的静脉导致出血。

(3)皮肤、口腔护理

①肝硬化患者机体免疫力减退,容易合并各种各样感染而加重病情,皮肤与口腔是多种感染发生的门户。

②严重腹腔积液时,腹壁皮肤绷紧、变薄,发生脐突或脐疝,嘱患者内衣应宽松、柔软、清洁、舒适,要经常修剪指甲,避免抓破皮肤。

③臀部、阴囊、下肢水肿者要特别保持床褥干燥、平整,可用棉垫或水垫垫于受压部位,以防局部压疮,并局部给予热敷或按摩。协助翻身,动作要轻柔,以免擦伤皮肤。

④皮肤瘙痒用手轻拍皮肤,避免搔抓,每天温水擦洗皮肤1～2次,勿用刺激性的肥皂和沐浴液,沐浴后可用性质柔和的润肤品。对所有输液、注射穿刺处,严格执行无菌操作,注意预防穿刺部位引发的感染。

(4)心理护理。肝硬化是慢性病,症状很难控制,预后不良,患者和家属容易产生悲观情绪,护士要同情和关心患者,及时解答患者提出的疑问,安慰、理解患者,使患者及家属树立战胜疾病的信心。

2.专科护理

(1)体液过多护理

①体位。平卧位有利于增加肝、肾血流量,改善肝细胞的营养,提高肾小球滤过率,故应多卧床休息。可抬高下肢,以减轻水肿。阴囊水肿者可用托带托起阴囊,以利水肿消退。大量腹腔积液者卧床时可取半卧位,以使膈肌下降,有利于呼吸运动,减轻呼吸困难和心悸。

②避免腹压骤增。大量腹腔积液时,应避免腹压突然剧增的因素,如剧烈咳嗽、打喷嚏、用力排便等。

③限制钠和水的摄入。

④用药护理。使用利尿药时应特别注意维持水、电解质和酸碱平衡。利尿速度不宜过快,每天体重减轻一般<0.5kg,有下肢水肿者每天体重减轻<1kg。

⑤腹腔穿刺术的护理。大量顽固性腹腔积液应用利尿药效果较差,一般给予腹腔穿刺进行腹腔积液排放。

a.术前准备。按病情需要备齐用物及药物。耐心详细地向患者解释穿刺的目的及治疗意义,解除患者紧张、恐惧心理。嘱患者排尿以免损伤膀胱。

b.术中配合。一次抽腹腔积液应<5000mL,以免诱发肝性脑病。穿刺过程中应注意观察

患者有无恶心、头晕、心悸、面色苍白、出冷汗等现象,观察腹腔积液颜色,并留取标本,及时送检。

c.术后护理。术后用无菌干棉签按压,用无菌纱布固定,防溢液不止,引起继发感染。24小时观察穿刺部位有无渗血、渗液,并严格交接班,详细记录。

(2)利尿药应用后的护理

①肝硬化腹腔积液患者多使用较大剂量的利尿药,护理人员要了解利尿药的作用机制,口服药要看服到口,静脉用药要严格掌握剂量。

②密切观察利尿药物的不良反应,如长期使用氢氯噻嗪、呋塞米可引起低钾、低钠反应。长期使用螺内酯、氨苯蝶啶可引起高钾血症。

③利尿速度不宜过快,以免诱发肝性脑病。

④观察患者有无意识改变、腹胀、乏力、疲倦、扑翼样震颤等肝性脑病先兆症状。

⑤准确记录 24 小时尿量,测腹围(晨起排尿、排便后,平卧位皮尺过脐 1 周)、测体重(五定:同一时间、同一秤、空腹、排空尿便、同一衣服和鞋)。

⑥及时检查生化,注意血钠、血钾、血氯等的浓度变化,防止电解质紊乱。

(3)用药护理

①应用谷氨酸钾和谷氨酸钠时,钠比例应根据血清钾钠浓度和病情而定,患者尿少时少用钾剂,明显腹腔积液和水肿时慎用钠剂,谷氨酸盐是碱性,使用前可先注射维生素 C 3~5g。

②应用精氨酸时,滴注速度不宜过快,否则可出现流涎、呕吐、面色潮红等反应,精氨酸不宜与碱性溶液配伍使用。

③乳果糖在肠内产气较多,可引起腹胀、腹绞痛、恶心、呕吐及电解质紊乱等,应用时应从小剂量开始。

④长期使用新霉素的患者少数可出现听力或肾功能损害,故使用新霉素应<1 个月,用药期间应监测听力和肾功能。

⑤大量输注葡萄糖时,必须警惕低钾血症、心力衰竭和脑水肿。

(4)食管-胃底静脉出血的护理:患者有呕血、便血等出血病史,出现面色苍白,表情淡漠,出冷汗,脉搏细数,肠鸣音亢进,应首先考虑有出血情况。

①患者出现呕血,立即去枕平卧,头偏向一侧,绝对卧床,禁食,及时准备吸引器。

②立即通知值班医师或主管医师。迅速建立静脉通路(大号针头),同时抽血、验血型、备血样、配血,加快输液患者的输液速度,如已有备血立即取血。

③测血压、脉搏、体温,每隔 15~30 分钟监测 1 次,并做好记录。

④给予吸氧,保持呼吸道通畅,同时注意保暖。

⑤密切观察病情变化,注意呕吐物及粪便的颜色、性质、量,做好记录。

⑥食管静脉曲张破裂出血,备好三腔二囊管,配合医师插三腔管进行止血。

⑦按医嘱给予止血药及扩容药。

⑧及时准确记录 24 小时出入量,必要时留置导尿,做好重症护理记录书写。

⑨做好心理指导,消除紧张、焦虑情绪。

⑩出血量的估计:每天出血量＞5mL便潜血试验阳性;每天出血量＞60mL出现黑便;胃内储血量＞250mL出现呕血;出血量＜400mL,一般不引起全身症状。当出血量达500～800mL时患者可有循环血容量减少的表现。出血量达1000～1500mL时,临床上可出现失血性休克的改变。总之,出血量的估计应根据临床表现,特别是对血压和脉搏的动态观察,以及患者的红细胞计数、血红蛋白、血细胞比容和中心静脉压测定等综合考虑、全面估计。

⑪如经内科治疗出血不止,应考虑手术治疗,做好术前准备。

(5)肝性脑病的护理:注意有无性格及行为的异常表现,是否有扑翼样震颤,呼吸是否有烂苹果味,及早发现肝性脑病的征兆。

①病情观察:密切注意肝性脑病的早期征象,如患者有无冷漠或欣快、理解力和近期记忆力减退、行为异常以及扑翼样震颤等。

②监测并记录患者血压、脉搏、呼吸、体重及瞳孔的变化。

③定期复查血氨,肝、肾功能,电解质变化,有情况及时协助医师进行处理。

④消除诱因,避免诱发和加重肝性脑病:常见诱因有上消化道出血、高蛋白饮食、大量排钾利尿和放腹腔积液、催眠镇静药和麻醉药、便秘、感染、尿毒症、低血糖、外科手术等。

⑤清除肠内积血,保持肠道清洁,维护正常的肠道环境是防止血氨升高的有效措施。清洁肠道,给予温生理盐水1000mL灌肠或弱酸200mL(食醋加温水)保留灌肠(忌用肥皂水);抑制肠内细菌生长:口服新霉素,抑制肠道菌群,减少代谢产物生成;抑制蛋白质分解:口服乳果糖,乳果糖口服后完整到达结肠,被肠内糖分解菌分解,通过酸化肠腔、渗透性缓泻而抑制蛋白质分解菌和致病菌生长,从而减少氨和内毒素的产生和吸收。

⑥纠正氨基酸代谢紊乱:对于使用利尿药者,应定期测定血电解质及血气分析,并及时给予补充纠正。注意输入库存血也可增加血氨。准确记录出入量,每天入液量＜2500mL,尿少时入液量相对减少,以免血液稀释,血钠过低。

(6)自发性细菌性腹膜炎的护理

合并自发性细菌性腹膜炎常迅速加重肝损害、诱发肝性脑病等严重并发症,确诊后尽早给予抗生素治疗(以头孢噻肟等第3代头孢菌素为首选),同时需采取以下护理指导。

①住单间病室,加强室间消毒。

②严密观察病情,对肝硬化、重症肝炎腹腔积液患者,凡有不明原因的发热、腹痛、腹腔积液量进行性增多,利尿药反应差,病情加重应高度警惕自发性腹膜炎,及时做腹腔积液检查。

③勤查血常规,咽拭子、痰液、血液等培养。

④发现感染及早应用有效抗生素。

⑤严格无菌操作,加强病房管理,减少陪护探视,避免交叉感染。

3.健康指导

(1)疾病知识指导。肝硬化是慢性过程,护士应帮助患者和家属掌握其相关知识、自我护理方法、并发症的预防及早期发现,分析和消除各种不利因素,把治疗计划落实到日常生活中。

①心理调适:患者应十分注意情绪的调节和稳定,在安排好治疗、身体调理的同时,勿过多考虑病情,遇事豁达开朗,树立治病信心,保持愉快心情。②饮食调理:切实遵循饮食治疗原则和计划禁酒。③预防感染:注意保暖和个人卫生。

(2)活动与休息指导。肝硬化代偿期患者无明显的精神、体力减退,可参加轻工作,避免过度疲劳;失代偿期患者以卧床休息为主,但过多的躺卧易引起消化不良、情绪不佳,故应视病情适量活动,活动量以不加重疲劳感和其他症状为度。患者的精神、体力状况随病情进展而减退,疲倦乏力、精神不振逐渐加重,严重时衰弱而卧床不起。指导患者保证充足的睡眠和生活起居有规律。

(3)皮肤护理。患者因皮肤干燥、水肿、黄疸出现皮肤瘙痒、长期卧床等因素易发生皮肤破损和继发感染,故沐浴时应注意避免水温过高,避免或使用有刺激性的皂类和沐浴液,沐浴后可使用性质柔和的润肤品;皮肤瘙痒者给予止痒处理,嘱患者勿搔抓,以免皮肤破损。

(4)用药指导与病情监测。按医师处方用药,加用药物需征得医师同意,以免服药不当加重肝脏负担和肝功能损害。护士应向患者详细介绍所用药物的名称、剂量、给药时间和方法,教会其观察药物疗效和不良反应。例如,服用利尿药者,应记录尿量,如出现软弱无力、心悸等症状提示低钠血症、低钾血症,应及时就医。定期门诊随访。

(5)照顾者指导。指导家属理解和关心患者,给予精神支持和生活照顾。细心观察、及早识别病情变化,例如,患者出现性格、行为改变时可能是肝性脑病的前驱症状,或消化道出血等其他并发症,应及时就诊。

第三节　急性胰腺炎

一、定义

急性胰腺炎(AP)是胰腺的急性炎症,轻症急性胰腺炎为自限性,无明显的器官功能障碍,对液体治疗反应良好,一般数日可完全恢复;重症急性胰腺炎则有胰腺坏死、出血,炎症可波及胰周组织,甚至累及远处器官,可出现局部并发症,如胰腺坏死、胰腺假性囊肿、胰腺脓肿等,亦可并发多器官功能衰竭,病死率为 $10\% \sim 20\%$ 。急性胰腺炎最常见的病因为胆囊炎、胆石症,其次为大量饮酒和暴饮暴食。

二、病因与发病机制

1.病因

(1)机械性。胆管梗阻、胰管梗阻、十二指肠反流、手术等。胆石症是急性胰腺炎发病的两大主因之一,在我国,一半以上的急性胰腺炎患者的诱因为胆石症。有胆石症并发急性胰腺炎患者如不解决胆石症的问题,其急性胰腺炎可反复发作。

(2)代谢性。酒精中毒、甲状旁腺功能亢进等。酒精中毒在急性胰腺炎的发病中也占重要地位,在整个急性胰腺炎患者中,以酒精中毒和胆石症为病因者可达 80%。

(3)感染性。病毒如腮腺炎病毒、柯萨奇病毒 B、埃可病毒等。

(4)血管性。低血容量性休克、结节性多动脉炎等。

(5)药物性。许多药物均与急性胰腺炎的发病有关,其中以糖皮质激素和口服避孕药最重要。

(6)其他病因。包括胰腺癌、壶腹部癌和部分转移性癌,高脂蛋白血症等。

2.发病机制

(1)胰管梗阻。结石(如甲状旁腺功能亢进、恶性肿瘤骨转移)、虫卵、肿瘤、胰液蛋白沉积(可由酗酒引起),使胰管出现完全或不完全堵塞,一旦有胰腺分泌过量的情况出现(如暴饮暴食),过量的分泌物不能通过胰管及时排泄,则会使胰管内压力增高而胀破胰管,胰液流入胰实质,引起胰腺破坏。

(2)十二指肠液反流。十二指肠腔内压力异常增高(呕吐、肠系膜上动脉压迫综合征)或感染等因素引起肝胰壶腹部括约肌松弛,其诱发急性胰腺炎的机制与上述过程相似。

(3)酒精中毒。酒精性胰腺炎的发病机制仍不很清楚,实验发现,单纯使用酒精并不能引起酒精性胰腺炎。胰酶的分泌受胆碱能途径和促胰酶素途径的调节。长期饮酒可明显增强胰腺对胆碱能和促胰酶素的反应而引起富含酶的胰液的分泌增加,另外,长期饮酒者的胰腺溶酶体的脆性增加,溶酶体酶可激活胰蛋白酶。

三、临床表现

1.症状

(1)腹痛。90%的急性胰腺炎患者有腹痛,呈突然发作,常于饱餐和饮酒后发生,轻重不一。轻症者,由于炎症刺激,牵拉胰腺包膜上的神经末梢,患者感上腹钝痛,多能忍受,腹痛3~5 天即可缓解;重者呈绞痛、钻顶痛或刀割痛,呈持续性伴阵发性加剧。少数年老体弱患者有时腹痛症状可不典型。由于胰腺炎常引起麻痹性肠梗阻,可加重疼痛症状。

(2)恶心、呕吐。多数患者有恶心、呕吐,常在进食后发生,呕吐物常为胃内容物。呕吐是机体对腹痛或胰腺炎症刺激的一种防御性反射,也可由于肠道胀气、麻痹性肠梗阻引起。

(3)发热。多为中等度以上发热,少数为高热,一般持续 3~5 天。如发热持续不退或逐日升高,提示合并感染或并发胰腺脓肿。发热系胰腺炎症或坏死产物进入血液循环,作用于中枢神经系统体温调节中枢。

(4)黄疸。黄疸的发生主要由于肿大的胰头部压迫胆总管或胆总管结石堵塞所致。起病后第 2 周出现黄疸,一般是由于胰腺炎并发胰腺脓肿或囊肿压迫胆总管所致。少数患者后期可因并发肝细胞损害引起肝细胞性黄疸。

(5)低血压及休克。仅见于重症胰腺炎,在病初数小时突然出现,提示胰腺有大片坏死。也可逐渐出现,或在有并发症时发生。休克发生的原因:由于胰腺坏死,血液和血浆大量渗出,引起血容量不足，血压下降；剧烈的呕吐引起体液与电解质丢失；胰血管舒缓素原被激活，血中缓激肽生成过多，引起血管扩张、血管通透性增加，血压下降；坏死的胰腺释放心肌抑制因子（MDF）使心肌收缩不良；并发感染或胃肠道出血。

（6）水、电解质及酸碱平衡紊乱。呕吐频繁者可出现代谢性碱中毒。重症胰腺炎可有明显脱水与代谢性酸中毒，血钾、血镁降低。血钙降低可引起手足抽搐，常为重症，或提示预后不良。

2.体征

MAP仅有腹部压痛；中度重症以上AP可有腹膜刺激征，肠鸣音减弱或消失，并出现胰源性腹水征。少数患者后腹膜出血沿组织间隙延及腰部皮肤出现灰紫色斑称为Grey-Turner征；脐周围皮肤青紫瘀斑称为Cullen征；腹股沟区瘀斑称为Fox征。腹部因液体积聚和假性囊肿形成可触及肿块。部分患者可见巩膜或皮肤黄染。

四、实验室及其他检查

1.实验室检查

（1）血常规。多数白细胞计数增高（$>10 \times 10^9/L$），重症者可$>20 \times 10^9/L$，血红蛋白下降，如有大量脱水，则血细胞比容可增高。

（2）淀粉酶。血淀粉酶常在起病后6～12小时升高，48小时开始下降，持续3～5天。血淀粉酶活性增高≥正常值上限的3倍以上则有较大诊断价值。

（3）血清脂肪酶。血清脂肪酶常在病后24～72小时开始升高，持续7～10天，对发病后就诊较晚的急性胰腺炎患者诊断具有重要临床价值，尤其是血清淀粉酶活性已经下降至正常，或其他原因引起的血清淀粉酶活性增高，注意血脂肪酶活性变化与病情严重性并不呈相关性。

（4）血清标志物。C反应蛋白（CRP）对判断急性胰腺炎病情很有帮助，发病后72小时CRP$>150mg/L$则提示胰腺组织坏死可能。动态测定血清白介素-6（IL-6）水平增高的，提示预后不良。

（5）血液生化。血糖可升高，部分患者血甘油三酯升高；部分患者血钾下降，重症者血钙下降，如低于1.75mmol/L，则提示预后不良。如患者肾功能不全，则血钾升高。如为胆源性引起本病，则血清胆红素、碱性磷酸酶、转氨酶等升高。

2.特殊检查

（1）X线检查。可排除其他原因的急腹症和提供支持急性胰腺炎的间接证据。邻近胰腺的小肠节段性扩张、横结肠痉挛，邻近的结肠胀气扩张为胰腺炎的间接征象。部分患者X线胸片可见一侧或双侧横膈抬高或胸腔积液，以及肺部感染的征象。

（2）腹部B超。可确定是否并发胆系结石。重症急性胰腺炎时，示胰腺呈普遍性增大，界限模糊，胰腺呈低回声；重症急性胰腺炎往往呈混合型回声，但受急性胰腺炎时胃肠道积气的影响，对急性胰腺炎常不能做出准确判断。

（3）CT。动态增强CT是诊断急性胰腺炎的标准诊断方法，对本病诊断与预后判断尤为重要,可列为常规检查方法。

(4)心电图。部分患者有 ST 段改变。

五、治疗

急性胰腺炎的治疗原则是减少及抑制胰腺分泌,抑制胰酶活性,纠正水、电解质紊乱,维持有效血容量及防治并发症。

(一)内科综合治疗

1.禁食、胃肠减压

轻症者禁食 2~3 天,重者视病情发展而定。禁食是减少胰腺分泌的重要措施,可有效缓解胃潴留和肠麻痹,减轻恶心、呕吐、腹痛症状,也可使胰腺处于休息状态。

2.补充血容量

每天补液 2000~3000mL 以上。由于禁食和胃肠减压,以及重症急性胰腺炎腹腔内大量液体渗出,可使血容量明显减少,必要时给予血浆、白蛋白以提高胶体渗透压,维持循环的稳定。

3.纠正水、电解质紊乱和酸碱平衡失调

由于重症急性胰腺炎患者体液和电解质大量丢失,在补液过程中应密切监测电解质变化和酸碱平衡失调情况。注意微量元素和维生素的补充,积极做好电解质紊乱的预防和对症处理。

4.防治感染

急性胰腺炎本属无菌性炎症,但可在胆道疾病或疾病发展过程中继发感染,这也是重症急性胰腺炎患者死亡的重要原因。因此,应使用抗生素控制胆道感染、预防继发感染。发生感染后应针对培养出的菌种和药物敏感试验结果选用有效的抗生素。用药过程中要注意考虑到二重感染的发生。

5.抑制胰酶分泌

胰腺腺泡内胰蛋白酶的活化是 AP 的始动环节,生长抑素及其类似物(奥曲肽)可以通过直接抑制胰腺外分泌而发挥作用。质子泵抑制剂(PPI)或 H_2 受体拮抗药可通过抑制胃酸分泌而间接抑制胰腺分泌,还可以预防应激性溃疡的发生,如泮托拉唑、兰索拉唑等。

6.抑制胰酶活性

胰蛋白酶活化后将激活各种蛋白水解酶,造成胰腺实质和周围器官的损伤。蛋白酶抑制剂(乌司他丁、加贝酯)能够广泛抑制与 AP 进展有关胰蛋白酶、弹性蛋白酶等的释放与活性,还可稳定溶酶体膜,改善胰腺微循环,减少 AP 并发症,主张早期足量应用。

7.营养支持

MSAP 患者建议尽早启动肠内营养支持。营养治疗的原则:减少胰液分泌,防止炎症和坏死继续发展;禁食条件下提供有效的营养物质,尽可能降低分解代谢,预防和减轻营养不良;

通过特殊营养治疗及合理的肠内营养,降低炎症反应,改善肠黏膜屏障功能,预防肠源性感染和多器官功能障碍综合征的发生。肠内营养的途径建议通过内镜引导或 X 线引导下放置鼻空肠管。

8.解痉镇痛

疼痛剧烈时考虑镇痛治疗。在密切病情观察下,可注射盐酸哌替啶(杜冷丁)。不建议使用吗啡或抗胆碱药,如阿托品、山莨菪碱等,因前者会收缩 Oddi 括约肌,后者则会加重肠麻痹、肠梗阻症状。

9.中药治疗

大黄胃管注入或灌肠对胰腺细胞有保护作用,并可加强肠蠕动,解除肠麻痹,清除肠内有毒物质。腹部外敷芒硝,有利于减少腹腔内炎性渗出,促进炎症消散。

10.早期血滤治疗

对于重症急性胰腺炎,发病特别迅猛,发病 24 小时内就出现多器官功能障碍,临床上称之为暴发性胰腺炎的时候可考虑血液净化。通过早期血液持续性滤过可以清除和调整全身循环内炎症介质而改善多器官功能障碍和阻断胰腺进一步坏死。

11.内镜治疗

内镜治疗是胆源性胰腺炎治疗的重大突破。通过取石、碎石,使胰胆管内压力迅速下降,腹痛缓解,减轻胰腺炎症状。但一定要严格把握适应证和禁忌证,操作中要谨慎,以免加重疾病发展。

(二)外科手术治疗

重症急性胰腺炎内科治疗效果不佳的情况下可行手术治疗,其主要目的:一是除去病因,如胆道结石等;二是处理胰腺病变,如清除和引流腹腔渗液,去除胰腺坏死、感染的组织等。

六、观察要点

(1)注意观察及详细了解患者疼痛的规律和特点,注意观察疼痛的部位、性质、发作规律、呕吐物及粪便颜色、性质和数量。对呕吐者应同时准确记录出入液量,并注意监测酸碱代谢和电解质变化。

(2)重症胰腺炎患者腹痛主要表现为腹正中或偏左突发疼痛、持续性刀割样剧痛,一般镇痛药不能缓解,可伴频繁的反射性恶心、呕吐,具有"症征分离"特点。

(3)严密监测患者的体温、脉搏、呼吸、血压、血氧饱和度及血气分析,如患者体温不升,同时血压及心率迅速升高、增快,尿量减少,提示循环功能衰竭,有休克的危险。立即通知医师给予血管活性药物,每 4 小时监测体温 1 次,如果体温>39℃则提示有感染,立即给予物理降温、抗感染等治疗。

(4)一般患者早期有低氧血症,故早期应给予中或低流量持续氧气吸入,必要时面罩给氧,如出现血氧饱和度继续下降,呼吸增快,意识改变,则应及早报告医师,给予呼吸机辅助呼吸,必要时行气管切开,同时保持呼吸道通畅,及时吸痰。

七、护理指导

1.常规护理

(1)休息与体位

①胰腺炎患者应卧床休息,保证睡眠及环境的安静,以降低代谢及胰腺分泌,增加脏器的血流量,促进组织修复和体力恢复,改善病情。

②协助患者选择舒适的卧位,鼓励其翻身;防止因剧痛在床上辗转不宁而坠床,必要时加床挡,周围不要有危险物,保证安全。

(2)疼痛护理

①禁食,必要时胃肠减压,以减少对胰腺的刺激。

②评估疼痛的部位、性质、程度,疼痛＞5分或难以忍受,联系医师给予镇痛解痉药物,30分钟后观察镇痛效果。禁用吗啡,因吗啡可引起 Oddis 括约肌收缩,增加胆管内压力。

③协助变换体位,取半卧位,使膝弯曲、靠近胸部以缓解疼痛。按摩背部,增加舒适感。

(3)饮食护理。急性期应禁食,防止食物及酸性胃液进入十二指肠刺激胰腺分泌消化酶,加重胰腺炎;禁食时每天应补液 2000～3000mL,以补充血容量,重症者每天补液 5000～10000mL;胃肠减压时补液量应适当增加,注意补充电解质,维持电解质及酸碱平衡;腹痛和呕吐症状控制后(淀粉酶正常)可逐步给予进食,饮食要循序渐进,开始时可给患者饮水,无腹痛时可给予对胰腺刺激较小的碳水化合物类饮食,应从流质逐渐过渡到软食,症状缓解后可选用少量优质蛋白质(25g/d),有利于胰腺的恢复,忌油脂饮食。

(4)心理护理。与患者建立互相信赖的护患关系,做好患者和家属的解释和安慰工作,稳定患者情绪,允许家属陪护以给予亲情支持。收集患者的相关信息,观察患者的情绪反应,了解患者对急性胰腺炎的恐惧程度,给予患者同情、理解和关心,积极地影响患者的心理活动。向患者和家属讲解有关急性胰腺炎的理论知识、手术和药物治疗大致过程,使其了解急性胰腺炎的预后,稳定情绪,主动配合治疗和护理。

2.专科护理

(1)管道护理

①胃管的护理。妥善固定,保持负压吸引;观察胃管的引流量、颜色、性质;保持胃管的通畅,常规每班 2 次检查胃管的通畅性,若发现胃管不通畅,可试冲胃管。

②腹腔引流管/胰周引流管的护理。妥善固定,定时挤压,保持引流通畅。观察引流液的量、色、性质,必要时配合医师做引流管的冲洗。

③肠内营养的护理。进行肠内营养阶段,做好肠内营养的护理,营养液滴注前后应用生理盐水或温开水冲洗,持续滴注时每 4 小时冲洗 1 次,保持滴注通畅。滴注完成后冲管并用封口塞封住营养管末端,没有封口塞时则将营养管末端反折并用无菌纱布包扎,妥善固定于腹部皮肤上。

④导尿管的护理。妥善固定,保持引流通畅,每天 2 次会阴护理;记录尿量;置管后次日起做好导尿管的夹管锻炼,以了解患者膀胱感觉的恢复情况及保持膀胱功能;根据患者的病情需要、体质和膀胱功能恢复情况选择拔除导尿管的时间。

（2）用药护理

①遵医嘱给予镇痛药。

②观察镇痛药的效果,使用阿托品或山莨菪碱效果不佳时应及时通知医生,可加用哌替啶,必要时可重复给予解痉镇痛药,若疼痛持续存在,应考虑是否并发胰腺脓肿和假性囊肿形成。如疼痛剧烈,腹肌紧张、压痛、反跳痛明显,提示并发腹膜炎,应报告医生及时处理。

③遵医嘱正确输入广谱、脂溶性好、易透过胰腺的抗生素。

（3）发热护理

①监测患者体温的变化,注意热型及体温升高的程度。

②高热时可采取头部冷敷、酒精擦浴等物理降温方法,并观察降温效果。

③遵医嘱使用抗生素,严格执行无菌操作。

④病房注意定期进行空气消毒,减少探视人数。协助患者做好个人卫生。

（4）口腔护理。胰腺炎患者在禁食期间一般不能饮水,口渴者可含漱或湿润口唇,为了减轻因胃肠减压、安置鼻导管引起的不适及口腔干燥,每天可用消毒液状石蜡于胃肠减压管周围涂抹,定时清洗口腔,口唇干燥者可用液状石蜡润唇。

3.健康指导

（1）鼓励患者每天进行可耐受的活动,以不出现心悸、气短、乏力等症状为宜。

（2）积极治疗胆管结石,消除诱发胰腺炎的因素。告知患者饮酒与胰腺炎的关系,强调戒酒的重要性。

（3）宣教低脂饮食,高热量、高蛋白、富含维生素、易消化饮食的重要性,少量多餐。

（4）指导患者遵医嘱服药及服药须知,如药名、作用、剂量、途径、不良反应及注意事项。

（5）指导疼痛评估法,放松疗法及正确使用镇痛药物。放置各种导管的目的、注意事项和引起的不适。

（6）指导并发症糖尿病患者进行饮食控制,宣教糖尿病饮食和相关注意事项。

（7）保持良好的精神状态,避免情绪激动。

（8）帮助患者及家属正确认识胰腺炎易复发的特性,强调预防复发的重要性。注意腹部体征,若出现左上腹剧烈疼痛应及时就诊。

第三章　心血管内科护理

第一节　心律失常

心律失常指在心律起源部位心搏频率与节律及激动传导等任何一个环节出现异常，包括节律与频率的异常。严重心律失常可引起严重血流动力学障碍、短暂意识丧失或猝死等危急状态。

一、概述

心脏的传导系统由产生和传导冲动的特殊分化的传导组织构成。包括窦房结、结间束、房室结、希氏束、左右束支及普肯野纤维网。

冲动由窦房结产生，沿结间束和心房肌传递，到达房室结及左心房，冲动此时传递速度极慢，当冲动传递到希氏束后传递速度再度加速，左右束支及普肯野纤维网传递速度极快捷，使整个心室几乎同时被激动，最终冲动到达心外膜，完成一次完整的心动周期。

心脏传导系统也接受迷走神经和交感神经的支配，迷走神经兴奋性增加会使窦房结的自律性和传导性抑制，延长窦房结和周围组织的不应期，减慢房室结的传导，延长了房室结的不应期。交感神经作用与迷走神经相反。

各种原因引起心脏冲动频率、节律、起源部位、冲动传导速度和次序的异常均可引起心脏活动的规律发生紊乱，称为心律失常。

（一）分类

临床上根据心律失常发作时心率的快慢可分为快速性心律失常和缓慢性心律失常。心律失常按其发生原理可分为冲动形成异常和冲动传导异常两大类。

1.冲动形成异常

（1）窦性心律失常。由窦房结发出的冲动频率过快、过慢或有明显不规则形成的心律失常，如窦性心动过速、窦性心动过缓、窦性心律不齐、窦性停搏。

（2）异位心律。起源于窦房结以外（异位）的冲动，则形成期前收缩、阵发性心动过速、扑动、颤动以及逸搏心律等心律失常。

2.冲动传导异常

（1）生理性。干扰及房室分离。

（2）病理性。传导阻滞常见的有窦房传导阻滞、房室传导阻滞、房内传导阻滞、室内传导阻滞（左、右束支及左束支分支传导阻滞）。

（3）房室间传导途径异常。预激综合征。

（二）发病机制

心律失常有多种不同机制，如折返、异常自律性、后除极触发激动等，主要心律失常的电生理机制主要包括冲动形成异常、冲动传导异常以及二者并存。

1.冲动形成异常

（1）正常自律性状态。窦房结、结间束、冠状窦口周围、房室结的远端和希氏束-普肯野系统的心肌细胞均有自律性。自主神经系统兴奋性改变或心脏传导系统的内在病变，均可导致原有正常自律性的心肌细胞发生不适当的冲动，如窦性心律失常、逸搏心律。

（2）异常自律性状态。正常情况下心房、心室肌细胞是无自律性的快反应细胞，由于病变使膜电位降低 $-50 \sim -60 mV$ 时，使其出现异常自律性，而原本有自律性的快反应细胞（普肯野纤维）的自律性也增高，异常自律性从而引起心律失常，如房性或室性快速心律失常。

（3）后除极触发激动。当局部儿茶酚胺浓度增高、低血钾、高血钙、洋地黄中毒及心肌缺血再灌注时，心房、心室与希氏束-普肯野组织在动作电位后可产生除极活动，被称为后除极。若后除极的振幅增高并抵达阈值，便可引起反复激动，可导致持续性快速性心律失常。

2.冲动传导异常

折返是所有快速性心律失常最常见的发病机制，传导异常是产生折返的基本条件。传导异常包括：①心脏两个或多个部位的传导性与应激性各不相同，相互连接形成一个有效的折返环路。②折返环的两支应激性不同，形成单向传导阻滞。③另一通道传导缓慢，使原先发生阻滞的通道有足够时间恢复兴奋性。④原先阻滞的通道再次激动，从而完成一次折返激动。冲动在环内反复循环，从而产生持续而快速的心律失常。

（三）实验室检查

1.心电图检查

心电图检查是诊断心律失常最重要、最常用的无创性的检查技术。需记录十二导联，并记录显示 P 波清楚导联的心电图长条，以备分析，往往选择Ⅱ或Ⅵ导联。

心电图分析主要包括：①心房、心室节律是否规则，频率如何。②P-R 间期是否恒定。③P 波、QRS 波群形态是否正常，P 波与 QRS 波的相互关系等。

2.长时间心电图记录

（1）动态心电图。动态心电图检查是在患者日常工作和活动情况下，连续记录患者 24 小时的心电图。其作用是：①了解患者症状发生如心悸、昏厥等，是否与心律失常有关。②明确心律失常或心肌缺血的发作与活动关系、昼夜分布特征。③帮助评价抗心律失常药物的疗效、起搏器、埋藏式心脏复律除颤器的效果和功能状态。

（2）事件记录器

①事件记录器。应用于间歇、不频繁发作的心律失常患者,通过直接回放、电话、互联网将实时记录的发生心律失常及其发生心律失常前后的心电图传输至医院。

②埋植皮下事件记录器。这种事件记录器可埋于患者皮下,记录器可自行启动、检测和记录心律失常,应用于发作不频繁,可能是心律失常所致的原因不明昏厥患者。

3.运动试验

运动试验用于运动时出现心悸的患者以协助诊断。但运动试验的敏感性不如动态心电图,须注意正常人进行运动试验时亦可出现室性期前收缩。

4.食管心电图

将食管电极导管插入食管并置于心房水平位置,能记录心房电位,并能进行心房快速起搏和程序电刺激。其作用为:①可以提供对常见室上性心动过速发生机制的判断的帮助,帮助鉴别室上性心动过速。②可以诱发和终止房室结折返性心动过速。③有助于不典型预激综合征的诊断。④评价窦房结功能。⑤评价抗心律失常药物的疗效。

5.临床心电生理检查

(1)心电生理检查临床作用:①诊断性应用:确立心律失常诊断及类型,了解心律失常起源部位及发生机制。②治疗性应用:以电刺激终止心动过速发作,评价某些治疗措施(如起搏器、置入式心脏复律除颤器、导管消融、手术治疗、药物治疗等)能否防止电刺激诱发心动过速;通过电极导管进行消融如射频、冷冻,达到治愈心动过速的目的。③判断预后:通过电刺激确定患者是否易于诱发室性心动过速,有无发生猝死的危险。

(2)心电生理检查适应证:①窦房结功能测定。②房室与室内传导阻滞。③心动过速。④不明原因昏厥。

二、窦性心律失常

心脏的正常起搏点位于窦房结,其冲动产生的频率是 60～100 次/分钟,产生的心律称为窦性心律。心电图特征 P 波在 Ⅰ、Ⅱ、aVF 导联直立,aVR 导联倒置,P-R 间期 0.12～0.20 秒。窦性心律的频率因年龄、性别、体力活动等不同有显著的差异。

(一)窦性心动过速

成人窦性心率在 100～150 次/分钟,偶有高达 200 次/分钟,称窦性心动过速。窦性心动过速通常逐渐开始与终止。刺激迷走神经可以使其频率减慢,但刺激停止又加速到原来的水平。

1.病因

多数属生理现象,健康人常在吸烟、饮茶、咖啡、酒,剧烈运动或情绪激动等情况下发生。在某些病时也可发生,如发热、甲亢、贫血、心肌缺血、心力衰竭、休克等。应用肾上腺素、阿托品等药物亦常引起窦性心动过速。

2.心电图特征

窦性 P 波规律出现,频率>100 次/分钟,P-P 间隔<0.6 秒。

3.治疗原则

一般不需特殊治疗。祛除诱发因素和针对原发病做相应处理。必要时可应用 β 受体阻滞药如美托洛尔,减慢心率。

(二)窦性心动过缓

成人窦性心律频率<60 次/分钟,称窦性心动过缓。常同时伴发窦性心律不齐(不同 P-P 间期的差异大于 0.12 秒)。

1.病因

多见于健康的青年人、运动员、睡眠状态,为迷走神经张力增高所致。亦可见于颅内压增高、器质性心脏病、严重缺氧、甲低、阻塞性黄疸等。服用抗心律失常药物如 β 受体阻滞药、胺碘酮、钙离子通道阻滞剂和洋地黄过量等也可发生。

2.心电图特征

窦性 P 波规律出现,频率<60 次/分钟,P-P 间隔>1 秒。

3.临床表现

一般无自觉症状,当心率过分缓慢,出现心排血量不足,可出现胸闷、头晕,甚至昏厥等症状。

4.治疗原则

窦性心动过缓一般无症状也不需治疗;病理性心动过缓应针对病因采取相应治疗措施。如因心率过慢而出现症状者则可用阿托品、异丙肾上腺素等药物,但不宜长期使用。症状不能缓解者可考虑心脏起搏治疗。

(三)病态窦房结功能综合征

病态窦房结功能综合征,简称病窦综合征,是由于窦房结的病变导致功能减退,出现多种心律失常的表现。病窦综合征常合并心房自律性异常,部分患者可有房室传导功能障碍。

1.病因

某些疾病如甲状腺功能亢进、伤寒、布氏杆菌病、淀粉样变、硬化与退行性变等,在病程中损害了窦房结,导致窦房结起搏和传导功能障碍;窦房结周围神经和心房肌的病变,减少窦房结的血液供应,影响其功能;迷走神经张力增高、某些抗心律失常药物抑制窦房结功能,亦可导致窦房结功能障碍。

2.心电图特征

主要表现为:①非药物引起的持续的窦性心动过缓,心率<50 次/分钟。②窦性停搏与窦房传导阻滞。③窦房传导阻滞与房室传导阻滞同时并存。④心动过缓与房性快速心律失常交替发作。

其他表现:①心房颤动患者自行心室率减慢,或发作前后有心动过缓和(或)一度房室传导阻滞。②房室交界区性逸搏心律。

3.临床表现

发作性头晕、黑矇、乏力,严重者可出现昏厥等,与心动过缓有关的心、脑血管供血不足的症状。有心动过速的症状者,还可有心悸、心绞痛等症状。

4.治疗原则

对于无心动过缓有关供血不足的症状患者,不必治疗,定期随访,对于有症状的患者,应用起搏器治疗。心动过缓-心动过速综合征患者应用起搏器后,仍有心动过速症状,可应用抗心律失常药物,但避免单独使用抗心律失常药物,以免加重心动过缓症状。

三、期前收缩

根据异位起搏点部位的不同,期前收缩可分为房性、房室交界区性和室性期前收缩。期前收缩起源于一个异位起搏点,称为单源性,起源于多个异位起搏点,称为多源性。

临床上将偶尔出现期前收缩称偶发性期前收缩,但期前收缩>5 个/分钟称频发性期前收缩。如每一个窦性搏动后出现一个期前收缩,称为二联律;每两个窦性搏动后出现一个期前收缩,称为三联律;每一个窦性搏动后出现两个期前收缩,称为成对期前收缩。

(一)病因

各种器质性心脏病如冠心病、心肌炎、心肌病、风湿性心脏病、二尖瓣脱垂等可引起期前收缩。电解质紊乱、应用某些药物亦可引起期前收缩。另外,健康人在过度劳累、情绪激动、大量吸烟饮酒、饮浓茶、进食咖啡因等可引起期前收缩。

(二)心电图特征

1.房性期前收缩

P 波提早出现,其形态与窦性 P 波不同,P-R 间期大于 0.12 秒,QRS 波群形态与正常窦性心律的 QRS 波群相同,期前收缩后有不完全代偿间歇。

2.房室交界性期前收缩

提前出现的 QRS 波群,其形态与窦性心律相同;P 波为逆行型(在 Ⅱ、Ⅲ、aVF 导联中倒置)出现在 QRS 波群前,P-R 间期<0.12 秒。或出现在 QRS 波后,R-P 间期<0.20 秒。也可出现在 QRS 波之中。期前收缩后大多有完全代偿间歇。

3.室性期前收缩

QRS 波群提前出现,形态宽大畸形,QRS 时限>12 秒,与前一个 P 波无相关;T 波常与 QRS 波群的主波方向相反;期前收缩后有完全代偿间歇。

(三)临床表现

偶发期前收缩大多无症状,可有心悸或感到 1 次心跳加重或有心跳暂停感。频发期前收缩使心排血量降低,引起乏力、头晕、胸闷等。

脉搏检查可有脉搏不齐,有时期前收缩本身的脉搏减弱。听诊呈心律不齐,期前收缩的第一心音常增强,第二心音相对减弱甚至消失。

(四)治疗原则

1.病因治疗

积极治疗病因,消除诱因。如改善心肌供血,控制炎症,纠正电解质紊乱,防止情绪紧张和过度疲劳。

2.对症治疗

偶发期前收缩无重要临床意义,不需特殊治疗,亦可用小量镇静药或 β 受体阻滞药;对症状明显、呈联律的期前收缩需应用抗心律失常药物治疗,如频发房性、交界区性期前收缩常选用维拉帕米、β 受体阻滞药等;室性期前收缩常选用利多卡因、美西律、胺碘酮等;洋地黄中毒引起的室性期前收缩应立即停用洋地黄,并给予钾盐和苯妥英钠治疗。

四、阵发性心动过速

阵发性心动过速是指阵发性、快速而规则的异位心律,由 3 个以上包括 3 个连续发生的期前收缩形成。根据异位起搏点的部位不同,可分为房性、交界区性和室性三种,房性与交界区性心动过速有时难以区别,故统称为室上性心动过速。

(一)病因

1.室上性心动过速病因

常见于无器质性心脏病的正常人,也可见于各种心脏病患者,如冠心病、高血压、风心病、甲状腺功能亢进、洋地黄中毒等患者。

2.室速病因

多见于器质性心脏病患者,最常见于冠心病急性心肌梗死,其他如心肌病、心肌炎、风湿性心脏病、电解质紊乱、洋地黄中毒、Q-T 延长综合征、药物中毒等。

(二)心电图特征

1.室上性心动过速心电图特征

连续 3 次或以上快而规则的房性或交界区性期前收缩(QRS 波群形态正常),频率在 150～250 次/分钟,P 波为逆行性(Ⅱ、Ⅲ、aVF 导联倒置),常埋藏于 QRS 波群内或位于其终末部分,与 QRS 波群保持恒定关系,但不易分辨。

2.室性心动过速心电图特征

连续 3 次或 3 次以上室性期前收缩;QRS 波形态畸形,时限大于 0.12 秒,有继发性 ST-T 改变,T 波常与 QRS 波群主波方向相反;心室率 140～220 次/分钟,心律可以稍不规则;一般情况下 P 波与 QRS 波群无关,形成房室分离;常可见到心室夺获或室性融合波,是诊断室速的最重要依据。

（三）临床表现

1.室上性心动过速临床表现特点

心率快而规则，常达 150～250 次/分钟。突发突止，持续数秒、数小时甚至数日不等。发作时患者可有心悸、胸闷、乏力、头晕、心绞痛，甚至发生心力衰竭、休克。症状轻重取决于发作时的心率及持续时间。

2.室性心动过速临床表现特点

发作时临床症状轻重可因发作时心率、持续时间、原有心脏病变而各有不同。非持续性室性心动过速（发作持续时间少于 30 秒，能自行终止）患者，可无症状；持续性室性心动过速（发作持续时间长于 30 秒，不能自行终止）由于快速心率及心房、心室收缩不协调而致心排血量降低，血流动力学明显障碍，心肌缺血，可出现呼吸困难、心绞痛、血压下降、昏厥、少尿、休克甚至猝死。听诊心率增快至 140～220 次/分钟，心律可有轻度不齐，第一心音强弱不一。

（四）治疗原则

1.室上性心动过速治疗

发作时间短暂，可自行停止者，不需特殊治疗。

持续发作几分钟以上或原有心脏病患者应采取：①刺激迷走神经的方法：刺激咽部引起呕吐反射、Valsalva 动作（深吸气后屏气，再用力做呼气动作）、按压颈动脉窦、将面部浸没于冰水中等。②抗心律失常药物：首选维拉帕米，其他可选用艾司洛尔、普罗帕酮等药物。③对于合并心力衰竭的患者，洋地黄可作首选药物，毛花苷 C 静脉注射。但其他患者洋地黄目前已少用。④应用升压药物：常用间羟胺、去甲肾上腺素等。

对于药物效果不好患者可采用食管心房起搏，效果不佳可采用同步直流电复律术。对于症状重、频繁发作、用药效果不好的患者，可应用经导管射频消融术进行治疗。

2.室速治疗

无器质性心脏病患者非持续性室性心动过速，又无症状者，无需治疗。

持续性发作时治疗首选利多卡因静脉注射，首次剂量为 50～100mg，必要时 5～10 分钟后重复。发作控制后应继续用利多卡因静脉滴注维持 24～48 小时，维持量 1～4mg/min 防止复发。其他药物有普罗帕酮、索他洛尔、普鲁卡因胺、苯妥英钠、胺碘酮、溴苄铵等。

如应用药物无效，或患者已出现低血压、休克、心绞痛、充血性心力衰竭、脑血流灌注不足时，可用同步直流电复律。洋地黄中毒引起的室性心动过速，不宜应用电复律。

五、心房和心室扑动与颤动

当异位搏动的频率超过阵发性心动过速的范围时，形成的心律称为扑动或颤动。可分为心房扑动（简称房扑）、心房颤动（简称房颤）、心室扑动（简称室扑）、心室颤动（简称室颤）。房颤是仅次于期前收缩的常见心律失常，远比房扑多见，还是心力衰竭最常见的诱因之一。室扑、室颤是极危重的心律失常。

（一）房扑与房颤

心房内产生极快的冲动,心房内心肌纤维极不协调地乱颤,心房丧失有效的收缩,心排血量比窦性心律减少 25% 以上。

1.病因

房扑、房颤病因基本相同,常发生于器质性心脏病患者,如风湿性心瓣膜病、冠心病、高血压性心脏病、甲状腺功能亢进、心力衰竭、心肌病等。也可发生于健康人情绪激动、手术后、急性酒精中毒、运动后。

2.心电图特征

(1)房扑心电图特点:P 波消失,呈规律的锯齿状扑动波(F 波),心房率为 250～350 次/分钟,F 波与 QRS 波群成某种固定的比例,最常见的比例为 2:1 房室传导,心室率规则或不规则,取决于房室传导比例,QRS 波群形态一般正常,伴有室内差异性传导或原有束支传导阻滞者 QRS 波群可宽大变形。

(2)房颤心电图特点:为窦性 P 波消失,代之以大小形态及规律不一的 f 波,频率 350～600 次/分钟,R-R 间隔完全不规则,心室率极不规则,通常在 100～160 次/分钟。QRS 波群形态一般正常,伴有室内差异性传导或原有束支传导阻滞者 QRS 波群可宽大变形。

3.临床表现

房扑与房颤的临床症状取决于心室率的快慢,如心室率不快者可无任何症状。房颤心室率<150 次/分钟,患者可有心悸、气促、心前区不适等症状,心室率极快者>150 次/分钟,可因心排血量降低而发生昏厥、急性肺水肿、心绞痛或休克。持久性房颤,易形成左心房附壁血栓,若脱落可引起动脉栓塞。

房颤心脏听诊第一心音强弱不一致,心律绝对不规则。脉搏表现为快慢不均、强弱不等,发生脉搏短绌现象。

房扑心室率如极快,可诱发心绞痛和心力衰竭。

4.治疗原则

(1)房扑治疗。针对原发病进行治疗。应用同步直流电复律术转复房扑是最有效的方法。普罗帕酮、胺碘酮对转复、预防房扑复发有一定疗效。洋地黄类制剂是控制心室率首选药物,钙离子通道阻滞剂对控制心室率亦有效。部分患者可行导管消融术治疗。

(2)房颤治疗。积极查出房颤的原发病及诱发原因,并给予相应的处理。急性期应首选电复律治疗。心室率不快,发作时间短暂者无需特殊治疗;如心率快,且发作时间长,可用洋地黄减慢心室率,维拉帕米、地尔硫草等药物终止房颤。对持续性房颤患者,如有恢复正常窦性心律指征时,可用同步直流电复律或药物复律。也可应用经导管射频消融进行治疗。

（二）室扑与室颤

心室内心肌纤维发生快而微弱的、不协调的乱颤,心室完全丧失射血能力,是最严重的心律失常,相当于心室停搏。

1.病因

急性心肌梗死是最常见病因,洋地黄中毒、严重低血钾、心脏手术、电击伤以及胺碘酮、奎尼丁中毒等也可引起,是器质性心脏病和其他疾病危重患者临终前发生的心律失常。

2.临床表现

室颤一旦发生,表现为迅速意识丧失、抽搐、发绀,继而呼吸停止,瞳孔散大甚至死亡。查体心音消失、脉搏触不到、血压测不到。

3.心电图特征

(1)室扑心电图特征:QRS-T 波群消失,代之以相对规律均齐的快速大幅波动,频率为150~300 次/分钟。

(2)室颤心电图特征:QRS 波群与 T 波消失,呈完全无规则的波浪状曲线,形状、频率、振幅高低各异。

4.治疗原则

室颤可致心脏停搏,一旦发生立即做非同步直流电除颤,同时胸外心脏按压及人工呼吸,保持呼吸道通畅,迅速建立静脉通路,给予复苏和抗心律失常药物等抢救措施。

六、房室传导阻滞

冲动从心房传至心室的过程中发生障碍,冲动传导延迟或不能传导,称为房室传导阻滞,按其阻滞的程度,分为三度:一度房室传导阻滞、二度房室传导阻滞,三度房室传导阻滞。一度、二度又称为不完全性房室传导阻滞,三度则为完全性房室传导阻滞,此时全部冲动均不能被传导。

(一)病因

多见于器质性心脏病,如冠心病、心肌炎、心肌病、高血压病、心内膜炎、甲状腺功能低下等。另外,电解质紊乱、药物中毒、心脏手术等也是引发房室传导阻滞的病因。偶见正常人在迷走神经张力增高时可出现不完全性房室传导阻滞。

(二)临床表现

一度房室传导阻滞患者除有原发病的症状外,一般无其他症状。

二度房室传导阻滞又分为Ⅰ型和Ⅱ型,Ⅰ型又称文氏现象或莫氏Ⅰ型,二度Ⅰ型患者常有心悸和心搏脱落感,听诊第一心音强度逐渐减弱并有心搏;二度Ⅱ型又称莫氏Ⅱ型,患者心室率较慢时,可有心悸、头晕、气急、乏力等症状,脉律可不规则或慢而规则,但第一心音强度恒定。此型易发展为完全性房室传导阻滞。

三度房室传导阻滞的临床症状轻重取决于心室率的快慢,如患者心率为30~50 次/分钟,则出现心跳缓慢,脉率慢而规则,有心悸、头晕、乏力的感觉,出现昏厥、心绞痛、心力衰竭和脑供血不全等表现。当心率<20 次/分钟,可引起阿-斯综合征,甚至心跳暂停。

（三）心电图特征

一度房室传导阻滞 P-R 间隔＞0.20 秒，无 QRS 波群脱落。

二度房室传导阻滞莫氏Ⅰ型（文氏现象）的特征为：P-R 间期逐渐延长，直至 QRS 波群脱落；相邻的 R-R 间期逐渐缩短，直至 P 波后 QRS 波群脱落，之后 P-R 间期又恢复以前时限，如此周而复始；包含 QRS 波群脱落的 R-R 间期比两倍正常窦性 P-P 间期短；最常见的房室传导比例为 3：2 或 5：4。

莫氏Ⅱ型的特征为 P-R 间期固定（正常或延长），有间歇性 P 波与 QRS 波群脱落，常呈 2：1 或 3：1 传导；QRS 波群形态多数正常。

三度房室传导阻滞，心房和心室独立活动，P 波与 QRS 波群完全脱离关系；P-P 距离和 R-R 距离各自相等；心室率慢于心房率；QRS 波群形态取决于阻滞部位。

（四）治疗原则

一度及二度Ⅰ型房室传导阻滞如心室率不慢且无症状者，一般不需治疗。心室率＜40 次/分钟或症状明显者，可选用阿托品、异丙肾上腺素，提高心室率。但急性心肌梗死患者应慎用，因可导致严重室性心律失常。二度Ⅱ型和三度房室传导阻滞，心室率缓慢，伴有血流动力学障碍，出现阿-斯综合征时，应立即按心脏停搏处理。对反复发作、曾有阿-斯综合征发作的患者，应及时安装临时或埋藏式心脏起搏器。

七、心律失常的护理

（一）非介入治疗的护理问题

1.活动无耐力

（1）相关因素。与心律失常导致心悸或心排血量减少有关。

（2）临床表现。患者主诉疲乏、无力，生活不能自理，活动持续时间短。

（3）护理措施

①体位与休息。嘱患者当心律失常发作导致胸闷、心悸、头晕等不适时采取高枕卧位、半卧位或其他舒适体位，尽量避免左侧卧位，因左侧卧位时患者常感觉到心脏的搏动而使不适感加重。对患者做好心理护理，使其保持稳定的情绪，嘱患者保证充分的休息与睡眠。

②给氧。伴呼吸困难、发绀等缺氧表现时，给予 2～4L/min 氧气吸入。

③制订活动计划。评估患者心律失常的类型及临床表现，与患者及其家属共同制订活动计划。对无器质性心脏病的良性心律失常患者，鼓励其正常工作和生活，建立正确的生活方式，保持心情舒畅，避免过度劳累。窦性停搏、二度Ⅱ型或三度房室传导阻滞、持续性室性心动过速等严重心律失常患者或快速心室率引起血压下降者，应卧床休息，以减少心肌耗氧量。卧床期间加强生活护理。

2.潜在并发症：心排血量减少

（1）相关因素。与心律失常引起心率异常（心率增快及心率减慢）、心律异常有关。

（2）临床表现。血压下降、昏厥、尿量减少、皮肤湿冷、脉搏细速或缓慢、烦躁不安；患者出现胸闷、气急的症状。

（3）护理措施

①监测心电图和生命体征，及时发现心律失常变化和危急征兆。

②根据不同性格患者，做好心理安慰，减轻其心理压力，避免情绪紧张。

③遵医嘱正确给予各种抗心律失常药物。

④根据心律失常类型，准备药物和抢救仪器：a.室性心动过速患者备好利多卡因、除颤器；b.房性、结性心律失常患者备好洋地黄、β受体拮抗药；c.心动过缓患者备好阿托品、异丙肾上腺素；d.心率＜45次/分钟、药物疗效不佳的患者准备安装起搏器；e.心室颤动患者立即进行电除颤和心肺复苏。

⑤发现下列情况应报告医师：a.室性期前收缩 RonT 型、二联律、连发性室性期前收缩、多发性多源性室性期前收缩；b.室性心动过速；c.心动过缓，心率为 45 次/分钟以下；d.二度以上房室传导阻滞。

3.潜在并发症：猝死

（1）相关因素。与患者存在冠心病、心力衰竭、心肌病、心肌炎、药物中毒、电解质紊乱（如低钾血症）和低氧血症、酸碱平衡失调等危险因素有关。

（2）临床表现。患者意识突然丧失或伴短暂抽搐；呼吸断续、喘息，随之呼吸停止；颈动脉搏动消失；心音消失。

（3）护理措施

①加强对患者心率的监测，对频发室性期前收缩，立即行心电监护，给予氧疗，并报告医师，遵医嘱静脉滴注利多卡因 100～200mg，以防室性心动过速的发生。

②重视避免引起猝死的高危因素，纠正电解质紊乱及酸碱平衡失调，积极治疗心绞痛、控制血压、降血脂、戒烟限酒及控制糖尿病等，以降低心源性猝死。

③加强心理护理，保持安静和谐的生活环境，使患者心情愉快，情绪稳定，以降低猝死发生率。

④准备好抗心律失常药物，以及除颤仪、临时起搏器等，对于突然发生心室扑动或心室颤动的患者，立即配合医师进行抢救。

4.焦虑

（1）相关因素。与疾病疗效欠佳、患者缺乏支持有关。

（2）临床表现

①患者烦躁不安，害怕疾病复发。

②缺乏自信，容易激动。

（3）护理措施

①鼓励患者及其家属表达对本病的感受。

②向患者及其家属介绍心律失常治疗及新进展，使其获取有关信息。

③为患者安排安静、舒适的环境,避免不良刺激,使患者心情愉快。

④心律失常复发时,及时采取有效措施使患者产生安全感。

⑤针对患者及其家属顾虑,做好耐心解释,并告诉患者及其家属保持适当警惕,坚持治疗,避免过度紧张,以防诱发心律失常。

5.知识缺乏(特定的)

(1)相关因素。与患者不了解心律失常相关的疾病保健知识有关。

(2)临床表现。患者主诉对心律失常病因、治疗、用药、诱因缺乏了解;患者出现心律失常时不知应对措施。

(3)护理措施

①讲解心律失常诱发因素。

②告诉患者自测脉搏的方法;每天早、晚和出现不适时测量脉搏,并做好记录。

③告诉患者及其家属心律失常复发时,如何采取适当措施。

④心动过缓的患者需保持大便通畅,避免排便时屏气。

⑤指导患者家属学习心肺复苏知识。

⑥告诉患者及家属出现下列情况时应及时就诊:a.脉搏<60次/分钟,并有头晕、目眩感;b.脉搏>100次/分钟,休息及放松后仍不减慢;c.脉搏节律不齐,有漏搏、期前收缩现象,达5次/分钟以上;d.原本整齐脉搏出现节律不齐、强弱不等;e.应用抗心律失常药物后出现不良反应,如美西律引起恶心、呕吐、心动过缓。

(二)行介入治疗——射频消融

1.潜在并发症:心脏压塞

(1)相关因素。与放置冠状窦电极及标测导管时操作不当、钩挂消融导管用力过大或导管张力过大等因素有关。

(2)临床表现。急性心脏压塞是射频消融术最严重的并发症。术后4小时是发生心脏压塞的高发期。发生急性心脏压塞时,由于静脉回流受阻明显,致心排血量锐减,患者立即出现恶心、呕吐、头晕、血压明显下降。早期心率增快、呼吸急促,后出现心室颤动、抽搐、昏迷、心脏停搏。

(3)护理措施

①及时判断与发现心脏压塞的发生:患者一旦出现胸闷、脸色苍白、脉搏细速、血压下降等症状或患者先出现迷走反射、治疗效果不明显、症状加重时要高度怀疑心脏压塞的发生。

②出现心脏压塞时,应做好以下几方面:a.配合心包穿刺,一旦出现心脏压塞需积极做好心包穿刺的各项准备工作,协助医师行心包穿刺术以引流出心包内的血液,增加心搏出量,缓解症状。抽出心包内的血液后需继续留置引流管,注意引流物的量及颜色,判断有无继续出血。出血量多且持续出血者,需立即做好外科手术的准备工作。b.快速输液、输血,迅速开放静脉通道,快速输液,以补充血容量,升高血压,同时抽血急查血型及交叉配血,做好输血的各项准备工作,根据出血情况予以输血。c.密切观察病情,严密观察面色、血压、脉搏、心律、尿量

的变化,了解心脏压塞症状有无改善,血容量补充是否适当。在出血停止、拔除引流管后需继续监护 2~3 天,并密切观察体温的变化。d.一般护理,给予患者平卧位,要避免患者体位移动。吸氧,氧流量为 4~6L/min。安慰患者,稳定患者的情绪,避免加重心肌耗氧。出血停止、拔除引流管后需卧床 3 天,遵医嘱使用抗生素,以预防感染。e.停用抗凝药物,停止使用肝素,对已用肝素者,可用鱼精蛋白对抗,以减少出血。出血不止者,禁服阿司匹林等抗凝药。

2.潜在并发症:迷走神经反射

(1)相关因素

①与患者精神过度紧张有关。

②与术中术后液体灌注量不足有关。

③与患者疼痛有关。

(2)临床表现。患者于术后,尤其是拔除动脉鞘管时突然出现低血压、心动过速或心动过缓、出冷汗、胸闷、心悸、面色苍白、恶心、呕吐、头晕、视物模糊等一系列临床症状,甚至出现一过性意识丧失。

(3)护理措施

①术前做好心理护理,向患者讲解手术的必要性、疗效及术前、术中、术后注意事项,尽可能给患者提供更多的信息,并给予安慰和鼓励,消除其紧张恐惧心理。必要时遵医嘱术前 30 分钟给予地西泮 10mg 肌内注射,以放松患者紧张心理。

②拔除鞘管时护理:a.护士在拔除鞘管前应向患者说明拔管方法和可能出现的不适,嘱其放松,消除紧张心理。b.进行预见性护理:动脉鞘管拔除前,保留一条静脉输液通道,以便发生并发症时能够及时用药。备齐各种抗心律失常药和抢救仪器并能熟练使用,一旦发生严重血管迷走神经反射,立即投入抢救。c.拔管前用利多卡因对鞘管周围进行局部麻醉,以减轻疼痛和阻断神经,拔管时按压伤口力度要适宜,以能触摸到足背动脉为度,切忌大面积重力压迫,以防迷走神经张力过高引起反射性低血压。d.拔管后 30 分钟内,护士应密切观察患者的血压、心率、面色及表情,主动询问有无头晕、心悸、恶心、胸闷等情况,一旦有低血压状态出现,应立即通知医师进行抢救。e.拔除鞘管后患者卧床 24 小时,术侧肢体平伸、穿刺处压沙袋 4~6 小时,以免发生穿刺部位血肿,增加患者疼痛,使血管迷走神经兴奋性反射性加强。

③患者术后出现尿潴留,诱导排尿失败后立即导尿时,一次放尿不超过 1000mL,避免充盈的膀胱过度回缩,而一次大量的进水进食等因素均可刺激压力感受器,反射性引起血管迷走神经反射的发生。

④观察到患者出现迷走神经反射现象后,立即给予对症处理,将呕吐患者立即取去枕平卧位,头偏向一侧,防止呕吐物误吸造成窒息。并给予 0.9%氯化钠 500mL 快速静脉滴注,滴速为 80~100 滴/分钟。给予中流量吸氧。若血压正常,可给阿托品 1mg 静脉注射。若有血压降低(除去因血容量不足给予大量输液外),可给予多巴胺 180mg 加生理盐水用微泵缓慢静脉注射,直至血压恢复到正常为止。同时安慰患者,解释引起反应的原因,消除患者恐惧心理,使患者并发症得到及时控制。

3.潜在并发症:出血

(1)相关因素。与介入治疗后股动脉穿刺处按压时间、位置不当,或患者未按常规肢体制动、术后抗凝药物使用不当相关。

(2)临床表现。股动脉穿刺处皮肤青紫、淤血、血肿出现,患者出现脉搏增快,甚至低血压等症状。

(3)护理措施

①术后未拔鞘管前及时观察伤口局部有无皮肤青紫、淤血、血肿情况的出现,每30分钟观察1次,连续6次,并同时测血压,如出现血压下降,及时报告医师。

②严密监测血压、心率、血肿的变化。出现皮下血肿者,观察血肿是否扩大,每班用软皮尺测量血肿表面积,做好标记和交班记录。观察血肿有无变硬,疼痛有无增加。皮下血肿导致出血性休克者,应立即汇报医师进行抢救。

③伤口护理。如穿刺为动脉伤口,告知患者术后肢体制动12小时,卧床休息24小时;如穿刺为静脉伤口,告知患者术后肢体制动6小时,卧床休息12小时。拔除鞘管后伤口予以沙袋压迫,动脉为4~6小时,静脉为2~4小时。及时巡视,密切观察患者伤口有无渗血渗液,并指导患者及家属观察方法。

④协助生活护理,指导其活动量和活动幅度,以免引起伤口出血。

⑤患者使用抗凝药物期间,及时观察患者有无全身出血倾向,防止抗凝过度引起的牙龈、皮肤黏膜、胃肠道、眼底等部位出血。

(三)起搏器安置术的护理问题

1.潜在并发症:感染

(1)相关因素

①患者自身原因。伴有其他疾病,如身体其他部位感染;年老体弱,机体免疫力低下。

②手术因素如无菌操作、囊袋大小及位置、囊袋异物。

③术中止血不彻底。

④术后抗生素使用时间较短。

(2)临床表现

①表现为术后3~5天切口红肿,可伴有少量渗血渗液,囊袋局部红肿疼痛。

②感染后导致切口延迟愈合或不愈合,或者暂时愈合数周后仍可能再次出现囊袋破溃。

③严重者感染可经血行传播引起心内膜炎乃至全身感染。

(3)护理措施

①术前备皮应注意保持局部皮肤的完整。

②患者如使用阿司匹林、氯吡格雷、低分子量肝素、华法林等影响凝血的药物,术前停用3~5天,如不能停用者,术中适当使用凝血酶。

③严格无菌操作,尽量避免发生血肿,一旦发生应予以妥善处理。术前、术中及术后遵医嘱预防性应用抗生素。

④术中选择囊袋大小应与脉冲发生器形状、大小适当,防止过紧。

⑤术后密切观察伤口渗血渗液和囊袋局部皮肤情况。

⑥术后严密观察患者的体温和白细胞变化,如有异常及时汇报医师。

⑦对瘦弱的老人在术后应加强营养支持治疗,促进伤口愈合,并嘱其局部减少摩擦,防止皮肤破溃。

⑧如术后并发细菌性心内膜炎,尤其是超声检查发现在电极处有赘生物时,应考虑外科手术治疗。

⑨一旦引起囊袋感染:a.必须延长抗生素使用时间。b.切口处每天换药,严格无菌包扎。对囊袋破溃者,需要对囊袋进行彻底清创,拔出电极,在对侧重新置入起搏器。c.清创原位囊袋:感染局部清创后,外露电极段和起搏器用碘仿持续处理30分钟后,放入原囊袋位置缝合。d.清创移位囊袋:感染局部清创后,在同侧或对侧的健康组织处再造一囊袋,通过隧道将电极引到新囊袋,连接起搏器后放入囊袋缝合,外露电极段和起搏器在进入新囊袋前用碘仿持续处理30分钟。e.完全撤出感染的起搏电极和(或)起搏器:起搏电极置入时间在1个月以内者,采用外力牵拉取出电极,时间在3个月以上者需外科开胸取出电极。

2.潜在并发症:起搏器电极移位

(1)相关因素

①与患者术后治疗依从性不强,未按要求制动有关。

②与部分患者高龄肌小梁萎缩,电极不易牢固附着有关。

(2)临床表现

①术前的异常心电图如传导阻滞、病态窦房结综合征,心率突然明显低于起搏器设定的心率等情况再次出现。

②患者主诉胸闷、心悸,甚至出现昏厥、阿-斯综合征。

(3)护理措施

①对消瘦的患者,应将起搏器埋入皮下组织较深的部位或埋入胸大肌下。

②术毕要注意测试腔内ECG和起搏阈值,可让患者深呼吸、咳嗽,在透视下证实电极固定情况,以保证患者安全。

③休息与活动:术后置入起搏器者需保持平卧位或略向左侧卧位8～12小时,避免右侧卧位。如患者平卧极度不适,可抬高床头30°～60°。术后7天内嘱患者避免置入侧上肢大幅度活动,避免用力咳嗽,以防电极移位脱落,如出现咳嗽症状,尽早用镇咳药。安装临时起搏器患者需绝对卧床休息,术侧肢体避免屈曲或活动过度,卧床期间协助患者做好生活护理。

④伤口护理:术后穿刺部位严格加压包扎,沙袋局部压迫止血6～12小时,压迫部位应在切口下方囊袋上而不是在皮肤切口缝合处,以确保压迫位置准确无误。

⑤术后予以患者佩戴心电遥测,监测脉搏、心率、心律、心电图变化,关注患者的自觉症状,及时发现有无电极移位现象。

3.潜在并发症:静脉血栓或静脉狭窄

(1)相关因素:与患者起搏器置入后,患侧肢体不宜活动而减少活动有关。

（2）临床表现：表现为早期置入侧上肢静脉回流不畅，轻者肢体下垂时出现肢体颜色较对侧偏深，严重者出现上肢肿胀。

（3）护理措施

①做好患者心理护理，消除其顾虑，告知患者术后伤口轻微疼痛属正常情况，不能因为疼痛而保持肢体长时间制动。

②术后指导：患者健侧肢可适当活动，而患侧肢适当按摩以促进血液循环，并密切观察患肢皮温、颜色、血供情况。

③术后1周逐渐加大幅度做抬臂、扩胸或"爬墙"等运动，直到手臂可举过头顶摸到对侧耳垂。尽早恢复正常肢体功能，但要以循序渐进为原则。

④避免术后1周内术肢负重、过度上举、后背等动作，以免造成囊袋伤口裂开、出血。

⑤禁止从患肢上输液，避免无菌性静脉炎而促使血栓的形成。

⑥遵医嘱对症使用活血化瘀药物。

八、健康教育

（一）心理指导

出现严重心律失常时，通常需要连续心电监测以帮助诊断和治疗，患者往往对监护室的环境及多种的监测设备感到恐惧及忧虑，甚至担心自己疾病加重。护士应向患者详细讲解监护对心律失常诊断和治疗的指导意义，以及介绍监测设备及使用方法，消除患者的陌生感和恐惧感，同时告诉患者稳定的情绪和平静的心态对心律失常的治疗是必不可少的，使患者乐意接受和配合治疗。

（二）饮食指导

养成良好的饮食习惯，宜清淡，避免饱餐，戒烟酒，不饮浓茶或咖啡。嘱患者多食纤维素丰富的食物，保持排便通畅，避免排便时过度屏气导致迷走神经兴奋而加重病情。

（三）作息指导

无器质性病变的心脏病者应积极参加体育锻炼，调整自主神经功能。器质性心脏病者根据心功能情况适当活动，劳逸结合。

（四）用药指导

为了维持抗心律失常药物的有效血液浓度，必须遵医嘱严格掌握用药剂量和间隔时间，这样才能达到有效治疗的目的。若患者出现明显不良反应时应及时报告医护人员，并配合调整用药。

1.美西律

美西律主要用于治疗室性心律失常。不良反应有恶心、呕吐、便秘、头晕、目眩、震颤等，严重时可出现共济失调、感觉异常，甚至抽搐等神经系统症状。

2.普罗帕酮

普罗帕酮为广谱抗快速心律失常药物,用于室性期前收缩、室上性和室性心动过速的治疗。口服给药一般每 6 小时或每 8 小时一次。本药有局部麻醉作用,并可产生恶心、呕吐等胃肠道症状,故应在餐中或餐后吞服,不得嚼碎;本药还有血压短暂下降、头晕、舌麻、传导阻滞等不良反应。

3.胺碘酮

胺碘酮用于快速心律失常的治疗。口服后可能会出现恶心、呕吐、便秘、房室传导阻滞、窦性心动过缓等不良反应,应在医师指导下服用。

4.阿托品类药物

阿托品类药物主要用于心动过缓的患者,有提高心率的作用,但因其有扩瞳作用,故青光眼患者禁用。不良反应有尿潴留、视近物模糊、幻觉、口干、直立性低血压等。

(五)特殊指导

(1)掌握测量脉搏的方法。测量部位:动脉;方法:示指、中指、环指三指并拢,以指腹轻轻按压所触脉搏,以能清楚触到脉搏为宜;测量时间:至少 1 分钟。

(2)若发现以下体征时应及时报告医护人员:

①脉率<60 次/分钟,并有头晕或黑矇。

②脉率持续>100 次/分钟,并有心悸、胸闷。

③脉搏节律不齐,每分钟间歇达 5 次以上时,应及时报告医护人员。心动过缓患者避免排便时屏气,以免迷走神经兴奋而加重心动过缓。

(3)阵发性室上性心动过速患者,可自行刺激迷走神经使其终止。

①深吸气后屏气,再用力呼气。

②用手指刺激咽部引起恶心、呕吐。

(4)室性心动过速患者需配合心电监护。如果患者突然意识丧失,抽搐,无呼吸或无正常呼吸(即仅有喘息),颈动脉搏动消失,脉搏测不出,强压痛无反应时则是心搏骤停。在旁人员应立即呼救及处理。

①用拳捶击心前区 1~2 次。

②如果心脏未见恢复,应立即予以胸外按压,成人按压部位是两乳头连线中点,胸骨下压至少 5cm,按压频率至少为 100 次/分钟。

③开放气道。

④口对口人工呼吸。

⑤除颤。

(六)出院指导

(1)劳逸结合,避免过度劳累。

(2)有器质性心脏病患者应坚持服药,不能自行减药或换药。

（3）密切观察心率、心律变化，如果脉搏有较多的停搏，应及时就诊。

（4）有昏厥史患者避免从事驾驶、高空作业等工作，有头晕、黑矇时立即平卧，以免昏厥发作而摔伤。

（5）患者出现心搏骤停时，应立即抢救。

（6）如安置永久性心脏起搏器，应向患者宣教如下。

①使用知识指导。告知患者起搏器的设置频率（一般情况下均设置为 70 次/分钟）及平均使用年限。指导患者妥善保管好起搏器卡（有起搏器型号、有关参数、安装日期、品牌等），外出时随身携带，便于出现意外时为诊治提供信息。

②指导患者自我监测。首先教会患者每天早、晚各测 1 次脉搏，出现脉率比设置频率低 10% 或再次出现安装起搏器前的症状（如感到胸闷、头晕），应立即到医院就医随访；术后随访分为 3 个阶段，主要行心电图检查，观察心率、起搏信号及 QRS 波形。

第一阶段：是置入起搏器最初半年内，应每月检查 1 次，评估起搏器效果及患者症状改善情况，判断和检查有无电极移位等。

第二阶段：是置入起搏器半年后，如病情稳定可 3 个月或半年随访 1 次。监测起搏器到接近起搏器限定年限时，要缩短随访时间，或经常检查调节程控参数，使之保持最佳状态。

第三阶段：预计快到起搏器电池寿命耗竭时，应加强随访，可每月 1 次。每次随访都应详细记录所有检查结果并妥善保存。若自觉心悸、胸闷、头晕、黑矇或自测脉搏缓慢，应立即就医。

③防止社会环境对起搏器的影响

a.医院环境的干扰：医院内多种诊断和治疗仪器都可能对起搏器功能造成一定的干扰和影响，若不慎重，可造成严重后果，如磁共振，手术电刀，直线加速器，碎石震波焦点，透热理疗，电灼器治疗等。因此，为了保证起搏器功能，置入起搏器者原则上禁止接受以上检查和治疗。确实需要者，要在严格的心电监护下，并与起搏器保持一定距离方可进行。

b.家庭及工作环境的干扰：多数家用电器是安全的，如电吹风、电动剃须刀、电烤箱、电熨斗、电风扇、电视机、电冰箱、电脑、吸尘器、洗衣机、食品加工机等只要没有漏电，一般不会影响起搏器，可以放心使用。新式微波炉只要操作正常，一般也不会影响起搏器。另外，雷达、高压电场、移动电话对起搏器均有影响，因此安装起搏器者应避免接近此类设备。

c.在置入起搏器后的早期，患者仍然不宜做过量的体力活动。埋置脉冲发生器一侧的上肢，早期运动幅度不宜过大（如打网球、举重物等），以免导致电极脱位。患者可以旅游，乘坐汽车、火车、飞机或轮船等。机场安全检查仪器对起搏器没有影响，但起搏器能触动金属探测报警器，患者应事先向安检人员出示起搏器 ID 卡。

d.起搏器的保护：注意保持安装起搏器置入处皮肤清洁、干燥、避免撞击，洗澡时勿用力搓撞。出院后指导患者在自我皮肤护理时，注意用三指法：即一只手固定起搏器，另一只手清洗皮肤，其目的是防止早期用力后造成起搏器移位。

e.雷雨天不在户外活动或逗留，不使用电热毯、电按摩器、电烙铁等，防止发生触电而使起搏器发生故障。

f.仍需服用原治疗心脏疾病的药物,不能因安装起搏器就不再服药,而应继续按常规剂量服药。

第二节 冠状动脉粥样硬化性心脏病

冠状动脉粥样硬化性心脏病(CHD)简称冠心病,是指冠状动脉粥样硬化使血管腔狭窄或阻塞,和(或)因冠状动脉功能性改变(痉挛)导致心肌缺血或坏死而引起的心脏病。冠心病是大多数工业化国家的首要死亡原因,也是威胁人类健康最主要的非传染性疾病。

冠心病的发生是多基因的遗传因素与复杂的环境因素相互作用的结果,这些因素称为冠心病的危险因素。年龄(男性≥45岁,女性≥55岁或未用雌激素替代治疗的过早绝经妇女)、脂代谢异常、高血压、吸烟、糖尿病和糖耐量异常是本病最重要的危险因素;肥胖、缺少体力活动、遗传因素及摄入过多动物脂肪、胆固醇、糖和钠盐等同样增加冠心病的发生风险;近年来发现血中同型半胱氨酸增高、胰岛素抵抗增强、血中纤维蛋白原及一些凝血因子增高等也可使发生本病的风险增加。

1979年世界卫生组织将本病分为五型:无症状性心肌缺血、心绞痛、心肌梗死、缺血性心肌病以及猝死。近年,趋向于将本病分为急性冠脉综合征(ACS)和慢性冠心病(CAD)或称慢性缺血综合征(CIS)两大类。前者包括不稳定型心绞痛(UA)、非ST段抬高型心肌梗死(NSTEMI)、ST段抬高型心肌梗死(STEMI)和冠心病猝死;后者包括稳定型心绞痛、冠脉正常的心绞痛(如X综合征)、无症状心肌缺血和缺血性心力衰竭(缺血性心肌病)。

一、稳定型心绞痛

稳定型心绞痛是在冠状动脉狭窄的基础上,由于心脏负荷增加引起的心肌急剧、暂时缺血缺氧的临床综合征。其特点为劳力诱发的阵发性前胸压榨性或窒息样疼痛感觉,主要位于胸骨后,可放射至心前区与左上肢尺侧面,也可放射至右臂和两臂的外侧面或颈与下颌部,持续数分钟,往往经休息或舌下含服硝酸甘油后迅速消失。

(一)病因及发病机制

基本病因是冠状动脉粥样硬化。在心脏负荷增加时,心肌氧耗量增加,而冠状动脉的供血由于冠状动脉粥样硬化所致的冠状动脉狭窄不能相应增加,即可引起心绞痛。

(二)临床表现

1.症状

以发作性胸痛为主要临床表现,典型疼痛特点为胸骨体中、上段之后或心前区界限不清的压迫样、憋闷感或紧缩样感,也可有烧灼感,可放射至左肩、左臂尺侧,偶有至颈、咽或下颌部。发作时,患者可不自觉停止原来的活动。体力劳动、情绪激动、饱餐、受凉、心动过速等可诱发。

一般持续 3～5 分钟,休息或含服硝酸甘油可迅速缓解。

2.体征

心绞痛发作时,可出现面色苍白、出冷汗、心率增快、血压升高。有时出现第三或第四心音奔马律。

(三)辅助检查

1.心电图

是心肌缺血、诊断心绞痛最常用的检查方法。

(1)静息心电图检查。稳定型心绞痛患者静息心电图一般都是正常的,不能除外严重冠心病。常见异常改变有 ST-T 改变,包括 ST 段压低、T 波低平或倒置,ST 段改变更具特异性。

(2)心绞痛发作时心电图检查。发作时出现明显的、有相当特征的心电图改变,主要为暂时性心肌缺血所引起的 ST 段移位。

(3)心电图负荷试验。通过对疑有冠心病的患者增加心脏负荷(运动或药物)而诱发心肌缺血的心电图检查。最常用的阳性标准为运动中或运动后 ST 段水平型或下斜型压低 0.1mV,持续超过 2 分钟。

(4)动态心电图。连续记录 24 小时或 24 小时以上的心电图,可从中发现 ST-T 改变和各种心律失常,可将出现心电图改变的时间与患者的活动和症状相对照。

2.超声心动图

观察心室腔的大小、心室壁的厚度以及心肌收缩状态;另外,还可以观察到陈旧性心肌梗死时梗死区域的运动消失及室壁瘤形成。

3.放射性核素检查

心肌灌注成像是通过药物静脉注射使正常心肌显影而缺血时不显影的"冷点"成像法,结合药物和运动负荷试验,可查出静息时心肌无明显缺血的患者。

4.磁共振成像

可获得心脏解剖、心肌灌注与代谢、心室功能及冠状动脉成像的信息。

5.心脏 X 线检查

可无异常发现或见主动脉增宽、心影增大、肺淤血等。

6.CT 检查

可用于检测冠状动脉的钙化以及冠状动脉狭窄。

7.左心导管检查

主要包括冠状动脉造影术和左心室造影术,是有创性造影检查。

(四)诊断

根据典型的发作特点,休息或含服硝酸甘油后缓解,结合年龄和存在的冠心病危险因素,除外其他疾病所致的心绞痛,即可确定诊断。发作不典型者需要依靠观察硝酸甘油的疗效、发作时心电图的变化以及辅助检查来明确诊断。

（五）治疗

原则是避免诱发因素、改善冠状动脉血供、治疗动脉粥样硬化、预防心肌梗死、改善生存质量。

1.一般治疗

发作时立刻休息，尽量避免诱发因素；调整饮食结构，戒烟限酒；调整日常生活与工作量，减轻精神负担，保持适当运动；治疗相关疾病。

2.药物治疗

（1）抗心绞痛和抗缺血治疗。β受体拮抗剂、硝酸酯类、钙离子通道阻滞剂（CCB）、代谢类药物如曲美他嗪。

（2）预防心肌梗死的药物。抗血小板治疗、调脂药物（他汀类药物）、血管紧张素转换酶抑制剂（ACEI）。

（3）中医中药。丹参滴丸、保心丸等。

3.控制危险因素

控制血压、血糖等。

4.PCI

已成为冠心病治疗的重要手段。

5.冠状动脉旁路手术（CABG）

对于复杂的冠心病患者，尤其是左主干病变、多支血管病变合并心功能不全和糖尿病的患者，CABG对缓解心绞痛和改善患者的生存有较好的效果。

6.运动锻炼疗法。

（六）护理

1.护理评估

（1）身体评估

①一般状态。评估患者精神应激状态、体力活动、饮食状况。评估患者体重指数（BMI）、腰围、腹围。

②生命体征。评估患者体温、血压、脉搏、呼吸、意识、末梢循环情况等。

（2）病史评估。重点了解患者是否具有冠心病的危险因素，包括年龄、性别、工作性质、经济状况、家族史、既往史、生活方式、不良嗜好等因素；评估患者目前心绞痛发作的频次、诱因及发作时疼痛的部位、性质、持续时间、缓解方式、伴随症状、服药种类以及服药后反应；评估患者对疾病知识及诱因相关知识的掌握程度、合作程度、心理状况（如患者有无焦虑、抑郁等表现）。

（3）评估患者的活动能力，判断患者发生跌倒、坠床、压疮的危险程度。

2.护理措施

（1）一般护理

①心绞痛发作时嘱患者立即停止活动，卧床休息，并密切观察。缓解期一般不需卧床休

息。嘱患者尽量避免各种已知的可以避免的诱因。

②给氧。

③遵医嘱给予低盐、低脂、低胆固醇、高维生素的治疗饮食,注意少量多餐,并告知患者其治疗饮食的目的和作用。

④运动指导。建议稳定型心绞痛患者每天进行有氧运动 30 分钟,每周运动不少于 5 天。

（2）病情观察

①观察患者疼痛的部位、性质、持续时间、生命体征,必要时给予心电监护。注意 24 小时更换电极片及粘贴位置,避免影响监测效果,减少黏胶过敏发生。按照护理级别要求按时记录各项指标参数,如有变化及时通知医生。

②心绞痛发作者遵医嘱给予药物治疗后,注意观察患者用药后反应。如需输液治疗,要保证输液管路通畅、按时观察输液泵工作状态,确保药液准确输注。观察穿刺部位,预防静脉炎及药物渗出。

③倾听患者主诉,注意观察患者胸痛改善情况。

④观察患者活动情况。根据患者的病情、活动能力制订合理的康复运动计划。

（3）用药护理

①应用硝酸甘油时,应注意用法是否正确、胸痛症状是否改善;使用静脉制剂时,应遵医嘱严格控制输液速度,观察用药后反应,同时告知患者由于药物扩张血管会导致面部潮红、头部胀痛、心悸等不适,以解除患者顾虑。

②应用他汀类药物时,定期监测血清氨基转移酶及肌酸激酶等生化指标。

③应用阿司匹林时,建议饭后服用,以减少恶心、呕吐、上腹部不适或疼痛等胃肠道症状。观察患者是否出现皮疹、皮肤黏膜出血等不良反应,如发生及时通知医生。

④应用 β 受体拮抗剂时,监测患者心率、心律、血压变化。嘱患者在改变体位时动作应缓慢。

⑤应用低分子量肝素等抗凝药物时,注意口腔、黏膜、皮肤、消化道等部位出血情况。

（4）心理护理。心绞痛患者常反复发作胸痛,使其产生紧张不安或焦虑的情绪,而焦虑能增加交感神经兴奋性,增加心肌需氧量,加重心绞痛。所以应向患者做好解释,减轻患者的心理压力;建立良好的护患关系,给予心理支持。

（5）健康教育

①饮食指导。向患者及家属讲解饮食的治疗原则为低盐、低脂、少食多餐,避免暴饮暴食。合理膳食,指导选择血糖指数较低、适量优质蛋白质、高纤维食物,以达到既维持全身营养供给,又不给心脏增加负担的目的。

②药物指导。心绞痛患者需要长期规律口服药治疗。患者在用药过程中需掌握各种药物的名称、作用、剂量,监测可能出现的不良反应等。如服硝酸甘油片后持续症状不缓解或近期心绞痛发作频繁,应警惕近期内发生心肌梗死的可能,及时就诊治疗。

③休息与运动指导。发病时应卧床休息,保持环境安静,防止不良刺激。病情稳定后根据

年龄、体质、病情,指导患者适当运动。应多选择中小强度的有氧运动,如步行、慢跑、登楼梯、太极拳等,每次 20~40 分钟,要循序渐进,长期有规律锻炼。肥胖患者可根据自身情况适当增加活动次数。在运动中若出现心悸、头晕、无力、出冷汗等不适时应马上停止活动。

④定期复查。监测血压、血脂、心电图。

⑤预防并发症的指导。平时避免情绪激动、寒冷刺激、劳累、便秘、饱餐等诱因;养成良好的作息习惯,戒烟限酒;平时适当锻炼是预防疾病复发及并发症的重要方法。

二、急性心肌梗死

急性心肌梗死是在冠状动脉硬化的基础上,冠状动脉血供应急剧减少或中断,使相应的心肌发生严重持久的缺血导致心肌坏死。临床表现为持久的胸前区疼痛、发热、血白细胞增高、血清心肌坏死标记物增高和心电图进行变化,还可发生心律失常、休克或心力衰竭三大并发症,亦属于急性冠脉综合征的严重类型。

(一)病因与发病机制

基本病因是冠状动脉粥样硬化,造成一支或多支血管狭窄,在侧支循环未建立时,使心肌供血不足。也有极少数患者由于冠状动脉栓塞、炎症、畸形、痉挛和冠状动脉口阻塞为基本病因。

在冠状动脉严重狭窄的基础上,一旦心肌需血量猛增或冠脉血供锐减,使心肌缺血达20~30 分钟以上,即可发生急性心肌梗死。

研究证明,多数心肌梗死是由于粥样斑块破溃、出血、管腔内血栓形成,使管腔闭塞。还有部分患者是由于冠状动脉粥样斑块内或其下出血或血管持续痉挛,也可使冠状动脉完全闭塞。

促使粥样斑块破裂、出血、血栓形成的诱因有:①机体交感神经活动增高,应激反应性增强,心肌收缩力加强、心率加快、血压增高。②饱餐,特别在食用大量脂肪后,使血脂升高,血黏稠度增高。③剧烈活动、情绪过分紧张或过分激动、用力大便或血压突然升高,均可使左心室负荷加重。④脱水、出血、手术、休克或严重心律失常,可使心排血量减少,冠状动脉灌注减少。

急性心肌梗死发生并发症,均可使冠状动脉灌注量进一步降低,心肌坏死范围扩大。

(二)临床表现

1.先兆表现

约半数以上患者发病数日或数周前有胸闷、心悸、乏力、恶心、大汗、烦躁、血压波动、心律失常、心绞痛等前驱症状。以新发生的心绞痛或原有心绞痛发作频繁且程度加重、持续时间长、服用硝酸甘油效果不好为常见。

2.主要症状

(1)疼痛:为最早、最突出的症状,其性质和部位与心绞痛相似,但程度更剧烈,伴有烦躁、大汗、濒死感。一般无明显的诱因,疼痛可持续数小时或数天,经休息和含服硝酸甘油无效。少数患者症状不典型,疼痛可位于上腹部或颈背部,甚至无疼痛表现。

（2）全身症状。一般在发生疼痛 24～48 小时后，出现发热、心动过速。一般发热体温在 38℃左右，多在 1 周内恢复正常。可有胃肠道症状如恶心、呕吐、上腹胀痛，重者可有呃逆。

（3）心律失常。有 75％～95％的患者发生心律失常，多发生于病后 1～2 天，前 24 小时内发生率最高，以室性心律失常最多见，如频发室性期前收缩，成对出现或呈短阵室性心动过速，常是出现室颤先兆。室颤是急性心肌梗死早期患者死亡的主要原因。

（4）心源性休克。疼痛时常见血压下降，如疼痛缓解时，收缩压＜10.7kPa（80mmHg），同时伴有烦躁不安、面色苍白或青紫、皮肤湿冷、脉搏细速、尿量减少、反应迟钝，则为休克表现，约 20％患者常于心肌梗死后数小时至 1 周内发生。

（5）心力衰竭。约半数患者在起病最初几天，疼痛或休克好转后，出现呼吸困难、咳嗽、发绀、烦躁等左心衰竭的表现，重者可发生急性肺水肿，随后可出现颈静脉怒张、肝大、水肿等右心衰竭的表现。右心室心肌梗死患者发病开始即可出现右心衰竭表现，同时伴有血压下降。

3.体征

多数患者心率增快，但也有少数患者心率变慢，心尖部第一心音减低，出现第三、四心音奔马律。有 10％～20％患者在发病的 2～3 天，由于反应性纤维性心包炎，可出现心包摩擦音。可有各种心律失常。

除极早期血压可增高外，随之几乎所有患者血压下降，发病前高血压患者血压可降至正常，而且多数患者不再恢复起病前血压水平。

可有与心律失常、休克、心力衰竭相关体征。

4.其他并发症

乳头肌功能不全或断裂、心室壁瘤、栓塞、心脏破裂、心肌梗死后综合征等。

（三）辅助检查

1.心电图改变

（1）特征性改变。①面向坏死区的导联，出现宽而深的异常 Q 波。②在面向坏死区周围损伤区的导联，出现 S-T 段抬高呈弓背向上。③在面向损伤区周围心肌缺氧区的导联，出现 T 波倒置。④在背向心肌梗死的导联则出现 R 波增高、S-T 段压低、T 波直立并增高。

（2）动态性改变。起病数小时后 S-T 段弓背向上抬高，与直立的 T 波连接成单向曲线；2 天内出现病理性 Q 波，R 波减低；数日后，S-T 段恢复至基线水平，T 波低平、倒置或双向；数周后 T 波可倒置，病理性 Q 波永久遗留。

2.实验室检查

（1）肌红蛋白。肌红蛋白敏感性高但特异性不高，起病后 2 小时内升高，12 小时内达到高峰，24～48 小时恢复正常。

（2）肌钙蛋白。肌钙蛋白 I 或 T 起病后 3～4 小时升高。肌钙蛋白 I 11～24 小时达到高峰，7～10 天恢复正常。肌钙蛋白 T 24～48 小时达到高峰，10～14 天恢复正常。

这些心肌结构蛋白含量增加是诊断心肌梗死的敏感指标。

（3）血清心肌酶测定。出现肌酸激酶同工酶 CK-MB、肌酸磷酸激酶、门冬氨酸氨基转移酶、乳酸脱氢酶升高,其中肌酸磷酸激酶是出现最早、恢复最早的酶,肌酸激酶同工酶 CK-MB 诊断敏感性和特异性均极高,起病 4 小时内增高,16～24 小时达到高峰,3～4 天恢复正常。增高程度与梗死的范围呈正相关,其高峰出现时间是否提前有助于判断溶栓治疗是否成功。

(4)血细胞。发病 24～48 小时后白细胞升高(10～20)×10^9/L,中性粒细胞增多,嗜酸性粒细胞减少;红细胞沉降率增快;C 反应蛋白增高。

(四)治疗原则

急性心肌梗死治疗原则是尽快恢复心肌血流灌注,挽救心肌,缩小心肌缺血范围,防止梗死面积扩大,保护和维持心脏功能,及时处理各种并发症。

1.一般治疗

(1)休息。急性期卧床休息 12 小时,若无并发症,24 小时内应鼓励患者床上活动肢体,第 3 天可床边活动,第 4 天起逐步增加活动,1 周内可达到每日 3 次步行 100～150m。

(2)监护。急性期进行心电图、血压、呼吸监护,密切观察生命体征变化和心功能变化。

(3)吸氧。急性期持续吸氧 4～6L/min,如发生急性肺水肿,按其处理原则处理。

(4)抗凝治疗。无禁忌证患者嚼服肠溶阿司匹林 150～300mg,连服 3 日,以后改为 75～150mg/d,长期服用。

2.解除疼痛

哌替啶 50～100mg 肌内注射或吗啡 5～10mg 皮下注射,必要时 1～2 小时可重复使用 1 次,以后每 4～6 小时重复使用,用药期间要注意防止呼吸抑制。疼痛轻的患者可应用可待因或罂粟碱 30～60mg 肌内注射或口服。也可用硝酸甘油静脉滴注,但需注意心率、血压变化,防止心率增快、血压下降。

3.心肌再灌注

心肌再灌注是一种积极治疗措施,应在发病 12 小时内,最好在 3～6 小时进行,使冠状动脉再通,心肌再灌注,使濒临坏死的心肌得以存活,坏死范围缩小,减轻梗死后心肌重塑,改善预后。

(1)经皮冠状动脉介入治疗(PCI):实施 PCI 首先要具备实施介入治疗的条件,并建立急性心肌梗死急救的绿色通道,患者到院明确诊断之后,既要对患者给予常规治疗,又要做好术前准备的同时将患者送入心导管室。

①直接 PCI。适应证:ST 段抬高和新出现左束支传导阻滞。ST 段抬高性心肌梗死并发休克。非 ST 段抬高性心肌梗死,但梗死的动脉严重狭窄。有溶栓禁忌证,又适宜再灌注治疗患者。

注意事项:发病 12 小时以上患者不宜实施 PCI。对非梗死相关的动脉不宜实施 PCI。心源性休克需先行主动脉球囊反搏术,待血压稳定后方可实施 PCI。

②补救 PCI。对于溶栓治疗后仍有胸痛,抬高的 ST 段降低不明显,应实施补救 PCI。

③溶栓治疗再通后 PCI:溶栓治疗再通后,在 7～10 天行冠状动脉造影,对残留的狭窄血管并适宜的行 PCI,可进行 PCI。

（2）溶栓疗法。对于由于各种原因没有进行介入治疗的患者,在无禁忌证情况下,可尽早行溶栓治疗。

①适应证。两个以上(包括两个)导联 ST 段抬高或急性心肌梗死伴左束支传导阻滞,发病＜12 小时,年龄＜75 岁。ST 段抬高明显心肌梗死患者,＞75 岁。ST 段抬高性心肌梗死发病已达 12～24 小时,但仍有胸痛、广泛 ST 段抬高者。

②禁忌证。既往病史中有出血性脑卒中;1 年内有过缺血性脑卒中、脑血管病;颅内肿瘤;近 1 个月有过内脏出血或已知出血倾向;正在使用抗凝药;近 1 个月有创伤史、＞10 分钟的心肺复苏;近 3 周来有外科手术史,近 2 周内有在不能压迫部位的大血管穿刺术;未控制高血压＞180/110mmHg;未排除主动脉夹层。

③常用溶栓药物。尿激酶(UK)在 30 分钟内静脉滴注 150 万～200 万 U;链激酶(SK)、重组链激酶(rSK)在 1 小时内静脉滴注 150 万 U,应用链激酶须注意有无过敏反应,如寒战、发热等;重组组织型纤溶酶原激活剂(rt-PA)在 90 分钟内静脉给药 100mg,先静脉注射 15mg,继而在 30 分钟内静脉滴注 50mg,随后 60 分钟内静脉滴注 35mg。另外,在用 rt-PA 前后均需静脉滴注肝素,应用 rt-PA 前需用肝素 5000U,用 rt-PA 后需每小时静脉滴注用肝素 700～1000U,持续使用 2 天。之后 3～5 天,每 12 小时皮下注射肝素 7500U 或使用低分子量肝素。

血栓溶解指标:抬高的 ST 段 2 小时内回落 50％;2 小时内胸痛消失;2 小时内出现再灌注性心律失常;血清 CK-MB 酶峰值提前出现。

4.心律失常处理

室性心律失常常可引起猝死,应立即处理,首选给予利多卡因静脉注射,反复出现可使用胺碘酮治疗,发生室颤时立即实施电复律;对房室传导阻滞,可用阿托品、异丙肾上腺素等药物,严重者需安装人工心脏起搏器。

5.控制休克

补充血容量,应用升压药物及血管扩张药,纠正酸碱平衡紊乱。如处理无效时,应选用在主动脉内球囊反搏术的支持下,积极行经皮冠状动脉成形术或支架植入术。

6.治疗心力衰竭

主要是治疗急性左心衰竭。急性心肌梗死 24 小时内禁止使用洋地黄制剂。

7.二级预防

预防动脉粥样硬化、冠心病的措施属于一级预防,对于冠心病、心肌梗死患者预防再梗,防止发生心血管事件的措施属于二级预防。

二级预防措施有:①应用阿司匹林或氯吡格雷等药物,抗血小板集聚。应用硝酸酯类药物,抗心绞痛治疗。②预防心律失常,减轻心脏负荷。控制血压在 140/90mmHg 以下,合并糖尿病或慢性肾功能不全应控制在 130/80mmHg 以下。③戒烟、控制血脂。④控制饮食,治疗糖尿病,糖化血红蛋白应低于 7％,体重指数应控制在标准体重之内。⑤对患者及家属要普及冠心病相关知识教育,鼓励患者有计划、适当地运动。

（五）主要护理诊断/问题

1.疼痛

胸痛与心肌缺血坏死有关。

2.活动无耐力

与心脏功能下降导致组织供血供氧不足有关。

3.有便秘的危险

与进食少、活动少、不习惯床上排便有关。

4.潜在并发症

心律失常、心源性休克、心力衰竭、猝死。

5.恐惧

与剧烈疼痛伴濒死感有关。

6.焦虑

与担忧疾病预后有关。

（六）护理措施

1.休息与活动

（1）安排患者于 CCU，绝对卧床休息至少 24 小时，限制探视，保持环境安静。绝对卧床期间由护士协助完成患者一切生活所需（如洗漱、进食、翻身、床上大小便等）。

（2）有并发症者适当延长卧床时间，如果患者生命体征平稳、安静时心率<100 次/分钟，且无明显疼痛、无并发症，24 小时后可进行被动和主动的低水平运动，如活动肢体、起床坐在床边椅上就餐、洗漱、排便。过渡到普通病房后，逐渐增加运动量，即协助患者在病室内慢走，每次行走 15m、30m、60m，每天 3 次，每次 5～20 分钟。

（3）活动时的监测。患者的活动需在护士的监护下进行。护士应注意询问患者的感受，活动后立即测血压、心率、呼吸、进行心电图检查。若患者诉乏力、头晕、心悸、呼吸困难、心前区疼痛等，应立即停止活动，卧床休息。如果患者活动后心率增加超过 20 次/分钟，收缩压降低超过 20mmHg，说明活动过量，需减少活动量。

（4）注意事项。活动不可过量，以患者不感到疲劳为度。两次活动间应安排充分的休息时间，若患者夜间睡眠不好，则次日白天的活动应适当减少。活动宜安排在下午，因清晨机体痛阈低易诱发心绞痛或心肌梗死，也不宜在寒冷或高温环境中进行。

2.饮食护理

疼痛剧烈者需禁食至胸痛消失。然后可进流质或半流质饮食，2～3 天改为软食，主要为低脂、低胆固醇、产气少、富含纤维素、维生素、清淡、易消化的饮食。少食多餐，不宜过饱。禁烟酒，避免浓茶、咖啡及过冷、过热、辛辣刺激性食物。超重者应控制总热量，有高血压、糖尿病者应进食低脂、低胆固醇及低糖饮食。有心功不全者，适当限制钠盐。

3.病情观察

严密监测神志、生命体征、心电图、出入量、末梢循环等情况 3～5 天，有条件时还可以进行血流动力学监测,以便及时发现心律失常、休克、心力衰竭等并发症。监护室内准备各种急救药品和设备如除颤仪、临时起搏器等,若有严重的心源性休克、心律失常、心力衰竭等要及时报告医生,并协助医生抢救和护理。

4.对症护理

(1)疼痛。疼痛可使交感神经兴奋,心肌缺氧加重,使心肌梗死的范围扩大,同时易发生休克和严重的心律失常,因此要及早采取有效的止痛措施。

①绝对卧床休息、实施心电监护,实时监测心电图、呼吸、血压、心率情况。

②吸氧。鼻导管给氧,氧流量 $2\sim5L/min$,以增加心肌氧的供应,减轻缺血和疼痛。

③迅速建立 2 条静脉通路,遵医嘱给予吗啡或哌替啶、硝酸甘油等药物。

④遵医嘱给予溶栓治疗,做好以下工作:

a.给药前准备:询问患者是否有活动性出血、近期大手术或外伤史、消化性溃疡、严重肝、肾功能不全等溶栓禁忌证。测量血压,并采集血标本进行血常规、出凝血时间和血型等检查。

b.及时给药:准确、迅速配制并输注溶栓药物。

c.观察不良反应:溶栓药物最主要的不良反应是出血,因此需监测 APTT 或 ACT,严密观察患者是否发生皮肤、黏膜、内脏出血征象。若有出血,应紧急处理。应用链激酶可出现低血压和过敏反应,应注意监测血压并观察有无寒战、发热、皮疹等过敏表现。

d.判断溶栓疗效:使用溶栓药物后,定期描记心电图,抽血查心肌酶,并询问患者胸痛情况,为溶栓是否成功提供资料。溶栓治疗有效的临床指标包括:胸痛 2 小时内基本消失;心电图 ST 段于 2 小时内回降＞50％;2 小时内出现再灌注心律失常;血清 CK-MB 酶峰值提前出现(14 小时以内)。

(2)心源性休克、心律失常、心力衰竭。

5.心理护理

心肌梗死病情重,再加上持续胸痛不适,陌生的环境(监护室),患者会产生焦虑和恐惧的负性心理反应。护士应尽量多陪伴患者,并向患者简要解释其病情及实施的抢救措施,给患者以安全感,同时,要鼓励患者调整心态,保持乐观的情绪,坚定战胜疾病信心。

6.预防便秘

(1)评估。了解患者排便情况,如排便次数、粪便性状、排便难易程度、平时有无习惯性便秘、是否服用通便药物。

(2)指导患者采取通便措施。告知患者保持大便通畅的重要性,切忌用力排便,一旦出现排便困难应立即告知医护人员。可以采用以下措施:

①饮食中增加蔬菜、水果等纤维素食物;若无糖尿病每日清晨给予蜂蜜 20mL 加温开水同饮,可润肠通便。

②按摩腹部,促进肠蠕动。

③本着"宁泻勿秘"的原则,遵医嘱每天预防性使用缓泻剂。如 2 天未能排便,应及时使用开塞露,必要时低压盐水灌肠。

④由于排便排尿时有 valsalva 动作(紧闭声门用力呼气),尤其是卧位排便,使患者易于发生室性心律失常,因此可允许病情稳定患者在床边使用坐便器,排便时应提供隐蔽条件,如屏风遮挡,以减少心理上的不适感。

(七)健康教育

随着监护水平的提高和治疗手段的进展,心肌梗死患者的急性期病死率已大大下降,目前已不足 10%,度过了危险期的患者面临着如何延长远期存活时间的问题。远期存活除与年龄、性别、急性期病情、心肌梗死的部位、面积等因素有关外,还与患者病后的生活方式有关。应注意:

1.心脏康复

WHO 将心脏康复定义为使冠心病患者恢复到适当的体力、精神和社会适应能力,使其通过自己努力,尽可能地恢复正常生活。虽然心脏康复业已发展为由运动训练、健康教育、心理社会支持以及职业康复 4 个部分组成的综合康复计划,但运动训练仍然是 AMI、CABG 和 PCI 术后主要康复措施之一。根据美国心脏康复学会的建议,AMI 患者的康复可分为以下三期。

(1)Ⅰ期(住院期)。可分为监护室抢救期和普通病房期,一般为 1～2 周。主要指导患者进行低强度的体力活动。

(2)Ⅱ期(出院期)。指出院至出院后 3 个月,一般为 8～12 周。根据病情可以在家庭、社区或医院中进行,其康复过程需要在医疗监护下,防止发生意外。主要为鼓励患者逐步增加体力活动,鼓励患者恢复中等量的体力活动(步行、体操、太极拳等)。如 AMI 后 6 周仍能保持较好的心功能,则绝大多数患者都能恢复其所有正常的活动。

(3)Ⅲ期(恢复期)。指Ⅱ期康复后继续康复 6 个月,主要为督促患者坚持冠心病的二级预防和适当体育锻炼,进一步恢复并保持体力与心功能,从而延长生命且提高生活质量。

2.心理支持

15%～20%AMI 患者出院后会出现抑郁的情绪反应,可鼓励患者采用认知行为疗法并积极参与社会活动以改善抑郁。患者病后生活方式的改变需要家人的积极配合和支持,告诉家属应给患者创造一个良好的身心休养环境。当患者出现紧张、焦虑或烦躁等不良情绪时,应予以理解并设法进行疏导,必要时要争取患者工作单位领导和同事的支持。

第三节　心肌病

心肌病是指伴有心肌功能障碍的心肌疾病。心肌病可划分为原发性和继发性两大类。根据心室形态和功能一般把心肌病分为 5 型:扩张型心肌病、肥厚型心肌病、限制型心肌病、致心律失常性右室心肌病和不定型心肌病。

一、扩张型心肌病

扩张型心肌病(DCM)主要特征是左心室或双心室心腔扩大和收缩期功能障碍减退,常伴有心律失常,伴或不伴充血性心力衰竭。病死率高,死亡可发生于疾病任何阶段。死亡原因多为心力衰竭和严重心律失常。本病是心肌病中最常见的类型,男性多于女性。

(一)病因

病因迄今不明,目前发现本病的发生与病毒感染、自身免疫功能异常、基因、交感神经系统异常等有关。

(二)病理

心腔增大扩张,尤以左心室扩大为甚;室壁变薄,且常伴有附壁血栓;瓣膜、冠状动脉多无改变;心肌纤维化常见。

(三)临床表现

起病缓慢,初期可因心功能代偿而无症状,逐渐发展,出现以充血性心力衰竭为主的临床表现,其中以呼吸困难(气促/气短)和水肿最为常见,患者常感疲乏无力。主要心脏体征为心浊音界扩大,常可闻及第三或第四心音,心率快时呈奔马律;常合并各种类型心律失常。此外,可有肺、脑、肾、四肢等的栓塞。

(四)辅助检查

1.X 线检查

心影扩大,常有肺淤血。

2.心电图

可见各种心律失常,以室性心律失常、房颤、房室传导阻滞及束支传导阻滞多见。

3.超声心动图

心脏四腔图均增大而以左心室扩大为显著、左心室流出道扩大、室间隔和左室后壁运动减弱;附壁血栓多发生在左室心尖部,多合并有二尖瓣和三尖瓣反流。

(五)诊断要点

本病缺乏特异性诊断指标,临床上看到心脏增大、心律失常和充血性心力衰竭的患者时,如超声心动图证实有心腔扩大与心脏弥漫性搏动减弱,即应考虑有本病的可能,但应除外各种病因明确的器质性心脏病。

(六)治疗要点

因本病原因未明,尚无特殊的防治方法。主要是对症治疗,针对充血性心力衰竭和各种心律失常采取相应治疗措施。需要注意的是本病患者易出现洋地黄中毒,故洋地黄类药物剂量宜偏小。根治性的方法是进行心脏移植术。

二、肥厚型心肌病

肥厚型心肌病(HCM)是以心室肌肥厚为特征,以室间隔为甚,常呈非对称性肥厚。根据左心室流出道有无梗阻又可分为梗阻性肥厚型和非梗阻性肥厚型心肌病。本病常为青年猝死的原因。后期可出现心力衰竭。

(一)病因

病因不完全清楚。目前认为是常染色体显性遗传疾病,依据是本病常有明显家族史(约占1/3),肌节收缩蛋白基因如心脏肌球蛋白重链及心脏肌钙蛋白 T 基因突变是主要的致病因素。儿茶酚胺代谢异常、细胞内钙调节异常、高血压、高强度运动等均可作为本病发病的促进因子。

(二)病理

主要病理变化为心肌肥厚,以左室流出道处尤为明显,室腔变窄,常伴有二尖瓣叶增厚。显微镜下可见心肌纤维粗大、交错排列。

(三)临床表现

部分患者可无自觉症状,而因猝死或在体检中被发现。多数患者有心悸、胸痛、劳力性呼吸困难。伴有流出道梗阻的患者可在突然起立、运动时出现眩晕,甚至晕厥、猝死,主要是由于左心室舒张期充盈不足,心排血量减低所致。33%患者出现频发的一过性晕厥,可以是患者的唯一主诉。严重心律失常是肥厚型心肌病患者猝死的主要原因。长期左室过度压力负荷,晚期可见心力衰竭。

梗阻性肥厚型心肌病患者心尖部内侧或胸骨左缘中下段可闻及收缩中期或晚期喷射性杂音。心脏杂音的特点:增加心肌收缩力因素(运动、Valsava 动作、异丙肾上腺素、取站立位、含服硝酸甘油片、应用强心药)可使杂音增强;降低心肌收缩力因素(如使用 β 受体阻滞剂、取下蹲位、Mueller 动作)可使杂音减弱。非梗阻性肥厚型心肌病的体征不明显。

(四)辅助检查

1.X 线检查

心影增大多不明显,如有心力衰竭则呈现心影明显增大。

2.心电图

最常见的表现为左心室肥大,ST-T 改变。部分导联可出现深而不宽的病理性 Q 波,室内传导阻滞和期前收缩亦常见。心尖部肥厚型患者可在心前区导联出现巨大的倒置 T 波。

3.超声心动图

对本病诊断具有重要意义,可显示室间隔的非对称性肥厚,舒张期室间隔的厚度与左心室后壁之比≥1.3,间隔运动低下。

4.心导管检查

左心室舒张末期压上升。有梗阻者在左心室腔与流出道间有收缩期压差。

5.心血管造影

心室造影显示左心室腔变形,呈香蕉状、犬舌状、纺锤状。冠状动脉造影多无异常。

6.心内膜心肌活检

心肌细胞畸形肥大,排列紊乱有助于诊断。

（五）诊断要点

患者有明显家族史,出现劳力性胸痛和呼吸困难,晕厥等症状时,如果胸骨左缘中下段闻及喷射性收缩期杂音可考虑本病,用生理性动作或药物影响血流动力学而观察杂音改变有助于诊断。确诊有赖于心电图、超声心动图和心导管检查。

（六）治疗要点

本病的治疗目标为减轻左室流出道梗阻,缓解症状,控制心律失常。治疗以 β 受体阻滞剂和钙拮抗剂为主。β 受体阻滞剂可减慢心率,降低左心室收缩力和室壁张力,降低心肌需氧量,从而减轻流出道梗阻。如普萘洛尔、美托洛尔等,可从小剂量开始逐渐加量。钙拮抗剂可降低左室收缩力,改善左室顺应性,常用药物维拉帕米、地尔硫卓。胺碘酮对防治肥厚型心肌病合并室性心律失常有效,还能减轻症状和改善运动耐量。

重症梗阻性肥厚型心肌病可试行双腔心脏起搏治疗或室间隔化学消融术。也可寻求外科进行室间隔部分心肌切除术和室间隔心肌剥离扩大术。

三、护 理 措 施

（一）疼痛护理

立即停止活动,卧床休息;给予吸氧,氧流量 2～4L/min;安慰患者,解除紧张情绪,遵医嘱使用钙离子通道阻滞剂或 β 受体阻滞药,注意有无心动过缓等不良反应。禁用硝酸酯类药物。

避免诱因防止诱发心绞痛,避免劳累、提取重物、突然起立或屏气、情绪激动、饱餐、寒冷刺激等。戒烟酒。如出现疼痛或疼痛加重或伴有冷汗、恶心、呕吐时告诉医护人员,及时处理。

（二）心力衰竭护理

因扩张型心肌病患者对洋地黄耐受性差,为此应用洋地黄时应警惕发生中毒。严格控制输液量及滴速,防止诱发急性肺水肿。

（三）健康教育

1.休息原则

症状明显患者应卧床休息,症状轻的患者可参加轻体力工作,但须避免劳累。肥厚型心肌病活动后常有晕厥、猝死的危险,因此要切忌跑步、各种球类比赛等激烈体能运动,避免提取重物、突然起立或屏气、情绪激动、饱餐、寒冷刺激等诱因。有晕厥病史患者要避免独自一人外出活动,以防发生意外。

2.饮食要求

给予高蛋白、高维生素、清淡饮食,增强机体抵抗力,有心力衰竭的患者要低盐饮食。要注意多食用蔬菜、水果,保持大便通畅,减轻排便负担。

3.预防感染

保持室内空气新鲜,经常通风换气,阳光充足,防寒保暖。保持口腔、会阴部清洁干净,尽量避免去人多的场所,预防上呼吸道感染。

4.随诊

坚持遵医嘱服药,帮助患者掌握观察药物疗效和不良反应的知识。定期随诊,症状加重或症状有变化时,要立即就诊,以防病情恶化。

第四章 神经内科护理

第一节 多发性硬化

一、定义

多发性硬化(MS)是一种以中枢神经系统白质脱髓鞘病变为特点的自身免疫性疾病。临床表现为反复发作的神经功能障碍,多次缓解复发,病情每况愈下。病变可累及脑白质、脊髓、脑干、小脑、视神经、视交叉。

二、病因及发病机制

多发性硬化系脱髓鞘疾病,病因和发病机制尚未完全了解。大量资料说明可能与免疫功能紊乱、病毒感染或遗传易感性及环境因素等有关。一般认为可能的机制是患者早期患过某种病毒感染而致自身抗原改变,另外有的病毒具有与中枢神经髓鞘十分近似的抗原,这两者都可导致免疫识别错误而诱发自身免疫机制。

三、临床表现

本病多发生于 20～40 岁,以急性或亚急性起病。病程长短不一,缓解和复发为本病的重要特征,另一部分患者症状呈持续性加重或阶梯样加重而无明显缓解过程。MS 患者的体征多于症状是其重要的临床表现。按病变部位一般分为以下四型。

1.脊髓型

病变主要损及侧束和后束,由于病灶从脊髓中心向周围扩散,早期不累及脊髓视丘侧束及后根(髓内病灶),故无疼痛的主诉,亦无束带感的主诉。当单个大的斑块或多个斑块融合时,可损及脊髓一侧或某一节段,则可出现半横贯性脊髓损害表现。患者常先诉背痛,继之下肢中枢性瘫痪,损害水平以下的深、浅感觉障碍,尿潴留和阳痿等。在颈髓后束损害时,患者过度前屈颈部时出现异常针刺样疼痛,是为 Lhermitte 征。还可有自发性短暂由某一局部向一侧或双侧躯干及肢体扩散的强直性痉挛和疼痛发作,称为强直性疼痛性痉挛发作。累及脊髓后索时,患者多出现双腿感觉丧失,脚像踩在棉花上没跟,有的像踩在玻璃碴上,刺疼难忍。也可有下肢力弱、痉挛和大小便排出障碍,约有 50% 的女性、80% 的男性出现性功能障碍。神经检查确定节段后,磁共振往往可以发现病灶。

2.视神经脊髓型

它又称视神经脊髓炎、Devic 病。近来因其病理改变与多发性硬化相同,而被视为它的一种临床类型。病变主要累及视神经、视交叉和脊髓(颈段与胸段)。本型可以视神经、视交叉损害为首发症状,亦可以脊髓损害为首发症状,两者可相距数月甚至数年。两者同时损害者亦可见。起病可急可缓,视神经损害者表现为眼球运动时疼痛,视力减退或全盲,视神经盘正常或苍白,常为双眼损害。视交叉病变主要为视野缺损。视盘炎者除视力减退外,还有明显的视盘水肿。脊髓损害表现同脊髓型。

3.脑干小脑型

脑干症状表现为眩晕、复视、眼球震颤、核间性眼肌麻痹、构音不清、假性延髓麻痹或延髓麻痹、交叉性瘫痪或偏瘫。其中眼球震颤及核间性眼肌麻痹是高度提示 MS 的两个重要体征。小脑症状表现可出现步态紊乱,走路时摇摇晃晃,蹒跚如醉酒样。患者手有细颤,取东西时,尤其是细小东西,或做精细动作时显得笨拙。

四、辅助检查

脑脊液细胞数、IgG 指数和 IgG 指数寡克隆区带,诱发电位和磁共振成像等三项检查对 MS 的诊断具有重要意义。

1.脑脊液(CSF)检查

它为 MS 临床诊断提供重要依据,其他方法无法替代。

(1)CSF 单核细胞数:轻度增高或正常,一般在 $15 \times 10^6/L$ 以内,通常不超过 $50 \times 10^6/L$,超过此值排除 MS。部分病例 CSF 蛋白轻度增高。

(2)IgG 鞘内合成:是临床诊断 MS 的一项重要辅助指标。MS 患者的 IgG 指数增高。

2.诱发电位

包括视觉诱发电位、脑干听觉诱发电位和体感诱发电位以及运动诱发电位,MS 患者大多有一项或多项异常。

3.影像学检查

CT 显示白质内多发性低密度灶,病灶主要分布在侧脑室周围。MRI 是检测 MS 最有效的辅助诊断方法,阳性率可达 36%～60%,明显优于 CT,且能发现 CT 难以显示的小脑、脑干、脊髓内的脱髓鞘病灶。

五、治疗

尚无特效治疗。治疗原则为控制发作,阻止病情发展,对症支持治疗。

六、常见护理问题

(一)感知改变(视觉障碍)

1.相关因素

与脱髓鞘病变累及视神经有关。

2.临床表现

视力减退,视物不清,复视。

3.护理措施

(1)对复视、视物不清患者应给其提供安全方便的住院环境,病房、浴室地面平整防滑,活动空间不留障碍物,灯光明暗适宜,走道、楼梯设置扶手,同时将呼叫器和日常生活用品置于患者伸手可及处,反复和患者交代物品的位置。做好宣教,防止烫伤、摔伤,设24小时陪护,防止发生意外。

(2)告诉患者眼睛疲劳或复视时,尽量闭眼休息或双眼交替休息,复视明显时可戴眼罩;指导其使用字体较大的阅读材料和书籍等。

(3)视力障碍者勿用手揉眼睛、按压眼球,不要看书、写字及看电视,使眼睛得到充分休息。

(二)舒适的改变:疼痛、感觉异常

1.相关因素

与中枢神经系统脱髓鞘有关。

2.临床表现

(1)保护性体位,有心烦意乱的表现(呻吟、哭泣),表情痛苦。

(2)皮肤感觉异常的冷、热,与体温和周围温度不符,皮肤异常的瘙痒感和针刺感。

(3)痛性强直性痉挛。

(4)睡眠型态改变。

3.护理措施

(1)保持环境安静。医护人员治疗、护理集中,动作轻柔,尽量减少搬动刺激患者,以免诱发疼痛发作。与患者多交谈,并向患者解释疼痛的原因,告知减少和减轻疼痛的方法,如转移患者注意力,以减轻疼痛。同时根据患者的主诉,及时进行疼痛评估。

(2)让患者卧床休息。提供一切生活护理,去除患者身边的危险因素,如将热水瓶放到离患者较远的地方,不要把手机和一些硬物放在床上,防止患者压伤。

(3)留陪护,鼓励家属给予关怀,定时给予局部按摩等非药物治疗,减轻疼痛,必要时给予神经镇静药治疗。

(4)要注意给患者洗漱、擦浴、饮水的水温,禁止使用热水袋,防止患者烫伤。

(三)自我形象紊乱

1.相关因素

与激素治疗不良反应,对疾病病程反复发作缺乏了解,社交改变有关。

2.临床表现

出现满月脸、水牛背等外形改变,皮肤色素沉着、痤疮,食欲食量增加,不能积极配合主动参与治疗和护理活动。

3.护理措施

(1)经常与患者交谈、沟通,了解患者需要,倾听患者的感受并予以帮助,告知患者或家属有关激素治疗可能出现的不良反应及注意事项,鼓励患者树立战胜疾病的信心。

(2)应用糖皮质激素治疗者,如静脉滴注地塞米松或口服泼尼松等,应注意观察血压、水肿、肥胖、低钾等不良反应。告诉患者严格按医嘱用药,防止突然停药所致"反跳现象"等不良反应。一般脂肪分布异常的症状,如满月脸、向心性肥胖等在停药后会自行消退。

(3)指导患者改善个体形象,如合体的衣着,恰当的修饰等。

(4)告知患者尽可能维持正常活动的重要性,提高精神的自尊感,使其对未来充满信心。

(四)躯体移动障碍

1.相关因素

与小脑脱髓鞘,脊髓受累有关。

2.临床表现

患者肢体乏力或痉挛,步行困难,患者平衡障碍,走路不稳。

3.护理措施

(1)患者卧床不起,给予每2小时翻身1次,并将患肢置于功能位,防止足下垂。若患者感觉异常,全身不适,必要时留陪1人及时给予按摩,解除患者痛苦。

(2)及时协助和督促患者进行功能锻炼,根据病情在床上被动运动→床上主动活动→床边活动→下床活动的次序进行,做到强度适中,循序渐进,持之以恒。被动运动的幅度由小到大,由大关节到小关节;按摩应以轻柔缓慢的手法进行。

(3)教会患者家属及其陪护人进行锻炼的方法,下床活动时需有人陪护,防止意外受伤。

(4)配合针灸、理疗等,促进肢体功能恢复,鼓励患者进行生活自理活动,以适应回归家庭和社会的需要。

(五)潜在并发症:感染的危险

1.相关因素

与免疫功能减退、机体抵抗力降低有关;与使用激素、免疫抑制药有关。

2.临床表现

发热、咳嗽、咳痰;面部及身体皮肤痤疮;尿频、尿急、血尿。

3.护理措施

(1)预防呼吸道感染及其他感染,加强翻身、叩背,预防坠积性肺炎,注意保暖,预防感冒受凉,少去人群多、杂的地方,预防交叉感染。

(2)因运动和感觉功能障碍,故应加强皮肤护理,避免皮肤擦伤感染,加强翻身,预防压疮,并要防止因保暖而引起烫伤。

(3)注意个人卫生,保持口腔、会阴清洁,预防泌尿系统感染。

七、健康教育

(一)心理护理

(1)护士应主动与患者建立真诚信任的治疗性人际关系。护理中加强与患者的沟通,及时掌握其心理变化,适时地进行心理疏导,安慰、说教、鼓励,使患者能够正视现实,建立信心,通过改变认识,有效地促使其行为改变。提高遵医行为和自我护理能力。

(2)重视对家属的心理支持,使其保持良好的心态面对患者,给患者以战胜疾病的信念和勇气,从而有利于疾病向良性预后转化。

(3)对情绪易激动的患者,应避免一切刺激因素,避免诱发因素如外伤、劳累、情绪激动、感染,均可致病情恶化。

(4)对卧床患者应协助生活起居,做好生活照料。

(二)饮食指导

(1)低脂肪饮食:每天脂肪限制于 20～30g。使用含不饱和脂肪酸的植物油如豆油、花生油、麻油等,少用或不用猪、牛羊油脂。选用含脂肪低的动物食品(如鱼肉,鸡肉),禁用肥肉、猪油、奶油及含脂肪多的糕点。食物的烹调方法应采用蒸、煮、烩、卤、拌等少用油或不用油的方法改善食物的色香味。

(2)蛋白的摄入以动物蛋白为主,尽量少食用肝、肾、蛋黄等胆固醇含量高的食物;少吃或不吃煎炸食物。

(3)多食含钙量高的食物,如牛奶和羊奶、起司、优酪乳等,奶类食品是钙质的重要来源,还有豆腐、豆浆、小鱼干、银鱼,深绿色蔬菜如花椰菜、甘蓝菜等都是含钙高的食物。避免食用粗纤维、热烫和坚硬食物及刺激性食物。

(三)用药护理

(1)使用激素的注意事项,见急性脊髓炎。

(2)使用免疫抑制剂的注意事项,见急性脊髓炎。

(3)β 干扰素适宜放置在 4℃的冰箱内保存,不得冰冻,注射前应提前半小时取出,用药前后冰敷、变更注射部位,防止注射部位局部坏死;定期监测血常规、肝功能和甲状腺功能。

(4)米托蒽醌对血管内膜刺激性比较大,易引起静脉炎,宜选择粗直且较易固定的血管用药,在用药前先使用生理盐水建立静脉通道,确认穿刺处无异常后再以 40～60 滴/分钟输入药液。药液主要是在肝脏代谢,代谢产物主要由粪便排出,但 6%～11%是经肾排出(其中 65%为原型),可使尿液呈蓝色,嘱患者不必惊慌。

(四)病情观察指导

(1)注意观察有无精神症状,如欣快、情绪不稳、哭笑无常等。同时,护理人员与家属,对患者应避免精神刺激,注意安全,勿使患者自伤。

(2)对于发作性征候,应详细记录发作的特点、部位、时间和次数,注意观察暴发性肢体疼痛和痛性痉挛,若患者自觉有心悸、胸闷、麻木、麻刺及烧灼感,多为发作先兆,应及时报告医师,并设法制止或减轻发作。

(3)密切观察有无体像障碍,如患者平卧时,自我感觉身体飘浮于空中,自觉瘫肢不与躯体相连,肢体增多,或患者自觉腿变粗等易导致患者情绪紧张。应给予患者精神安慰,协助其解除顾虑,并详细记录。

(五)康复指导

1.肢体完全无自主运动的阶段

保持肢体功能体位,防止痉挛性截瘫,各肌肉挛缩畸形。足部的棉被要支撑起来,防止压迫足背,发生足下垂。在此阶段,康复的方法是推拿和被动活动,每个关节均要活动到,每次5～10分钟。

2.肢体有轻度的自主活动阶段

康复的方法大体同前,因此时肌肉痉挛有所缓解,故推拿手法可加重,以患者能承受为度。此阶段可鼓励患者多活动肢体,充分发挥已恢复的肌力,促进肢体功能的恢复。

3.肢体已能自主活动,但肌肉仍存在抗阻阶段

鼓励患者在体力允许的情况下自主运动。根据患者的自身情况和与患者共同制订的活动计划,患者开始先在护士的协助下练习站立,然后逐步地增加行走距离。指导患者行走训练中利用视觉保持平衡,以少量多次为原则。选择地面干燥、空间较大的地方进行锻炼,护士陪同在旁,防止患者摔倒。

4.痛性痉挛的康复治疗

康复治疗从远端开始介入,进行跟腱、绳肌、趾屈肌腱、腕屈肌的徒手被动牵伸,每天1小时,随着病情好转开始四肢近端关节的被动活动及助力运动,时间选择在抽搐发作较轻的时间段。

(六)出院指导

(1)由于 MS 具有病程长、多迁延、易复发的特点,因此护士应告诉患者服药的重要性,意识到不遵医嘱及擅自减药、停药带来的危害。

(2)尽量遏制诱发因素,如感冒、发热、感染、外伤、精神紧张、预防接种、药物过敏和寒冷,控制热水沐浴的温度。

(3)保持积极乐观的精神状态,加强营养、合理饮食,保持营养平衡,增强抵抗力;坚持功能锻炼,注意劳逸结合,控制血压在正常范围内。女性患者首次发作后 2 年内避免妊娠。

第二节　帕金森病

一、定义

特发性帕金森病(PD)或震颤麻痹是中老年常见的神经系统变性疾病,以静止性震颤、肌强直及运动障碍为主要临床表现。多缓慢起病,逐渐加重。病变主要在黑质和纹状体。其他疾病累及锥体外系统也可引起同样的临床表现者,则称之为震颤麻痹综合征或帕金森综合征。由 James Parkinson 首先描述。65 岁以上人群患病率为 1000/10 万,随年龄增高,男性稍多于

女性。

二、病因及发病机制

特发性帕金森病的病因和发病机制十分复杂,仍未彻底明了,可能与下列因素有关。

1.遗传

绝大多数 PD 患者为散发性,约 10% 的患者有家族史,呈不完全外显的常染色体显性遗传或隐性遗传。在某些年轻患者(<40 岁)中遗传因素可能起重要作用。目前分子遗传学研究证明导致帕金森病重要致病基因有:①a-突触核蛋白为 PARK1 基因,位于 4 号染色体长臂 4q21-23。②Parkin 基因,又称 PARK2 基因,定位于 6 号染色体长臂 6q25.2-27。③泛素蛋白 C 末端水化酶-L1 为 PARK5 基因突变,位于 4 号染色体短臂 4p14-15。④Dj-1 基因,为 PARK7 基因,定位于 1 号染色体 1p36。PINK1 基因,亦被认为是家族性帕金森病的可能致病基因。

2.环境因素

环境中的工业或农业毒素可能是 PD 发病的危险因素。嗜神经毒 1-甲基-4-苯基-1,2,3,6.四氢吡啶(MPTP)可选择性引起黑质线粒体呼吸链 NADH-CoQ 还原酶(复合物 1)活性,使 ATP 生成减少,自由基生成增加,导致 DA 能神经元变性死亡。

3.年龄老化

PD 常见于 50 岁以上中老年人,40 岁以前很少发病,提示年龄增长与发病有关。研究发现自 30 岁以后,黑质 DA 能神经元、酪氨酸羟化酶(TH)和多巴脱羧酶(DDC)活力、纹状体 DA 递质水平随年龄增长逐渐减少。实际上,只有当黑质多巴胺能神经元数目减少 50% 以上,纹状体多巴胺递质含量减少 80% 以上,才会出现帕金森病的运动障碍。正常神经系统老化并不会达到这一水平,故年龄老化只是 PD 发病的促发因素。

三、临床表现

PD 多于 50 岁以后发病,偶有 20 岁以上发病。起病隐匿,缓慢进展。临床主要表现为震颤、肌强直、运动迟缓及姿势障碍等,发展的顺序各患者之间不尽相同,大多数患者已有震颤或运动障碍数月甚至几年后才引起重视。

1.震颤

震颤是帕金森病常见的首发症状,约 75% 患者首先出现该症状。震颤是由于肢体的协调肌与拮抗肌连续发生节律性的收缩与松弛所致。帕金森病典型的震颤为静止性震颤,即患者在安静状态或全身肌肉放松时出现,甚至表现更明显。震颤频率为 4～6Hz,常最先出现于一侧上肢远端,拇指与屈曲的食指间呈"搓丸样"震颤,随着病情的发展,震颤渐波及整个肢体,甚至影响到躯干,并从一侧上肢扩展至同侧下肢及对侧上、下肢,下颌、口唇、舌及头部一般最后受累。上、下肢均受累时;上肢震颤幅度大于下肢。只有极少数患者震颤仅出现于下肢。

静止性震颤是一种复合震颤,常伴随着交替的旋前-旋后和屈曲-伸展运动,而且不会单纯以一种形式出现,通常是可变的。发病早期,静止性震颤具有波动性;至后期震颤在随意运动时仍持续存在,情绪激动、焦虑或疲劳时震颤加重,但在睡眠或麻醉时消失。目前,肌电图、三维加速测量计等技术可用于观察震颤的节律与频率,但尚无一项技术可作为客观评估震颤的标准。少数患者,尤其是 70 岁以上发病可不出现震颤。部分患者可合并姿势性震颤。

2.强直

强直是指锥体外系病变而导致的协同肌和拮抗肌的肌张力同时增高。患者感觉关节僵硬以及肌肉发紧。检查时因震颤的存在与否可出现不同的结果。当关节做被动运动时,各方向增高的肌张力始终保持一致,使检查者感到有均匀的阻力,类似弯曲软铅管时的感觉,故称"铅管样强直";如患者合并有震颤,在被动运动肢体时感到有均匀的顿挫感,如齿轮在转动一样,称为"齿轮样强直"。僵直不同于锥体束损害时出现的肌张力增高(强直),不伴腱反射亢进,病理反射阴性,关节被动活动时亦无折刀样感觉。

强直可累及四肢、躯干、颈部和头面部肌肉,而呈现特殊的姿势。僵直常首先出现在颈后肌和肩部,当患者仰卧在床上时,头部能保持向前屈曲数分钟,在头与垫之间留有一空间,即"心理枕"。躯干僵直时,如果从后推动患者肩部,患者僵直的上肢不会被动地摆动,即 Wilson征。多数患者上肢比下肢的僵直程度重得多,让患者双肘搁于桌上,使前臂与桌面成垂直位置,两臂及腕部肌肉尽量放松,正常人腕关节下垂与前臂约成 90°角,而帕金森病患者则由于腕关节伸肌僵直,腕关节仍保持伸直位置,好像铁路上竖立的路标,故称"路标现象",这一现象对早期病例有诊断价值。面肌僵直可出现与运动减少一样的"面具脸"。四肢、躯干、颈肌同时受累时,患者出现"猿猴姿势":头部前倾,躯干俯屈,肘关节屈曲,腕关节伸直,前臂内收,双上肢紧靠躯干,双手置于前方,下肢髋关节及膝关节略微弯曲,指间关节伸直,掌指关节屈曲,手指内收,拇指对掌,手在腕部向尺侧偏斜。任何稳定期的患者僵直的程度不是固定不变的,一侧肢体的运动、应激、焦虑均可使对侧肢体僵直增强,增强效应还受到患者的姿势(站立比坐位明显)的影响。

3.运动迟缓

由于肌肉的僵直和姿势反射障碍,引起一系列的运动障碍,主要包括动作缓慢和动作不能,前者指不正常的运动缓慢;后者指运动的缺乏及随意运动的启动障碍。这是帕金森病最具致残性的症状之一。在病变早期,由于前臂和手指的僵直可造成上肢的精细动作变慢,运动范围变窄,突出表现在写字歪歪扭扭,越写越小,尤其在行末时写得特别小,称为"写字过小征"。随着病情逐渐发展,出现动作笨拙、不协调,日常生活不能自理,各项动作完成缓慢,如患者在进行一些连续性动作时存在困难,中途要停顿片刻后才能重新开始;不能同时做两种动作,如患者不能一边回答问题一边扣衣服;不能完成连贯有序的动作,精细动作受影响,如洗脸、刷牙、剃须、穿脱衣服和鞋袜、系鞋带和纽扣,以及站立、行走、床上翻身等均有困难;面肌运动减少,表现为面部缺乏表情,瞬目少,双目凝视,形成"面具脸",面部表情反应非常迟钝,且过分延长,有的患者是一侧肢体受累,则其面部表情障碍也只局限于同侧或该侧特别严重;口、舌、腭咽部等肌肉运动障碍致患者不能正常地咽下唾液,大量流涎,严重时可出现吞咽困难;下颌、口唇、舌头、软腭及喉部肌群受累,出现构音障碍,表现为语音变低、咬字不准、声嘶等。不少患者的眼球运动也存在障碍,临床多见的是垂直上视和会聚功能的轻度受损。视觉引导的随机和非随机快速眼动反应时间延长。

4.姿势步态异常

由于四肢、躯干和颈部肌强直使患者站立时呈特殊屈曲体姿,头前倾,躯干俯屈,肘关节屈曲,腕关节伸直,前臂内收,髋和膝关节略弯曲。患者的联合运动功能受损,行走时双上肢的前后摆动减少或完全消失,这往往是本病早期的特征性体征;步态障碍较为突出,发病早期,行走时下肢拖曳,往往从一侧下肢开始,渐累及对侧下肢,随着病情发展,步伐逐渐变小、变慢,起步困难,不能迈步,双足像黏在地面上,一旦迈步,即以极小的步伐向前冲去,越走越快,不能及时停步或转弯困难,称为"慌张步态";因平衡障碍,被绊后容易跌倒,遇到极小的障碍物,也往往停步不前;因躯干僵硬,运动平衡障碍明显,转弯时特别是向后转时,必须采取连续小步,使躯干和头部一起转动。

5.其他表现

由于迷走神经背核受损,患者常有自主神经功能障碍症状,也可能因应用各种改善运动功能药物而引起自主神经功能紊乱。临床症状可表现在多方面。

64％的PD患者有排汗障碍,主要以头颈部出汗增多为主。研究发现PD患者皮下组织中交感神经介导的血管收缩反应减低,造成皮肤血管被动扩张,排汗增多;PD患者由于胃肠道蠕动及胃排空减慢,胃窦横截面积增大,结肠通过时间延长,造成食物排空减慢;咽喉、会厌部肌肉张力增高、不自主收缩导致患者吞咽困难;肛门直肠盆底骨骼肌受累致使盆底肌、内外括约肌张力增高,在直肠括约肌反射中,肛门外括约肌呈高收缩性及胃肠蠕动减慢,都是造成顽固性便秘的原因,由于在PD患者支配心脏的交感神经和副交感神经丛中发现了Lewy小体、神经细胞的脱失、胶质细胞增生等PD特征性的病理变化,因此许多PD患者常有心血管方面的功能障碍。如血压脉搏间的关联性消失,心电图可见心率矫正的QT间期延长,静息状态下心率变异数显著减少,深呼吸或体位变化及Valsalva动作(闭合声门,用力呼气)时心率变异数无相应变化,夜间心率调节能力减低等。PD患者体位变动时血压的反射性调节差,晚期PD患者较早期患者体位性血压下降更加明显,除与服用左旋多巴有关外,还与直立位时血浆去甲肾上腺素浓度增幅小有关。

面部皮脂分泌增多甚至出现脂溢性皮炎在本病也多见,特别是脑炎后患者尤为显著。

尿急、尿频和排尿不畅是常见的症状,其中尿失禁出现于5％～10％男性患者中,尿动力学试验提示患者有残余尿量增多,膀胱逼尿肌反应增高,极少数患者可有膀胱逼尿肌与括约肌功能失调。超过一半的患者存在性功能障碍。

大多数PD患者的夜间安静睡眠时间缩短,觉醒次数增加,这些都容易造成患者夜间入睡困难以及醒后难以再次入睡。其他引起PD患者睡眠障碍的原因还包括易做噩梦、情绪抑郁、夜尿增多、尿频以及由于5-羟色胺、去甲肾上腺素等中枢神经递质平衡紊乱所致的睡眠节律失调等。

另外,帕金森病患者还可以出现精神方面的症状,表现为抑郁和(或)痴呆的症状。部分患者表情淡漠,情绪低落,反应迟钝,自制力差,无自信心,悲观厌世;有的则表现为情绪焦虑、多疑猜忌、固执、恐惧、恼怒等。14%~18%患者逐渐发生痴呆,表现为注意力不集中、记忆减退、思维迟钝、视觉空间障碍、智力下降等方面,可能与基底节与前额叶皮质功能联系障碍有关。

反复叩击眉弓上缘产生持续眨眼反应(Myerson 征),正常人反应不持续;可有眼睑阵挛(闭合的眼睑轻度颤动)或眼睑痉挛(眼睑不自主闭合)。

四、辅助检查

本病的辅助检查无特异性。

1.生化检测

采用高效液相色谱(HPLC)可检出脑脊液高香草酸(HVA)含量减少。

2.基因检测

采用 DNA 印迹技术、PCR、DNA 序列分析等可能发现基因突变。

3.功能影像学检测

采用 PET 或 SPECT 用特定的放射性核素检测,疾病早期可显示脑内 DAT 功能显著降低,D2 型 DA 受体(D2R)活性在早期超敏,后期低敏,DA 递质合成减少;对 PD 早期诊断、鉴别诊断及监测病情进展有一定价值。

4.脑电图

部分患者脑电图有异常,多呈弥散性波活动的广泛性轻至中度异常。

5.脑 CT

颅脑 CT 除脑沟增宽、脑室扩大外,无其他特征性改变。

6.脑脊液检查

在少数患者中可有轻微蛋白升高。

五、治疗

疾病早期无需特殊治疗,应鼓励患者进行适度的活动和体育锻炼,尽量采取理疗、体疗等方法治疗为宜。现多主张当患者的症状已显著影响日常生活工作表示脑内多巴胺活力已处于失代偿期时,才开始药物治疗。对 PD 治疗的方法有降低脑内多巴胺水平;控制其他可能与多巴胺系统有关的神经传导系统;预防 PD 患者脑内的多巴胺神经及其他神经群的退化;保护与 PD 相关的神经系统。现在研究的重点在于从根本上防止帕金森病的发生,阻止病情的发展,预防或逆转运动并发症的发生。

1.药物治疗的一般原则

(1)长期服药、控制症状。虽然目前尚无根治帕金森病的有效药物,但复方左旋多巴仍是治疗帕金森病的"金标准"。几乎所有病例均须终身服药以控制症状。

（2）对症用药、酌情加减。药物治疗方案应个体化，即根据患者的年龄、症状类型和严重程度、功能受损的状态、所给药物的预期效果和不良反应等选择药物；同时也要考虑相关疾病进展的情况及药物的价格和供应保证等来制订治疗方案，以便对症用药、辨证加减。

（3）最小剂量、控制为主。几乎所有的抗帕金森病药物均须从小量开始，缓慢增量，达到用最小有效剂量维持最佳效果。

（4）权衡利弊、联合用药。帕金森病的药物治疗是个复杂问题，左旋多巴制剂是最主要的抗帕金森病的药物。近年来不断推出的很多辅助治疗药物，如多巴胺受体激动剂、单胺氧化酶抑制剂等。各有利弊，与左旋多巴并用有增加疗效、减轻运动波动、降低左旋多巴剂量等作用。因此治疗时，需权衡利弊，选用适当药物，联合用药。

2.外科治疗

神经外科立体定向手术治疗帕金森病包括苍白球毁损术、丘脑毁损术、深部脑刺激术和细胞移植术。其原理是纠正基底节过高的抑制输出以改善症状。长期疗效如何，还有待于进一步的临床论证。手术前需要严格选择手术适应证和全面考虑手术的禁忌证。

3.细胞移植及基因治疗

近年来，通过移植神经干细胞治疗帕金森病已经成为当前研究的热点。

4.康复治疗

康复治疗可减少继发性损伤、延缓病情发展、维持或改善肢体功能、增强独立生活能力。

六、护理要点

1.生活护理

疾病早期，患者运动功能无障碍，应鼓励患者自我护理，做自己力所能及的事情。给患者足够的时间完成日常生活活动，如穿脱衣、吃饭、如厕等。培养兴趣爱好，加强主动运动。保持皮肤清洁，对于汗多、皮脂腺分泌旺盛的患者，要指导其穿柔软、宽松的衣服，经常清洁皮肤，勤换被褥衣服。做好活动中的安全预防，走路时持拐杖助行，行走时启动和终止应给予协助，防止跌倒。移开环境中的障碍物，起居环境中添加一些有利于患者起坐的设施，如高位坐厕、高脚背椅、室内或走道扶手等。患者震颤、动作笨拙，常多失误，进餐时谨防烧、烫伤等事故发生，日常生活用品固定放置于患者触手可及处。端碗、持筷有困难者，为其准备金属餐具或多提供适合用手拿取的食物。对于流涎过多的患者，可使用吸管和鼓励患者细嚼慢咽。对于穿脱衣服，扣纽扣、结腰带、鞋带有困难者，均需给予帮助。生活无法自理的患者，应加强患者日常生活的照顾，防止出现跌伤、压疮、肺部感染、营养不良、肌肉萎缩等并发症。

2.饮食护理

根据患者的年龄、活动量给予足够的总热量，膳食中注意满足糖、蛋白质的充分供应。以植物油为主，少进动物脂肪。食物形式以小块食物或黏稠不易反流的为主，如面片、蒸蛋等，少量多餐。多食水果及蔬菜，以促进肠蠕动，防止大便秘结。出汗多的患者，应注意补充水分。

避免刺激性食物,如烟酒、槟榔等。无法进食者,需及早给予鼻饲营养或辅助静脉营养。另外,注意饮食因素对左旋多巴类药物的影响,这类药物会与食物中的蛋白质相结合,影响吸收,所以服药必须与进食肉类、奶制品的时间间隔开。高脂饮食也会影响药物的吸收。至于谷类、蔬菜和瓜果等食物,对左旋多巴的影响较小。

3.用药护理

(1)告知患者药物治疗是本病的主要治疗手段,需长期或终身服药,以减轻症状和预防并发症。

(2)指导患者正确服药,介绍常用药物的种类、剂型、用法、服药注意事项、疗效和不良反应的观察与处理。

(3)疗效观察。服药过程中,要仔细观察震颤、肌强直、运动迟缓等症状有无改善,以确定药物疗效。出现症状波动、运动障碍、精神症状等应观察和记录发生的次数与持续时间,以便为调整药物提供依据。

(4)药物不良反应及其处理

①左旋多巴及复方多巴制剂。不良反应有周围性和中枢性两类。周围性反应,如恶心、呕吐、低血压、心律失常等,常在服药初期出现,持续用药后多可适应。在服药时吃一点饼干或果汁可减轻胃肠不适。由于饮食中蛋白质可妨碍左旋多巴的吸收,因此服药时间以饭前 1 小时或饭后 2 小时为宜。单用左旋多巴需禁服维生素 B_6,因其是脱羧过程的辅酶,使用复方左旋多巴制剂时可不禁用。应用多巴胺类药物替代治疗时,常使剂量受到限制的不良反应是中枢性反应,如开关现象、异动症、剂末恶化和精神症状等,多在用药4~5年后出现。a.开关现象,指症状在突然缓解(开期)和加重(关期)之间交替出现的双相现象,使患者经常在严重的动作缺失与无法控制的多动状态之间来回摆动。在生活中常表现为突然僵硬、无法动弹,比如走路时突然迈不开步子等,持续数秒钟或数分钟,然后突然缓解,伴有明显的异动症。一般与服药剂量和时间无关,每日总药量不变但增加服药次数以减少每次左旋多巴用量,或加用多巴胺受体激动剂,可以减少或防止发生。b.异动症,是舞蹈样、手足徐动样或简单重复的不自主的动作,最常见于面、唇、舌、颈部,也可累及全身。异动症与纹状体的超敏感有关,减少药量或辅以DA 受体阻滞剂泰必利治疗有效。c.剂末恶化,又称疗效减退,每次服药后药物的作用时间逐渐缩短,表现为症状随血液药物浓度发生规律性的波动。主要是多巴胺细胞随病程进展不断减少,多巴胺合成、储备、释放能力下降。"清晨运动不能"是剂末恶化的一种最常见的表现,是由于夜间时间长,中枢神经系统内药物储存不足所致。增加每日总剂量并分开多次服用,以维持有效血药浓度可以预防剂末恶化。d.精神症状,其表现形式多样,如抑郁、焦虑、幻觉、欣快、精神错乱、轻度躁狂等。

②多巴胺受体激动剂。较多的不良反应是出现恶心、食欲减退、精神症状(幻觉、妄想)和体位性低血压等。

③抗胆碱能药物。不良反应有口干、视物模糊、便秘和排尿困难等。青光眼及前列腺肥大患者禁用。因可影响记忆功能,故老年患者慎用。

④金刚烷胺。不良反应有不宁、恶心、失眠、头晕、足踝水肿、幻觉、精神错乱等。有肾功能不良、癫痫病史者禁用。

⑤单胺氧化酶 B 抑制剂。常见不良反应有兴奋、失眠、幻觉、妄想和胃肠不适,胃溃疡或精神病患者禁用。

4.心理护理

本病在不同的阶段存在不同的心理失衡。疾病早期,患者保持相当的劳动能力,生活能够自理,震颤也不显著,疾病又无何痛苦,患者可以不甚介意,泰然处之,心理变化不大。随着病情的发展,肢体震颤加重,动作迟缓而笨拙,表情淡漠、刻板而呈"面具脸",语调单一、谈吐断续,使患者有自卑感,不愿到公共场合,回避人际交往,并感到孤独,患者可以产生焦急、忧虑等情绪。有些患者了解到本病的结局,也可产生恐惧或绝望心理。到疾病后期阶段,患者生活不能自理,可产生悲观失望或厌世轻生的心理。晚期患者常有痴呆存在,可以淡化心理活动。护士应深入细致,认真观察病情变化和心理活动,掌握患者心理特征的形成和心理活动的规律,有的放矢地进行心理护理。

5.康复训练

本病早期应坚持一定的体力活动,主动进行肢体功能锻炼,四肢各关节做最大范围的屈伸、旋转等活动,以预防肢体挛缩、关节僵直的发生。不忽视面部肌肉和颈部的锻炼,可对镜做微笑-大笑-露齿而笑、噘嘴、吹口哨、鼓腮、伸舌等面部动作;做头部的上下、左右运动。步态锻炼时要求患者双眼直视前方,身体直立,起步时足尖要尽量抬高,先足跟着地再足尖着地,跨步要尽量慢而大,两上肢尽量在行走时做前后摆动。其关键是要抬高脚和跨步要大。锻炼时最好有其他人在场,可以随时提醒和改正异常的姿势。加强平衡训练,可双足分开 25～30cm,向左右、前后移动重心,并保持平衡。躯干和骨盆左右旋转,并使上肢随之进行大的摆动,对平衡姿势、缓解肌张力有良好的作用。晚期患者做被动肢体活动和肌肉、关节的按摩,以促进肢体的血液循环。

第五章　内分泌科护理

第一节　皮质醇增多症

皮质醇增多症又称库欣综合征是由各种原因引起的肾上腺皮质分泌过多的糖皮质激素，尤其是皮质醇的增多导致，临床表现为向心性肥胖、多血质、紫纹、痤疮、高血压、糖尿病倾向、骨质疏松等。可见于任何年龄，成人多见，女性高于男性，男女之比为 1：2～4，年龄以 20～40 岁居多，约占 2/3。

一、病因

(1)垂体瘤或下丘脑-垂体功能紊乱导致腺垂体分泌过量 ACTH，从而引起双侧肾上腺皮质增生，分泌过量的皮质醇，称库欣病，占皮质醇增多症的 70%左右。

(2)主分泌皮质醇能力，不受垂体分泌的 ACTH 控制。

(3)非 ACTH 依赖性的肾上腺结节或腺瘤样增生：近年来有人注意到少数库欣综合征患者双侧肾上腺呈结节或腺瘤样增生，且并非由 ACTH 过多所致。

(4)异位 ACTH 综合征。异位 ACTH 综合征是由垂体以外的肿瘤产生 ACTH 刺激肾上腺皮质增生，从而分泌过量的皮质醇所导致。最多见的是肺癌（约占 50%），其次为胸腺癌和胰腺癌（约各占 10%），其他还有起源于神经崤组织的肿瘤、甲状腺髓样癌、胃肠道恶性肿瘤等。

二、临床表现

(1)向心性肥胖、满月脸、多血质、面圆而呈暗红色，胸、腹、颈、背部脂肪甚厚。至疾病后期，因肌肉消耗，四肢显得相对瘦小。多血质与皮肤菲薄、微血管易透见，有时与红细胞数、血红蛋白增多有关（皮质醇刺激骨髓）。

(2)全身及神经系统肌无力，下蹲后起立困难。常有不同程度的精神、情绪变化，如情绪不稳定、烦躁、失眠，严重者精神变态，个别可发生类偏狂。

(3)皮肤表现。皮肤薄，微血管脆性增加，轻微损伤即可引起瘀斑。下腹两侧、大腿外侧等处出现紫纹，手、脚、指（趾）甲、肛周常出现真菌感染。异位 ACTH 综合征者及较重 Cushing 病患者皮肤色素沉着加深。

（4）心血管表现。高血压常见，与肾素-血管紧张素系统激活、对血管活性物质加压反应增强、血管舒张系统受抑制及皮质醇可作用于盐皮质激素受体等因素有关。同时，常伴有动脉硬化和肾小球动脉硬化。长期高血压可并发左心室肥大、心力衰竭和脑血管意外。由于凝血功能异常、脂代谢紊乱，易发生动静脉血栓，使心血管并发症发生率增加。

（5）对感染抵抗力减弱。长期皮质醇分泌增多使免疫功能减弱，肺部感染多见；化脓性细菌感染不容易局限化，可发展成蜂窝织炎、菌血症、感染中毒症。患者在感染后，炎症反应往往不显著，发热不高，易于漏诊而造成严重后果。

（6）性功能障碍。女性患者由于肾上腺雄激素产生过多以及皮质醇对垂体促性腺激素的抑制作用，大多出现月经减少、不规则或停经；痤疮常见；明显男性化（乳房萎缩、生须、喉结增大、阴蒂肥大）者少见，如出现，要警惕肾上腺皮质癌。男性患者性欲可减退，阴茎缩小，睾丸变软，这与大量皮质醇抑制垂体促性腺激素有关。

（7）代谢障碍。大量皮质醇促进肝糖原异生，并有拮抗胰岛素的作用，减少外周组织对葡萄糖的利用，肝葡萄糖输出增加，引起糖耐量减低，部分患者出现类固醇性糖尿病。明显的低血钾性碱中毒主要见于肾上腺皮质癌和异位 ACTH 综合征。低血钾使患者乏力加重，引起肾浓缩功能障碍。部分患者因潴钠而有水肿。病程较久者出现骨质疏松，脊椎可发生压缩畸形，身材变矮，有时呈佝偻、骨折。儿童患者生长发育受抑制。

三、实验室检查

（一）血和尿中肾上腺皮质激素及其代谢产物的测定

1.血浆总皮质醇测定

血浆皮质醇增高是确定本症的基本依据，血浆皮质醇增高且昼夜节律消失，即患者早晨血浆总皮质醇浓度高于正常，而晚上不明显低于早上。正常参考值范围：清晨醒后 1 小时的最高值可达 275～550nmol/L，下午（4 时）85～275nmol/L，夜间睡眠后 1 小时降至最低值，即 < 14nmol/L。

2.24 小时尿游离皮质醇（UFC）测定

可反映肾上腺皮质激素总的日分泌量，皮质醇增多症时，其值升高。正常参考值范围为 55～250nmol/L。

3.24 小时尿 17-羟皮质类固醇（17-OHCS）测定

正常参考值范围为 22～82μmol/L。

4.血浆基础 ACTH 测定

明显增高，超过 55pmol/L，常介于 88～440pmol/L（正常人低于 18pmol/L），而继发性肾上腺皮质功能减退者，ACTH 浓度降低。

（二）下丘脑-垂体-肾上腺皮质轴功能的动态试验

1.小剂量地塞米松抑制试验

每 6 小时口服地塞米松 0.5mg 或每 8 小时服 0.75mg，连服 2 天，正常反应为服药第 2 天

17-OHCS 低于 4mg/24h 或 UCF＜20)μg/24h。第 2 天尿 17-羟皮质类固醇被抑制到对照值的 50％以下或游离皮质醇抑制在 55nmol/24h 以下,可排除本病。本法是筛选和诊断本病的快速和可靠的试验。

2.大剂量地塞米松抑制试验

它们是病因鉴别诊断的最主要手段,可靠性约 80％。方法:口服地塞米松 2mg,每 6 小时 1 次连续服 8 次。以服药第 2 天的 17-OHCS 或 UFC 下降达到对照日的 50％以下为可被抑制的标准。一般 80％～90％垂体性的皮质醇症可以被抑制。80％的肾上腺皮质肿瘤或异位 ACTH 综合征的患者不被抑制。

3.ACTH 兴奋试验

垂体性 Cushing 病和异位 ACTH 综合征者常有反应,原发性肾上腺皮质肿瘤者多数无反应。

4.胰岛素诱发低血糖试验

本试验利用低血糖刺激兴奋下丘脑-垂体-肾上腺轴,了解该轴整体的功能。皮质醇症患者,不论是何种病因,低血糖后血浆皮质醇无显著上升。

5.CRH 兴奋试验

静脉注射 CRH 100μg 后,在数小时内测血浆 ACTH 和皮质醇,如 ACTH 峰值比基础值增 50％以上,皮质醇峰值比基础值增 25％以上,为有反应的指标。正常人和垂体性皮质醇症者有反应,而肾上腺皮质腺瘤或癌无反应;异位 ACTH 综合征多数无反应,少数有反应;异位 CRH 综合征者有反应。

6.甲吡酮试验

甲吡酮是皮质醇生物合成最后一步 11β-羟化酶抑制药。垂体性皮质醇症患者对甲吡酮的反应比正常人更明显,用药后 ACTH、11-脱氧皮质醇均增高,但皮质醇减少。肾上腺皮质肿瘤和异位 ACTH 综合征患者的皮质醇合成减少,但血 ACTH 水平不应增高,血 11-脱氧皮质醇水平的上升不如垂体性皮质醇症明显。甲吡酮试验可弥补地塞米松抑制试验的不足,相互配合可提高诊断率。

(三)影像学检查

X 线摄片、CT 或 MRI 检查显示病变部位的影像学改变。

四、治疗要点

应根据不同的病因做相应的治疗,所以正确的病因诊断是治疗成功的先决条件。

(一)垂体性皮质醇症

经鼻经蝶窦垂体微腺瘤摘除术为近年治疗本病的首选方法,治愈率达 80％以上,术后复发率在 10％以下。此法手术创伤小,并发症少,可最大限度地保留垂体的分泌功能。

（二）肾上腺皮质肿瘤

本症是皮质醇症中治疗效果最好的一种，一般诊断明确者，多采取 11 肋间或 12 肋腰部切口单纯肿瘤切除。

（三）异位 ACTH 综合征

应以治疗原发肿瘤为主，视具体病情安排手术、放疗或化疗。对体积小、恶性度低、定位明确的异位 ACTH 分泌瘤，手术治疗是首选方法，切除后可获痊愈。双侧肾上腺全切或一侧全切，一侧大部分切除在下列情况下可列入适应证：①异位 ACTH 综合征诊断明确，但未找到原发肿瘤。②无法切除异位 ACTH 分泌瘤，高皮质醇血症依然存在。③患者情况尚能接受肾上腺手术。手术目的是解除高皮质醇血症对患者生命的威胁。

（四）药物治疗

药物治疗也是皮质醇症治疗的一个重要方法，但只是一种辅助治疗，用于术前准备或其他疗效不佳时。常用药物有两类，一类皮质醇生物合成抑制药如米托坦、氨鲁米特（氨基导眠能）、甲吡酮、酮康唑；另一类直接作用于下丘脑-垂体水平如赛庚啶、溴隐亭等。

五、护理要点

（一）饮食护理

由于高血浆皮质醇水平导致患者物质代谢紊乱，患者出现轻到中度甚至重度肥胖，机体长期处于负氮平衡状态，糖耐量降低甚至出现类固醇糖尿病、高血压、低血钾、骨质疏松、抵抗力下降等。所以饮食要注意：①适量摄入低盐、高钾、高蛋白、低碳水化合物、低热量食物，预防和控制水肿。②鼓励患者食用柑橘类、枇杷、香蕉、南瓜等含钾高的食物。③鼓励患者进食富含钙及维生素 D 的食物。

（二）运动和休息

保证患者在休息的基础上适当运动，不能过劳，注意安全。将患者安置于安静、舒适的环境中，尽量采取平卧位，抬高双下肢，有利于静脉回流。骨质疏松有腰背痛者适当限制运动，防止骨折。

（三）用药护理

(1)应用利尿剂的护理水肿严重时，根据医嘱给予利尿剂，观察疗效及不良反应。如出现心律失常、恶心、呕吐、腹胀等低钾症状和体征时，及时处理。

(2)糖皮质激素替代治疗的护理在激素治疗过程中，应观察血压、电解质。永久性替代治疗的患者应坚持服药，不宜中断药物，防止肾上腺危象发生。

(3)服用阻断皮质醇生成药物的护理在使用药物过程中，应注意观察药物的不良反应，如低血压、头晕、嗜睡、口干、恶心呕吐、头痛、腹泻、皮疹等症状，定期复查肝功能等。

（四）肾上腺切除术的术前护理

1.心理护理和指导

①术前应向患者及家属介绍手术的目的、方式、过程、预期效果及成功的病例,消除患者的恐惧及焦虑情绪,使其以良好的心态接受手术,积极配合治疗。②鼓励患者进食高蛋白及高维生素饮食等,注意个人卫生及保暖,减少剧烈运动,预防骨折发生。

2.术前准备

术前必须做好充分准备,防止急性肾上腺皮质功能不全:①纠正水电解质、酸碱平衡失调、低钾碱中毒,将血糖控制在正常水平等。②遵医嘱舒张血管,降低血压,恢复血容量,纠正心律失常,改善心功能等。③术前 6～12 小时开始给氢化可的松静脉滴注。④手术前夜常规灌肠,术晨放置尿管、胃管。

（五）肾上腺切除术的术中护理

手术期间遵医嘱给予氢化可的松 100～200mg 加入 5% 葡萄糖盐水 500～1000mL 中缓慢滴注,肿瘤切除后加快滴注速度。如发生低血压、休克或皮质醇危象等情况,应及时给予对症及急救治疗,并立即加大皮质醇用量,直至病情好转。

（六）肾上腺切除术的术后护理

(1)患者麻醉未清醒时应去枕平卧,头偏向一侧,以防呕吐物引起呼吸道阻塞。患者清醒后鼓励其进行有效呼吸,术后 6 小时血压平稳后,可取半坐卧位,协助其翻身,防止压疮发生及促进肠功能恢复。

(2)由于二氧化碳(CO_2)气腹对循环、呼吸系统有一定的影响,可出现一过性高碳酸血症,严重时可发生肺栓塞或 CO_2 进入皮下出现皮下气肿,临床上表现为类似呼吸性酸中毒症状,皮肤捻发音。因此,术后常规给予患者持续低流量吸氧,以提高氧分压,促进 CO_2 排出。

(3)观察患者有无乏力、烦躁,注意呼吸频率和深度,监测血氧饱和度及生化各指标,必要时进行血气分析。

(4)积极配合治疗:①术后第 1 天:氢化可的松静脉滴注量共 200～300mg,有休克者需加量至 300～500mg;同时肌内注射醋酸可的松 50mg,每 6 小时 1 次;或地塞米松 1.5mg,每 6 小时 1 次。②术后第 2 天和第 3 天:氢化可的松每天 100～200mg 静脉滴注或地塞米松 1.5mg 肌内注射每 8 小时 1 次或醋酸可的松 50mg 肌内注射每 8 小时 1 次。③术后第 4 天和第 5 天:氢化可的松每天 50～100mg 静脉滴注或地塞米松 1.5mg 肌内注射每 12 小时 1 次或醋酸可的松 50mg 肌内注射每 12 小时 1 次。④术后第 6 天及以后:糖皮质激素改为维持量,泼尼松 5mg 每天 3 次,以后逐渐减至维持量。

(5)引流管的观察及护理。肾上腺切除术患者术后均常规留置后腹腔引流管及尿管,及时观察记录引流液的色、性质,准确记录 24 小时尿量及后腹腔引流量,保持引流管及尿管的通畅,防止受压、扭曲、脱落,严格执行无菌操作,每日更换引流袋 1。术后 2～4 天可拔除导尿管。

(6)疼痛与切口的观察及护理。术后患者对疼痛基本能忍受,可通过采取舒适体位与患者交谈,分散注意力或使用镇痛剂等缓解术后切口疼痛症状。术后第 2 天换药 1 次。

(七)心理护理

由于疾病导致身体外形和活动能力改变,加之皮质醇水平增高,库欣综合征患者可出现不同程度的精神和情绪改变,表现为欣快感、失眠、注意力不集中、情绪不稳定,甚至焦虑、抑郁或躁狂。

(1)评估患者对身体保护的感觉及认知,多与患者接触和交流,鼓励患者表达其感受,语言温和,耐心倾听。

(2)讲解疾病有关知识。

(3)指导患者恰当修饰。

(4)建立良好的家庭互动关系。

(5)促进患者社会交往。

(八)感染和外伤的预防与护理

1.感染的预防与护理

患者抵抗力下降,易发生感染。应保持病室环境和床单位整洁,室内温度、湿度适宜;严格无菌操作,杜绝交叉感染;加强对患者和家属的日常生活指导,保持皮肤、口腔和用具的清洁卫生,减少感染机会。

2.外伤的预防与护理

广泛骨质疏松和骨痛患者要注意休息,避免过劳;优化环境设施布置,防止外伤和骨折;变动体位和护理操作时动作轻柔,防止骨折和皮下出血等。

(九)健康教育

(1)指导患者正确地摄取营养平衡的饮食,饮食注意低盐、含钾丰富、高蛋白、高维生素、低胆固醇、低碳水化合物。

(2)指导患者在日常生活中,要注意预防感染,皮肤保持清洁,防止外伤、骨折。

(3)遵医嘱服用药,不擅自减药或停药。

(4)定期门诊随访。

第二节　垂体功能减退症

一、定义

垂体或下丘脑的多种病损可累及垂体的内分泌功能,当垂体的全部或绝大部分被毁坏后,可产生一系列的内分泌腺功能减退的表现,主要累及的腺体为性腺、甲状腺及肾上腺皮质,临床上称为腺垂体功能减退症。产后大出血多见,可造成垂体缺血坏死。其次为垂体肿瘤、严重感染、头颅创伤等。

二、临床表现

（一）一般表现

女性多见，临床表现差异很大，易延误诊断，补充缺乏激素后症状可迅速缓解。

（二）功能缺陷

可为单一垂体激素（常见的为促性腺激素和催乳素）系统的功能缺陷，也可为多种垂体激素系统的功能缺陷。

（1）性腺功能减退常最早出现。女性有产后大出血、休克及昏迷病史，表现为产后无乳、乳腺萎缩、长期闭经与不孕，性功能减退等：阴道分泌物减少，外阴、子宫和阴道萎缩，毛发脱落，尤以阴毛、腋毛为甚。成年男子性欲减退、阳痿，睾丸松软缩小，胡须、腋毛和阴毛稀少等。

（2）甲状腺功能减退成年患者常表现为代谢降低、活动能力减弱等；儿童表现为生长发育迟缓。患者表现为畏寒、嗜睡、思维迟钝及精神淡漠，皮肤干燥粗糙、少汗，食欲缺乏、便秘及心率减慢。严重者可有黏液性水肿面容、精神失常等。

（3）肾上腺皮质功能减退患者表现为极度疲乏、食欲缺乏、恶心、呕吐、体重减轻及血压偏低等。黑色素细胞刺激素减少使皮肤色素脱失、面色苍白。对胰岛素敏感性提高而出现血糖降低，伴生长激素缺乏时可加重低血糖发作。

（三）希恩综合征

患者多有围生期大出血病史，全垂体激素缺乏症状，但无颅内占位性病变表现。

（四）垂体内或其附近肿瘤压迫

患者常同时存在垂体激素系统功能缺陷和颅内压迫症状，严重者甚至出现垂体卒中（瘤体内出血）。

三、辅助检查

（一）性腺功能测定

性激素（雌二醇、血睾酮）水平降低。

（二）甲状腺功能测定

（1）总 T_4（TT_4）、游离 T_4（FT_4）降低。

（2）总 T_3（TT_3）、游离 T_3（FT_3）正常或降低。

（三）肾上腺皮质功能测定

（1）血浆皮质醇浓度降低，但节律正常。

（2）24 小时尿 17-羟皮质类固醇及游离皮质醇减少。

（3）口服葡萄糖耐量试验显示血糖呈低平曲线改变。

（四）腺垂体激素测定

FSH、LH、TSH、ACTH、PRL 及 GH 血浆水平低于正常低限。

（五）垂体储备功能测定

垂体病变者 TRH、PRL、LRH 兴奋试验常无增加，延迟上升者常为下丘脑病变。

（六）其他检查

X 线、CT、MRI。

四、治疗

腺垂体功能减退症的治疗是长期的，必须持之以恒。

（一）一般处理

生活要有规律性，避免劳累；给予高热量、高蛋白、富含维生素及适量钠、钾等饮食；积极进行对症处理，如抗感染、通便，纠正精神失常、止吐等。

（二）激素替代治疗

①可的松治疗。②甲状腺素制剂应与可的松同服，否则可引起肾上腺危象发生。③育龄期女性行人工月经周期治疗，男性可肌内注射丙酸睾酮，促进蛋白合成。

（三）危象处理

①迅速应用葡萄糖。②大量应用氢化可的松。③对症处理如抗休克、抗感染或保暖。④禁用吗啡、哌替啶、苯巴比妥类药物。

五、观察要点

（1）观察患者神志、体重、睡眠、排便及活动状况。
（2）观察患者有无头痛、视野变化、视力变化。
（3）准确记录每日出入量。

六、护理措施

（一）基础护理

1.饮食护理

本病患者均消瘦，体质差，部分患者合并贫血，故应注意加强营养，鼓励患者进食鱼汤、牛奶、橙汁等高热量、高蛋白、高维生素易消化清淡饮食，少量多餐，尽可能多进食以补充营养的不足，增强机体免疫力，同时注意饮食卫生，避免胃肠道感染。

2.生活指导

保持皮肤清洁,注意个人卫生,督促患者勤换衣、勤洗澡。保持口腔清洁,避免到人多拥挤的公共场所,怕冷的患者注意保暖,足部可放置 50℃ 的热水袋,外用毛巾包裹防止烫伤。鼓励患者活动,减少皮肤感染和皮肤完整性受损的机会;告知患者要注意休息,避免劳累、情绪激动以及各种刺激诱发垂体危象,夜间睡眠差者忌用镇静药,为提高患者的睡眠质量,鼓励患者白天适量活动,晚上睡前用热水泡脚,保持夜间房间的安静,努力为患者创造一个良好的休息环境,保障患者不靠药物入眠。

3.心理护理

患者在患此病后,阴毛、腋毛及眉毛脱落,头发稀疏伴性功能低下,故长期心情抑郁,思想负担重,羞于与人交谈,对疾病存在恐惧心理和悲观情绪,同时认为自己给家人、医院及社会造成麻烦和经济负担。医护人员应了解患者的思想及生活情况,及时给予安慰和理解,鼓励患者说出内心的感受,树立战胜疾病的信心;护士注意与患者交流的方式、方法及语言技巧,充分利用暗示因素来影响患者的心境;加强语言的解释性、礼貌性。

(二)疾病护理

1.观察病情

监测生命体征变化,观察精神、神志、语言状态、体重、乏力等,准确记录出入量。

2.用药的护理

因患者需要长期激素替代治疗,在治疗过程中,除密切观察药物的疗效和不良反应外,还应告知患者药物不良反应的症状,同时注意精神状态的观察,精神紊乱可能与激素水平低下对脑的直接或间接作用,如低血压、低血糖、电解质紊乱等综合因素有关。常规量激素替代下发生精神障碍的可能原因是靶腺激素长期严重缺乏,高级神经系统已产生一定适应,患者对外源激素异常敏感。用药同时密切观察患者的意识情绪变化,告知患者家属激素的不良反应及注意事项,以便发现问题及时处理,防止消极行为的发生,忌用镇静药、麻醉药,慎用降糖药。

3.皮肤的护理

患者应定时翻身,保护受压皮肤的完整性,必要时给予受压部位热敷或按摩。给患者用水时,水温较正常人稍低,室温保持在 20～28℃。

(三)健康指导

1.环境

要安静、舒适、温度、湿度适宜。注意保暖。

2.饮食护理

鼓励患者进食高热量、高蛋白、高维生素的食物,少食多餐。

3.用药指导

告诉患者坚持终身服药的重要性和必要性以及随意停药或变更药物剂量的危害。护士应向患者及其家属详细讲明本病的性质以及药物的用法、用量、不良反应。

4.避免诱因

如遇应激情况如感冒、手术等应及时与内分泌科医师联系，及时调整肾上腺皮质激素的用量，尽量少用镇静药物以及降血糖药物。

5.随身携带患者识别卡

注明姓名、年龄、联系地址，标明疾病名称，以便患者发生病情变化时及时得到救治。

第六章　血液科护理

第一节　出血性疾病

出血性疾病是由于正常的止血机制发生障碍,引起自发性出血或轻微损伤后出血不止的一组疾病。任何原因造成血管壁通透性增加、血小板数目减少及其功能异常和凝血功能障碍,均可能导致出血。

一、特发性血小板减少性紫癜

特发性血小板性紫癜(ITP)又称自身免疫性血小板减少性紫癜,是一种最常见的血小板减少性疾病,是由于机体的免疫功能紊乱,产生抗自身血小板抗体,导致血小板寿命缩短,过度破坏以及生成障碍,造成外周血中血小板减少,从而引起出血症状。临床上以自发性皮肤、黏膜及内脏出血,血小板计数减少、生存时间缩短和抗血小板抗体形成,骨髓巨核细胞发育、成熟障碍等为特征。依其起病急缓分急性型和慢性型。

(一)病因和发病机制

病因尚不十分清楚,急性型与病毒感染有关,慢性型与机体免疫功能紊乱有关。

1.感染

80%左右的急性ITP患者发病前2周左右有上呼吸道感染史;病毒感染后的ITP患者,在其血中可发现抗病毒抗体或免疫复合物。

2.免疫因素

大部分ITP患者对自身血小板的抗原识别能力下降,机体免疫监视功能紊乱,都可以检测到血小板相关抗体或抗血小板抗体等自身抗体。免疫功能异常促使血小板破坏增多而导致血小板数目减少,此外还可引起血小板功能异常,通过损害毛细血管内皮致通透性增加而引发出血。

3.肝、脾与骨髓因素

肝、脾和骨髓既是血小板相关抗体和抗血小板抗体的产生场所,也是血小板被破坏的主要场所,尤其是骨髓。

4.其他

慢性ITP多见于生育年龄妇女,妊娠可使ITP的病情加重,或使已缓解的ITP复发,推测可能与雌激素水平增高有关。

（二）临床表现

ITP 主要表现为出血，以皮肤黏膜出血为主，亦可表现为内脏出血，甚或颅内出血，但深部肌肉血肿和关节腔出血罕见。

1.急性型

多见于儿童，起病前 1～3 周有上呼吸道感染史，起病急，出血症状重。常有畏寒、发热，皮肤、鼻、牙龈及口腔黏膜出血较重，皮肤可有大片瘀斑、血肿，常先出现于四肢，尤以下肢为多。亦可因颅内出血危及生命，表现为剧烈头痛、意识障碍、抽搐、双侧瞳孔不等大、对光反射迟钝或消失等。急性型病程多呈自限性，自然病程 4～6 周，痊愈后很少复发。

2.慢性型

多见于生育期妇女。起病隐袭，常在不知不觉中发病，多以月经过多为主诉就诊。出血症状相对较轻，常反复出现四肢皮肤散在的瘀点、瘀斑，牙龈出血或鼻出血。贫血程度和出血严重程度相一致（表 6-1）。

表 6-1　急性型与慢性型 ITP 的鉴别

急性型	慢性型	
年龄	2～6 岁多见	20～40 岁多见
性别	无性别差异	女性多见
诱因	发病前多有上呼吸道感染	多不明确，妊娠、感染可使病情加重
起病	急性起病，伴畏寒和发热	慢性起病，多以月经过多为首发
出血症状	重，常有黏膜和内脏出血	轻，以皮肤紫癜和月经血多为主
血小板计数	常 $<20\times10^9/L$	一般 $>30\times10^9/L$
骨髓巨核细胞	增多，以原始、幼稚巨核细胞为主	增多，以颗粒型巨核细胞为主
血小板寿命	1～6h	24h 以上

（三）实验室检查

1.血象

不同程度的血小板减少，出血严重时可合并不同程度的贫血。

2.骨髓象

粒、红两系一般增生正常，巨核细胞增多或正常并伴有成熟障碍。

3.其他

束臂试验阳性，出血时间延长、血块收缩不良；80％以上 ITP 患者抗血小板抗体（PAIgG）和血小板相关抗体（PAG$_3$）增高，血小板生存时间缩短。

（四）治疗要点

1.糖皮质激素

糖皮质激素为本病首选药，对急性型和慢性型急性发作的出血症状均有疗效。其作用抑制血小板的抗体形成，减轻抗原抗体反应；刺激骨髓巨核细胞发育成熟；降低毛细血管通透性。

常用泼尼松 30～60mg/d 口服,待血小板达到正常水平应逐渐减为最小剂量(5～10mg/d),维持 3～6 个月。用药 6 周以上血小板计数无改善者应视为无效。

2.脾切除

慢性 ITP 糖皮质激素治疗失败者脾切除有效率可达 70％以上。

3.细胞毒类免疫抑制药

激素和脾切除治疗失败的患者,可加用免疫抑制药。较常用的制剂有:长春新碱、环磷酰胺、硫唑嘌呤、环孢素 A 等。其中最常用的是长春新碱,每周 1 次,每次 1mg,静注,4～6 周为 1 个疗程。

4.其他

(1)达那唑可用于难治性 ITP,与糖皮质激素治疗有协同作用。

(2)危重出血或脾切除术患者可输新鲜血或浓缩血小板悬液有较好的止血效果。

(3)静注大剂量丙种球蛋白是目前 ITP 紧急救治最有效的方法之一。剂量为 400mg/(kg·d),5d 为 1 个疗程。

(五)护理措施

1.减少活动

急性出血期绝对卧床,限制活动。离床活动要避免外伤,以防再出血。

2.饮食护理

给予患者高热量、高蛋白质、高维生素、少渣饮食。血小板<20×10^9/L,进流质、半流质饮食。

3.病情监测

注意观察患者出血的发生、发展或消退情况;特别是出血部位、范围和出血量。注意患者的自觉症状、情绪反应、生命体征及神态变化、血小板计数等。一旦发现血小板计数<20×10^9/L,出血严重而广泛、疑有或已发生颅内出血者,要及时通知医师,配合救治。

4.用药护理

正确执行医嘱,注意药物不良反应的观察和预防。长期使用糖皮质激素会引起身体外形的变化、胃肠道出血、诱发感染等;长春新碱可引起骨髓抑制、末梢神经炎;环磷酰胺可致出血性膀胱炎;环孢素有肝肾损害。

避免使用可能引起血小板减少或抑制其功能的药物,如阿司匹林、双嘧达莫、吲哚美辛(消炎痛)、磺胺类、氨苄西林、氯霉素等。

5.健康指导

让患者及家属了解本病的病因、主要表现及治疗方法;指导患者避免人为损伤而诱发或加重出血,不服用可能引起血小板减少或抑制其功能的药物;保持充足睡眠、情绪稳定和大小便通畅;遵医嘱合理用药,不可自行减量或停药;定期复查血象,以了解血小板数目的变化,指导疗效判断和治疗方案的调整;如月经量明显增多、呕血或便血、咯血、血尿、头痛、视力改变等应及时就医。

二、血友病

血友病是一组遗传性凝血因子缺乏而引起的一组出血性疾病。临床上主要表现为自幼发生轻微创伤后流血不止或终身自发性出血，以关节腔出血和深部肌肉血肿为主，常伴有关节畸形。分为：①血友病 A，又称遗传性抗血友病球蛋白缺乏或 FVⅢ：C 缺乏症。②血友病 B，又称遗传性 FIX 缺乏症。③遗传性 FXI 缺乏症。以血友病 A 为多见，占遗传性出血性疾病的 85％，社会人群发病率为 5/10 万～10/10 万。

（一）病因和发病机制

血友病 A 和血友病 B 是一种性伴隐性遗传病，基因位于 X 染色体上，女性遗传，男性发病。遗传性 FXI 缺乏病为常染色体隐性遗传，男女均可遗传，子女均可发病。约 1/3 的患者无家族史，发病原因不明。血友病实际上是 FVⅢ：C 或 FIX 合成障碍的疾病，控制 FVⅢ：C 和 FIX 合成的基因均位于 X 染色体长臂的末端，因遗传或突变导致其基因缺陷时，可造成 FXⅢ：C 或 FIX 合成障碍，导致凝血因子生成障碍和临床上的出血倾向。

（二）临床表现

1.出血

多表现为轻微外伤后出血不止。其特征为：①生来就有伴随终身。②常有诱因，有时诱因甚至很轻微。③以软组织或深部肌肉血肿为主。④关节腔出血很常见，尤其是负重关节。⑤内脏出血较少见，一旦出现后果严重，颅内出血是患者死亡的主要原因。

2.出血性关节炎

重型血友病患者由于负重即可导致关节腔出血，关节滑膜受血细胞分解产物的刺激，形成无菌性炎症，导致关节面粗糙、强直，关节软骨吸收、破坏，最终融合，形成骨化关节。

3.压迫症状

血肿形成压迫神经可导致局部肿痛、麻木及肌肉萎缩等；压迫血管可导致相应供血组织的缺血坏死或瘀血水肿；咽后壁及颈部的血肿压迫气管可导致呼吸困难甚至窒息死亡。

（三）实验室检查

1.血象

外周血液中红细胞、白细胞及血小板计数大致正常；出血时间、血块回缩试验正常。

2.筛选试验

凝血时间（CT）和活化部分凝血活酶时间（APTT）延长；凝血酶原消耗（PCT）不良及简易凝血活酶生成试验（STGT）异常。

3.凝血因子活性测定

FVⅢ：C 或 FXI 的活性明显降低。

（四）治疗要点

1.一般治疗

注意自我保护，避免剧烈运动和危险作业，预防外伤发生。

2.补充凝血因子

是目前治疗血友病患者出血最重要的措施。常用制剂有新鲜血浆、新鲜冰冻血浆、冷沉淀物、凝血酶原复合物、浓缩的 FVⅢ或基因重组的纯化 FVⅢ。剂量:每毫升正常人新鲜血浆中所含的 FVⅢ:C 或 FIX 的量为 1 个国际单位(U)。每输入 1U/kg 的 FVⅢ或 FIX 可提高患者 FVⅢ或 FIX 水平为 2%。凝血因子补充量的计算公式为:首次输入量(U)=体重(kg)×所需提高的凝血因子活性(%)÷2。

3.药物治疗

(1)去氨加压素(DDAVP):可用于轻症血友病 A 患者,该药有抗利尿和动员体内贮存因子Ⅷ释放的作用。每 12h 16~32μg,用生理盐水 30mL 稀释后快速静注,也可分次皮下注射或鼻腔滴入。

(2)达那唑:对轻中型者效果较好,可促进 vWF 的释放而提高 FVⅢ:C 的活性,300~600mg/d,分次口服。

(3)抗汗溶药:通过保护已形成的纤维蛋白凝块不被溶解而发挥止血的作用。

4.预防

目前尚无根治本病的方法,预防显得尤其重要。建立遗传咨询,严格婚前检查、加强产前诊断,搞好优生优育是减少血友病患病率的重要手段。

(五)护理措施

1.预防出血

患者不要过度负重或进行剧烈的接触性运动,不要穿硬底鞋或赤脚走路;小心使用刀、剪、锯等工具;尽量避免手术治疗,必须手术则术前应补充足够量的凝血因子;尽量避免不必要的各种穿刺或注射,必要时拔针后局部按压 5min 以上;注意口腔卫生,防龋齿;少食带骨刺的食物,以免刺伤口腔或消化道黏膜;避免使用阿司匹林等有抑制凝血机制作用的药物。

2.病情观察

(1)监测患者出血情况,及时发现危重症患者,以争取有效的救治时间。

(2)评估关节腔出血、畸形和功能情况,如关节外形、局部有无压痛、关节活动能力有无异常等。

3.局部出血处理配合

局部出血时应给予冷敷,并加压包扎或用含有凝血酶的海绵敷贴;咽喉部出血或血肿形成者,为避免血肿压迫呼吸道而引起窒息,应协助患者取侧卧位或头偏向一侧,必要时用吸痰器将血吸出,并做好气管切开的准备;一旦出现颅内出血,遵医嘱紧急注射凝血因子。

4.正确输注各种凝血因子制品

严格"三查七对",冷冻血浆或冷沉淀物应置于 37℃温水中解冻融化后,以患者可耐受的速度快速输入,输注过程中密切观察输血的反应。

5.用药护理

DDAVP 快速静注可有颜面潮红、心率加快、血压升高、少尿及头痛等不良反应,要密切观察。

6.出血性关节炎护理

急性期为避免出血加重,促进关节腔内出血的吸收,应予局部制动并保持肢体于功能位;在肿胀未完全消退、肌肉力量未恢复之前,切勿使患肢负重,增加卧床时间,避免过早行走,预防关节腔反复出血。关节腔出血控制后,可帮助患者循序渐进地进行受累关节的被动或主动活动。

7.健康指导

(1)说明本病为遗传性疾病,需终身治疗;说明疾病的原因、遗传特点、主要表现、治疗方法。

(2)制订有效的预防出血的各种措施。

(3)出血症状和体征的自我监测,一旦出现出血,应及时就医。

(4)外出应携带写明血友病的病历卡,以备发生意外时可得到及时的处理。

(5)遗传咨询、婚前检查和产前诊断是预防血友病的重要措施。

三、过敏性紫癜

过敏性紫癜是一种常见的血管变态反应性出血性疾病,其发病与抗原-抗体合物在小血管壁基底膜沉积并激活补体,引起免疫性炎症有关。主要表现为皮肤瘀点或紫癜,可伴有腹痛、便血、关节痛、血尿及血管神经性水肿和荨麻疹等过敏表现。本病多见于儿童及青少年,以春秋季发病居多。

(一)病因和发病机制

本病可由下列因素引起:①感染、细菌、病毒、寄生虫。②食物:如鱼、虾、蛋、乳类等异性蛋白。③药物:抗生素、磺胺类、水杨酸类、保泰松、苯巴比妥类。④其他:花粉、昆虫叮咬、寒冷及预防接种等。

由于机体对某些致敏物质发生变态反应。①Ⅰ型变态反应:主要与致敏细胞的形成及再次接触过敏后生物活性物质的释放有关。②Ⅲ型变态反应:与免疫复合物形成、局部沉积及补体激活后炎性物质的产生有关。这些生物活性物质和炎性物质引起血管壁的免疫性炎症,致血管壁通透性增加,血浆外渗,导致相应组织或脏器的出血和水肿。

(二)临床表现

本病是一种全身性血管炎性病变,除皮下血管外,较常累及的部位有肾小球、关节、胃肠道黏膜的血管。紫癜主要分布于四肢,特点为高出皮肤。发病前1~2周常有上呼吸道感染史。根据血管受累部位不同分为五型。

1.单纯型(紫癜型)

此型最常见,皮肤紫癜以四肢为主,对称分布,成批出现,高出皮肤,压之不褪色,早期可有皮肤瘙痒及血管神经性水肿,重症可有出血性皮肤坏死。随着时间的推移,紫癜颜色由紫红变成紫色、黄褐色、淡黄色,多数可于7~14d消退,但可以反复出现。

2.胃肠型(Henoch型)

除皮肤紫癜外,主要表现为腹痛、恶心、呕吐、腹泻或便血。腹痛多位于脐周、下腹或全腹,是突发的阵发性绞痛,但无明显的腹肌紧张及反跳痛。部分患者在皮肤紫癜出现之前有明显的腹痛,伴有压痛、反跳痛、肠鸣音亢进,易误诊为急腹症,应予注意。

3.关节型

除皮肤紫癜外,主要表现为关节肿、痛及功能障碍,膝、踝、肘、腕等大关节较常受累,疼痛呈游走性,经数月自愈,不遗留关节畸形。

4.肾炎型

除皮肤紫癜外,出现血尿、蛋白尿、管型尿等肾炎的表现,是病情最为严重的一种临床类型。少数患者可出现水肿、高血压和肾功能不全。多数患者在3~4周恢复,也有反复发作迁延不愈,发展为肾盂肾炎或肾病综合征。

5.混合型

混合型具备两种以上类型的特点。

除以上类型的表现外,个别患者累及心包、胸膜、眼球、脑及脑膜血管,出现心包炎、胸膜炎、虹膜炎、视网膜出血及水肿,中枢神经系统症状、体征等。

(三)实验室检查

半数左右患者出血时间延长,束臂试验阳性,血小板计数正常,凝血功能正常。

(四)治疗要点

1.病因治疗

清除体内慢性感染灶,避免接触可能的过敏源。

2.药物治疗

(1)抗组胺类药物。异丙嗪、氯苯那敏、阿司咪唑、钙剂等。

(2)糖皮质激素。该药有抑制免疫复合物形成,减轻炎症反应,增强血管致密度等作用,可以明显改善过敏性紫癜症状,对腹型和关节型疗效较好。常用泼尼松30mg/d,顿服或分次口服,疗程不超过1个月为佳。重者可用氢化可的松或地塞米松静注。

(3)一般性药物。大剂量维生素C、复方芦丁等。

(4)其他。上述治疗效果不佳,可酌情应用细胞毒类免疫抑制药,或中医中药等辅助治疗。

(五)护理措施

1.避免诱因

及时预防和治疗上呼吸道感染,猩红热、病毒感染以及肠道寄生虫感染;注意避免过敏性食物的摄入;避免服用有过敏反应副作用的药物;避免寒冷刺激、花粉接触、昆虫咬伤。

2.生活护理

卧床休息,避免过早或过多的行走性活动;选择清淡、少刺激、易消化的普食、软食或半流质饮食；协助患者采取舒适体位，如腹痛者取屈膝平卧位；关节肿痛者注意局部关节的制动和保暖。

3.病情观察

注意患者出血的进展与变化，如皮肤瘀点或紫癜的分布或消退情况；有无新发出血、肾损害；主诉关节痛的患者应评估受累关节的部位、数目、局部有无肿胀反压、关节活动障碍等表现；评估腹痛患者的疼痛部位、性质及严重程度，肠鸣音活跃或亢进，多提示肠道出血或渗血，注意粪便的性质与颜色。

4.用药护理

用药前做好解释工作，若用糖皮质激素应说明可能出现的不良反应，加强护理，预防感染的发生；静脉注射免疫抑制药，要保护局部血管并密切观察，一旦出现静脉炎要及时处理，用环磷酰胺时，嘱患者多饮水，注意尿量及尿色改变，警惕出血性膀胱炎。

5.健康教育

本病为变态反应疾病，积极寻找致病因素，避免接触再次诱发是预防本病的重要措施。让患者学会自我观察，发生症状随时来诊。如发现大量瘀点或紫癜、明显腹痛或便血、关节肿痛、血尿、水肿、泡沫尿甚至少尿者，多提示病情复发或加重，应及时就医。

第二节　淋巴瘤

淋巴瘤起源于淋巴结和淋巴组织，其发生大多与免疫应答过程中淋巴细胞增殖分化产生的某种免疫细胞恶变有关，是免疫系统的恶性肿瘤。

按组织病理学改变，淋巴瘤可分为霍奇金淋巴瘤（HL）和非霍奇金淋巴瘤（NHL）两大类，85%的淋巴瘤为 NHL。此二者均发生于淋巴组织，但它们在流行病学、病理特点和临床表现上有明显不同。

本病男性发病多于女性。发病年龄以 20～40 岁为多见。城市的发病率高于农村。我国发病率明显低于欧美各国及日本，死亡率为 1.5/10 万，排在恶性肿瘤死亡的第 11～13 位。在我国，HL 占淋巴瘤的 9%～10%，是一组疗效相对较好的恶性肿瘤；NHL 占全部淋巴瘤病例的 90%左右，并且近十几年来发病率逐年升高，可能与环境恶化、寿命的延长以及组织病理学的进步有关。

一、病因与发病机制

淋巴瘤的病因及发病机制尚不完全清楚，很多证据表明与下述因素有关。

1.病毒感染

目前病毒学说颇受重视，研究结果认为 EB 病毒与 HL 的关系极为密切，可能是 Burkitt 淋巴瘤的病因；一些反转录病毒如人类 T 淋巴细胞病毒Ⅰ型（HTLV-Ⅰ）、HTLV-Ⅱ、Kaposi 肉瘤病毒也与淋巴瘤的发病有关。边缘区淋巴瘤合并 HCV 感染，经干扰素和利巴韦林治疗

HCVRNA 转阴时,淋巴瘤可获得部分或完全缓解,也是有力佐证。

2.免疫缺陷

免疫功能低下也与淋巴瘤的发病有关。遗传性或获得性免疫缺陷患者伴发淋巴瘤者较正常人为多,器官移植后长期应用免疫抑制剂而发生恶性肿瘤者,其中 1/3 为淋巴瘤。干燥综合征患者中淋巴瘤的发病率比一般人高。

3.其他因素

日本成人 T 细胞白血病/淋巴瘤有明显的家族集中趋势,呈地区性流行,说明遗传因素可能也是淋巴瘤病因之一。幽门螺杆菌抗原的存在与胃黏膜相关性淋巴样组织结外边缘区淋巴瘤(胃 MALT 淋巴瘤)发病有密切的关系,抗幽门螺杆菌治疗可改善其病情,幽门螺杆菌可能是该类淋巴瘤的病因。

二、病理和分型

淋巴瘤的典型病理学特征为正常滤泡性结构、被膜周围组织、被膜及被膜下窦被大量异常淋巴细胞或组织细胞所破坏。

1.霍奇金淋巴瘤(HD)

R-S 细胞是 HL 的特点。R-S 细胞来源于被激活的生发中心后期 B 细胞。目前普遍采用 1965 年 Rye 会议的 HL 分型方法,按病理组织的形态学特点将 HL 分成四类(表 6-2)。国内以混合细胞型为最常见,结节硬化型次之,其他各型均较少见。各型并非固定不变,淋巴细胞为主型的 2/3 可向其他各型转化,仅结节硬化型较为固定。HL 的组织分型与预后有密切关系。HL 通常从原发部位向邻近淋巴结依次转移,越过邻近淋巴结向远处淋巴结区的跳跃性播散较少见。

表 6-2　霍奇金淋巴瘤的分型(Rye 会议.1965 年)

类型	病理组织学特点	临床特点
淋巴细胞为主型	结节性浸润,主要为中、小淋巴细胞,R-S 细胞少见	病变局限,预后较好
结节硬化型	交织的胶原纤维将浸润细胞分隔成明显的结节,R-S 细胞较大呈腔隙型;淋巴细胞、浆细胞、中性粒细胞及嗜酸性粒细胞多见	年轻人多见,诊断时多为Ⅰ、Ⅱ期,预后相对好
混合细胞型	纤维化伴局限性坏死,浸润细胞呈多形性,伴血管增生和纤维化;淋巴细胞、浆细胞、中性粒细胞及嗜酸性粒细胞与较多的 R-S 细胞混同存在	有播散倾向,预后相对较差
淋巴细胞减少型	主要为组织细胞浸润、弥漫性纤维化及坏死,R-S 细胞数量不等,多形性	老年人多见,诊断时多为Ⅲ、Ⅳ期,预后差

2.非霍奇金淋巴瘤

NHL 大部分为 B 细胞性,病变的淋巴结切面外观呈鱼肉样,镜下正常淋巴结结构破坏,淋巴滤泡和淋巴窦可消失。增生或浸润的淋巴瘤细胞成分单一、排列紧密。NHL 易发生早期远处扩散。有的病例在临床确诊时已播散至全身。侵袭性 NHL 常原发累及结外淋巴组织，发展迅速，往往跳跃性播散，越过邻近淋巴结向远处淋巴结转移。

1982 年美国国立癌症研究所制订了 NHL 国际工作分型（IWF），依据 HE 染色的形态学特征将 NHL 分为 10 个型（表 6-3）。

表 6-3　非霍奇金淋巴瘤的国际工作分型（IWF.1982 年）

恶性程度	病理组织学特点
低度	A.小淋巴细胞型（可伴浆细胞样改变）
	B.滤泡性小裂细胞型
	C.滤泡性小裂细胞与大细胞混合型
中度	D.滤泡性大细胞型
	E.弥漫性小裂细胞型
	F.弥漫性小细胞与大细胞混合型
	G.弥漫性大细胞型
高度	H.免疫母细胞型
	I.淋巴母细胞型（曲折核或非曲折核）
	J.小无裂细胞型（Burkitt 或非 Burkitt 淋巴瘤）
其他	毛细胞型、皮肤 T 细胞型、组织细胞型、髓外浆细胞瘤、不能分型

2000 年 WHO 提出了淋巴组织肿瘤分型方案。该方案既考虑了形态学特点，也反映了应用单克隆抗体、细胞遗传学和分子生物学等新技术对淋巴瘤的新认识和确定的新病种，该方案包含了各种淋巴瘤和淋巴细胞白血病。

WHO（2001）分型方案中较常见的淋巴瘤亚型包括：边缘区淋巴瘤、滤泡性淋巴瘤、套细胞淋巴瘤、弥漫性大 B 细胞淋巴瘤、Burkitt 淋巴瘤/白血病、管原始免疫细胞性 T 细胞淋巴瘤、间变性大细胞淋巴瘤、周围性 T 细胞淋巴瘤、蕈样肉芽肿/赛塞里综合征。

三、临床表现

无痛性进行性的淋巴结肿大或局部肿块是淋巴瘤共同的临床表现，具有以下两个特点：①全身性：淋巴结和淋巴组织遍布全身且与单核-巨噬细胞系统、血液系统相互沟通，故淋巴瘤可发生在身体的任何部位。其中淋巴结、扁桃体、脾及骨髓是最易受到累及的部位。此外，常伴全身症状，如发热、消瘦、盗汗，最后出现恶病质。②多样性：组织器官不同，受压迫或浸润的范围和程度不同，引起的症状也不同。当淋巴瘤浸润血液和骨髓时可形成淋巴细胞白血病，如浸润皮肤时则表现为蕈样肉芽肿或红皮病等。HL 和 NHL 的病理组织学变化不同也形成了各自特殊的临床表现。

1.霍奇金淋巴瘤

此类患者多见于青年，儿童少见。主要表现为：①淋巴结肿大：首发症状常是无痛性颈部或锁骨上淋巴结进行性肿大(占 60%～80%),其次为腋下淋巴结肿大。肿大的淋巴结可以活动,也可互相粘连,融合成块,触诊有软骨样感觉。少数 HL 可浸润器官组织或因深部淋巴结肿大压迫,引起各种相应症状(见 NHL)。②带状疱疹:5%～16%的 HL 患者发生带状疱疹。③酒精性疼痛:饮酒后引起的淋巴结疼痛是 HL 所特有,但并非每一个 HL 患者都是如此。④全身症状:发热、盗汗、瘙痒及消瘦等全身症状较多见。30%～40%的 HL 患者以原因不明的持续发热为起病症状。这类患者一般年龄稍大,男性较多,常有腹膜后淋巴结累及。周期性发热(Pel-Ebstein 热)约见于 1/6 的患者。可有局部及全身皮肤瘙痒,多为年轻女性。瘙痒可为 HL 的唯一全身症状。

2.非霍奇金淋巴瘤

相对于 HL,NHL 的临床表现有如下两个特点:①随年龄增长而发病增多,男较女为多;除惰性淋巴瘤外,一般发展迅速。②NHL 有远处扩散和结外侵犯倾向,无痛性颈和锁骨上淋巴结进行性肿大为首发表现者较 HL 少。NHL 对各器官的压迫和浸润较 HL 多见,常以高热或各器官、系统症状为主要临床表现。咽淋巴环病变临床有吞咽困难、鼻塞、鼻出血及颌下淋巴结肿大。胸部以肺门及纵隔受累最多,半数有肺部浸润或胸腔积液。可致咳嗽、胸闷、气促、肺不张及上腔静脉压迫综合征等。累及胃肠道的部位以回肠为多,其次为胃,结肠很少受累。临床表现有腹痛、腹泻和腹块,症状可类似消化性溃疡、肠结核或脂肪泻等,常因肠梗阻或大量出血施行手术而确诊。肝大,黄疸仅见于较后期的病例。原发于脾的 NHL 较少见。腹膜后淋巴结肿大可压迫输尿管,引起肾盂积水。肾损害主要为肾肿大、高血压、肾功能不全及肾病综合征。中枢神经系统病变累及脑膜及脊髓为主。硬膜外肿块可导致脊髓压迫症。骨骼损害以胸椎及腰椎最常见,表现为骨痛,腰椎或胸椎破坏,脊髓压迫症等。约 20%的 NHL 患者在晚期累及骨髓,发展成急性淋巴细胞白血病。皮肤受累表现为肿块、皮下结节、浸润性斑块、溃疡等。

四、辅助检查

1.血液和骨髓检查

HL 常有轻或中度贫血,部分患者嗜酸性粒细胞升高。骨髓被广泛浸润或发生脾功能亢进时,血细胞减少。骨髓涂片找到 R-S 细胞是 HL 骨髓浸润的依据,活检可提高阳性率。

NHL 白细胞数多正常,伴有淋巴细胞绝对和相对增多。一部分患者的骨髓涂片中可找到淋巴瘤细胞。晚期并发急性淋巴细胞白血病时,可呈现白血病样血象和骨髓象。

2.生化检查

疾病活动期有血沉增速,血清乳酸脱氢酶升高提示预后不良。如血清碱性磷酸酶活力或血钙增加,提示骨骼累及。B 细胞 NHL 可并发抗人球蛋白试验阳性或阴性的溶血性贫血,少数可出现单株 IgG 或 IgM。中枢神经系统累及时脑脊液中蛋白升高。

3.影像学检查

胸部 X 线、腹部超声或胸(腹)部 CT 有助于确定病变的部位及其范围。

4.病理学检查

病理学检查是诊断淋巴瘤的基本方法。淋巴结活检是淋巴瘤确诊和分型的主要依据。

五、诊断要点

进行性、无痛性淋巴结肿大者,应做淋巴结印片及病理切片或淋巴结穿刺物涂片检查即可确诊。根据组织病理学作出淋巴瘤的诊断和分类分型诊断后,还需根据淋巴瘤的分布范围,按照 Ann Arbor(1966 年)提出的 HL 临床分期方案(NHL 也参照使用)分期如下。

Ⅰ期。病变仅限于 1 个淋巴结区(Ⅰ)或单个结外器官局部受累(ⅠE)。

Ⅱ期。病变累及横膈同侧两个或更多的淋巴结区(Ⅱ),或病变局限侵犯淋巴结以外器官及横膈同侧 1 个以上淋巴结区(ⅡE)。

Ⅲ期。横膈上下均有淋巴结病变(Ⅲ)。可伴脾累及(ⅢS)、结外器官局限受累(ⅢE),或脾与局限性结外器官受累(ⅢSE)。

Ⅳ期。1 个或多个结外器官受到广泛性或播散性侵犯,伴或不伴淋巴结肿大。肝或骨髓只要受到累及均属Ⅳ期。

累及的部位可采用下列记录符号:E,结外;X,直径 10cm 以上的巨块;M,骨髓;S,脾;H,肝;O,骨骼;D,皮肤;P,胸膜;L,肺。

为提高临床分期的准确性,肿大的淋巴结也可穿刺涂片进行细胞形态学、免疫学和分子生物学检查,作为分期的依据。

每一个临床分期按全身症状的有无分为 A、B 二组。无症状者为 A,有症状者为 B。全身症状包括三个方面:①发热 38℃ 以上,连续 3 天以上,且无感染原因。②6 个月内体重减轻10% 以上。③盗汗:即入睡后出汗。

六、治疗要点

以化疗为主的化、放疗结合的综合治疗,是目前治疗淋巴瘤的基本策略。

(1)化学治疗。HLⅢ、HLⅣ和 NHL 低度恶性Ⅲ、Ⅳ期以及 NHL 中高度恶性,即使临床分期为Ⅰ、Ⅱ患者均以化疗为主,必要时局部放疗。多采用联合化疗,争取首次治疗获得缓解,有利于患者长期存活。

(2)放射治疗。霍奇金病放疗疗效较好,早期常可达到根治目的。非霍奇金淋巴瘤对放射治疗敏感,但复发率高。放射治疗包括扩大及全身淋巴结照射两种。

(3)生物治疗。单克隆抗体(CD20)、干扰素等。

(4)抗幽门螺杆菌的药物治疗。

(5)骨髓或造血干细胞移植。55 岁以下、重要脏器功能正常、如属缓解期短、难治易复发的侵袭性淋巴瘤、4 个 CHOP 方案能使淋巴结缩小超过 3/4 者,可考虑全淋巴结放疗(即斗篷式合并倒"Y"字式扩大照射)及大剂量联合化疗后进行异基因或自身骨髓(或外周造血干细胞)移植,以期最大限度地杀灭肿瘤细胞,取得较长期缓解和无病存活。

(6)手术治疗:合并脾功能亢进者如有切脾指征,可行脾切除术以提高血象,为以后化疗创造有利条件。

七、护理要点

1.病情观察

观察全身症状如贫血、乏力、消瘦、盗汗、发热、皮肤瘙痒、肝脾肿大等;观察淋巴结肿大所累及范围、大小;严密观察有无深部淋巴结肿大引起的压迫症状,如纵隔淋巴结肿大引起咳嗽、呼吸困难、上腔静脉压迫症,腹膜后淋巴结肿大可压迫输尿管引起肾盂积水;观察有无骨骼浸润,警惕病理性骨折、脊髓压迫症发生。

2.休息与活动

早期患者可适当活动,有发热、明显浸润症状或化疗、放疗时应卧床休息,以减少消耗,保护机体。

3.饮食护理

给予患者高热量、高蛋白、丰富维生素、易消化的食物,多饮水,以增强机体对化疗、放疗的承受力,促进毒素排泄。

4.发热护理

按发热护理常规进行。

5.放疗护理

保持皮肤清洁,每日用温水擦洗,尤其要保护放疗照射区域皮肤,避免一切刺激因素如日晒、冷热、各种消毒剂、肥皂、胶布等对皮肤的刺激,内衣选用吸水性强柔软棉织品,宜宽大。恶性淋巴瘤溃烂后,伤口不易愈合,所以建议不要用或者少用外贴膏药。以防溃烂。

6.淋巴结穿刺的护理

协助医生做好淋巴结穿刺。穿刺过程如下:①选择适于穿刺的部位,一般取肿大较明显的淋巴结。②常规消毒局部皮肤和术者手指。③术者以左手食指和拇指固定淋巴结,右手持 10mL 干燥注射器将针头直接刺入淋巴结内,深度依淋巴结大小而定,然后边拔针边用力抽吸,利用空针内的负压将淋巴结内的液体和细胞成分吸出。④固定注射器内栓拔出针头后将注射器取下,充气后再将针头内的抽出液喷射到玻璃片上制成均匀涂片,染色镜检。⑤术后穿刺部位用无菌纱布覆盖,并以胶布固定。

7.健康教育

①淋巴瘤的治疗已取得了很大进步,HL 已成为化疗可治愈的肿瘤之一。向患者或家属解释本病的特点,介绍目前治疗有效的方案,提高患者治疗疾病的信心。②告诉患者如何配合化疗或放疗,怎样最大限度地降低放化疗的不良反应。③预防感染,做好保护性隔离是淋巴瘤患者应该知晓的重要知识。④自我病情监测,出现疲乏无力、发热、盗汗、咳嗽、气促,腹痛、腹泻、皮肤瘙痒或口腔溃疡,或发现淋巴结肿大等应及时就诊。

第七章　骨科护理

第一节　腰椎间盘突出症

腰椎间盘突出症是由于腰椎间盘突出、压迫相应神经根引起的以腰腿痛为主要症状的疾病。腰椎间盘突出症是骨科的常见病和多见病,是腰腿痛的最常见病因。好发于 20～50 岁,男女之比为(4～6)∶1。腰椎间盘突出症是压迫马尾神经所造成的。腰椎间盘突出症状主要发生于 L_4～L_5 和 L_5～S_1,占腰椎间盘突出症的 90%～96%。

一、病因及发病机制

1.椎间盘退变

它是最基本的因素,主要表现为纤维环和髓核含水量减少,透明质酸和角化硫酸盐减少,导致髓核张力下降,弹性减小,尤其以纤维环后外侧最明显。

2.损伤

积累伤力,特别是反复弯腰、扭转动作,是椎间盘变性的主要原因,也往往是急性发作的诱因。

3.遗传因素

本病有一定家族好发倾向,20 岁以下的青年患者中有 32% 的阳性家族史。

此外,还与腰部过度负荷、妊娠、脊椎畸形、急性损伤等因素有关。

二、临床表现

(1)腰痛伴下肢放射痛,下肢放射痛的特点:疼痛沿神经根分布区放射;疼痛与腹压有关;疼痛与体位和活动有明显关系,一般于活动或劳累后疼痛加重,卧床休息后好转。

(2)下肢运动、感觉异常,受累神经根所支配的区域产生肌力和感觉异常。早期感觉过敏,晚期感觉减退、消失。

(3)马尾神经受压,产生大小便功能障碍,马鞍区感觉异常。

(4)脊柱侧弯、腰部活动受限和骶棘肌痉挛。

三、辅助检查

影像学检查系诊断腰椎间盘突出症的重要手段。

（1）X 线能直接反映腰部有无侧突、椎间隙有无狭窄等。

（2）CT 可显示黄韧带是否增厚及椎间盘突出的大小、方向等。

（3）MRI 显示椎管形态，全面反映出各椎体、椎间盘有无病变及神经根和脊髓受压情况，对本病有较大诊断价值。

四、治疗

依据临床症状的严重程度，采用非手术或手术方法治疗。

1.非手术治疗

适用于初次发作、病程较短且经休息后症状明显缓解，影像学检查无严重突出者。80%～90%的患者可经非手术治愈。

2.手术治疗

有 10%～20%的患者需要手术治疗。

五、观察要点

（1）观察伤口引流同脊柱侧弯术后护理。

（2）观察双下肢的感觉、活动，与术前作对比。

（3）注意观察患者是否有过敏反应，如皮疹、皮肤发痒等，预防过敏性休克。

（4）观察是否有神经根刺激征，术后口服地塞米松 3 天及抗过敏药物。如患者出现腰臀部疼痛，应考虑为腰肌血肿，通知医生及时处理。

六、护理

1.卧床休息

严重的患者应严格卧床休息 2～3 周，包括吃饭、洗漱、大小便均在床上，症状缓解后可在腰围保护下逐渐站立、坐起或下床活动。起床时注意避免腰部用力和体位的突然改变，可先卧位戴好腰围，再将床头摇高至 90°，然后将双下肢移到床边着地后慢慢站立行走；躺下时先坐于床边，身体移到床上后再将床头摇下，平躺后取下腰围；也可侧卧位以手臂支撑起床。

2.腰围佩戴时间

腰部症状较重时应随时佩戴；轻症患者可在外出或较长时间站立及固定姿势坐位时使用，睡眠及休息时取下。使用腰围期间应加强腰背肌锻炼，防止和减轻腰部肌肉萎缩。

3.行腰椎牵引治疗的护理

（1）牵引治疗前做好解释工作，告知注意事项以取得配合。

（2）遵医嘱选择合适的体位（三曲位、仰卧位、俯卧位）及牵引重量、牵引角度，牵引时上下衣分开，固定带松紧适宜，使患者舒适持久。

（3）牵引时嘱患者全身肌肉放松，以减少躯干部肌肉收缩而产生的抵抗力，疼痛较甚不能平卧的患者可使用三角枕垫于膝下缓解不适。

(4)牵引过程中随时询问患者感受,观察是否有胸闷、心慌等不适,及时调整,出现疼痛加重等不适应时立即停止治疗,通知医生处理。

(5)注意防寒保暖,用大毛巾或薄被覆盖身体。

(6)腰椎牵引后宜平卧 20 分钟再翻身活动。

4.行手法整复治疗的护理

(1)整复前告知患者及家属整复方法及配合注意事项。

(2)整复后注意观察腰部疼痛、活动度、双下肢感觉运动及大小便等情况。

(3)卧床休息,定时翻身,避免压伤;为增加舒适度,仰卧时在腰部放置腰垫以维持生理曲度。

(4)复位 3 天后,在医护人员指导下佩戴腰围下床活动。

5.功能锻炼

疼痛缓解后根据病情循序渐进、从易到难进行腰背部核心力量训练,顺序为背桥→腹桥(肘膝位)→腹桥(肘足位)→侧桥,练习至轻度疲劳。连续练习 4～8 周,待症状体征消失后,每周坚持 2～3 次上述运动,以增强脊柱稳定性,预防复发。具体方法如下。

(1)背桥

①基本动作:仰卧,双手交叉置于胸前,屈膝 90°,头、肩、双足支撑,腰部发力,抬高腰臀部,使躯干、骨盆、双大腿成一直线,保持姿势 15～20 秒为一次,慢慢回到起始位置,重复动作 3～5 次为一组,每天 2～3 组。

②进阶动作:在基本动作的基础上,抬起左下肢(膝关节伸直),使双大腿平行,保持 15～20 秒,慢慢回到起始位置,频率同前。右下肢同理。

(2)腹桥(肘膝位)

①基本动作:俯卧,屈肘、屈膝 90°,双肘、双膝支撑于床面,与肩同宽,臀、腰、背成一直线,保持 15～20 秒为一次,慢慢回到起始位置,重复 3～5 次为一组,每天 2～3 组。

②八级腹桥:第一级:基本动作保持 60 秒;第二级:右肘、双膝支撑,向前方抬起左上肢,与身体在同一直线,保持 15 秒;第三级:左肘、双膝支撑,向前方抬起右上肢,与身体在同一直线,保持 15 秒;第四级:双肘、右膝支撑,抬起左下肢,与身体在同一直线,保持 15°;第五级:双肘、左膝支撑,抬起右下肢,与身体在同一直线,保持 15 秒;第六级:右肘、左膝支撑,同时抬起左下肢和右下肢,与身体在同一直线,保持 15 秒;第七级:左肘、右膝支撑,同时抬起右下肢和左下肢,与身体在同一直线,保持 15 秒;第八级:回归基本动作保持 30 秒。八级完成为一组,每天 2～3 组。

(3)侧桥:侧卧,右前臂屈肘 90°支撑,左手叉腰,双足并拢,抬起臀部,使身体成一直线,靠右上肢和右下肢支撑身体重量,保持 15～20 秒,慢慢回到起始位置,重复动作 3～5 次为一组,每天 2～3 组。左侧同理。

七、健康教育

(1)注意腰部及下肢的保暖、防寒湿侵袭。不要长期穿 3cm 以上的高跟鞋。腰部劳累后，应注意卧床休息，以减轻肌肉的紧张、椎间盘的压力。指导正确咳嗽、打喷嚏的方法，注意保护腰部，避免诱发和加重疼痛。手术患者 1 个月内尽量以卧床休息为主。

(2)养成良好的生活、工作方式，注意避免对腰椎有伤害的动作，如久站、久坐、久行，避免坐矮凳、软沙发、长时间弯腰工作、跷二郎腿、斜着身子讲课或工作等。还应特别注意生活中坐、卧、站立及劳动时的正确方法，这对预防腰椎间盘突出症的发生和复发有很大的帮助。

①坐姿。正确的坐姿是上身坐直，不要弓腰或后仰，坐位的高度应使双髋关节和双膝关节自然弯曲 90°左右为宜，座位不可过于柔软，不宜坐低于 20cm 的矮凳。可坐有靠背的椅子，这样可以承担躯体的部分重量，使腰背部相对处于松弛状态，减少腰背劳损的机会。

②卧姿。以仰卧为主，侧卧和俯卧均可，床不能太软或太硬，枕头不要过高。仰卧位时可在膝、腿下垫枕。侧卧位时屈髋屈膝，两腿分开，上腿下垫枕，避免脊柱弯曲的"蛇缩"姿势。俯卧位时可在腹部及髋部垫薄枕，以使脊柱肌肉放松。

③起床姿势。患者由卧位到坐位尽量不要由仰卧直接坐起，这样会加大腰椎间盘的应力，诱发腰椎间盘突出症的发生。可采取侧卧位手臂支撑起床。

④站姿。正确的站立姿势是膝关节微屈，自然收腹，挺胸抬头，使身体的重心落在承重的足上。

⑤劳动姿势。长期伏案工作者需要注意桌、椅高度，定期改变姿势。职业工作中需要常弯腰动作者，应定时伸腰、挺胸活动，并使用宽的腰带。一般情况下应当避免搬抬重物，在必须搬抬时应注意尽量减小弯腰幅度，最好是利用屈膝屈髋将重心放低并尽量与要搬抬的重物在一条竖直线上，这样能最大限度保护腰椎不受损伤。同时，应当逐步加大用力，防止腰部的突然受力，这对于那些很少进行体力劳动的白领人群尤其应当注意。

(3)正确佩戴腰围。根据病情掌握佩戴时间，腰部症状较重时应随时佩戴，轻症患者可在外出或较长时间站立及固定姿势坐位时使用，睡眠及休息时取下。腰围佩戴一般 3 个月，3 个月内避免剧烈活动，不能做弯腰持重物的动作，半年内不做重体力劳动。

(4)加强营养，保持心情愉悦，坚持腰背肌、腹肌功能锻炼，积极参加适当体育锻炼，增强腰腹部肌肉力量，降低腰椎间盘突出症发病机会，如游泳、快步行走、慢跑、骑自行车等运动。避免打羽毛球、网球、高尔夫、呼啦圈、拔河等运动，因为这些运动造成腰椎单侧用力，反复屈伸或旋转，使得脊柱受力不均匀，破坏了脊柱生物力学的平衡，为腰椎间盘突出症复发埋下了隐患。

第二节 颈椎病

颈椎病是指由于颈椎间盘的退变及其继发性椎间关节退行性改变,从而引起颈部脊髓、神经、血管损害而表现出的相应症状及体征的一类疾病。常见于30岁以上低头工作者,男性多于女性。引起颈椎病常见的原因是颈椎退行性改变,严重的退变可引起周围的神经、血管等组织的受压。另外,先天性颈椎管狭窄也可引起颈椎病。创伤为颈椎病的主要诱因。颈椎病分为神经根型、脊髓型、交感型、椎动脉型及混合型。

一、病因及发病机制

1.颈椎间盘退行性改变

它是颈椎病发生和发展中的最基本的原因。颈椎间盘不仅退变出现最早,而且是诱发和促进颈部其他部分退变的重要因素。椎间盘变性后椎间关节不稳和异常活动而波及小关节,早期为软骨退变,渐而波及软骨下,形成骨关节炎,使关节间隙变窄,关节突肥大和骨刺形成,使椎间孔变窄,刺激或压迫神经根。钩椎关节侧前方退行性改变可刺激或压迫椎动脉,产生椎-基底动脉供血不全症状。在椎间盘、关节突发生退变的同时,黄韧带和前、后纵韧带亦增生肥厚,后期骨化或钙化,使椎管变窄;或在颈后伸时形成皱折,突向椎管,使脊髓及血管或神经根受到刺激或压迫。

2.创伤

头颈部创伤与颈椎病的发病和发展有直接关系,可使原已退变的颈椎及椎间盘损害加重。睡眠体位的不良、工作姿势不当等慢性劳损则可加速颈椎退变的进程。

3.先天性颈椎管狭窄

它指在胚胎或发育过程中椎弓根过短,使椎管矢状径小于正常值(14~16mm),因此,较轻的退变即可出现症状。颈椎畸形和颅底畸形与颈椎病的发生也有重要关系。

颈椎退变后是否出现症状,取决于椎管发育的大小和退变的程度。发育性颈椎管狭窄患者更易发病,轻微退变及创伤即可致病,症状与体征也较明显,而且非手术疗法难以使症状消失,即使消失也易于复发。合并颈椎管狭窄的颈椎病患者,在采用非手术疗法无效时,应及早手术治疗,手术时如果不同时扩大颈椎管,则效果常不佳。

二、临床表现

1.神经根型颈椎病

临床上最常见,主要因椎间盘向后外侧突出,钩椎关节或关节突增生、肥大,压迫或刺激神经根,引起颈部疼痛及僵硬。表现为颈肩痛、颈项僵直,不能做点头运动、仰头及转头活动,疼痛沿神经根支配区放射至上臂、前臂、手及手指,伴有上肢麻木、活动不灵活,X线片可显示椎间隙狭窄,椎间孔变窄,后缘骨质增生,钩椎关节骨赘形成。压头试验:患者端坐,头后仰并偏向患侧,检查者用手掌在其头顶加压,可诱发颈痛及上肢放射痛。

2.脊髓型颈椎病

其致病原因为后突的髓核、椎体后缘骨赘、增生肥厚的黄韧带及钙化的后纵韧带压迫或刺激所致,多发生于40~60岁的中年人,早期表现为单侧或双侧下肢发紧发麻,步态不稳,有踩棉花样感觉。继而一侧或双侧上肢发麻,持物不稳,所持物容易坠落,严重时可发生四肢瘫痪,小便潴留,卧床不起,自下而上的上运动神经元性瘫痪。X线检查可显示颈椎间盘狭窄和骨赘形成。

3.椎动脉型颈椎病

因上行的椎动脉被压迫、扭曲,造成颅内一过性缺血所致。表现为头痛、头晕、颈后伸或侧弯时眩晕加重,视觉障碍,并可有恶心、耳鸣、耳聋,甚至突然摔倒等症状。X线检查可见正位片钩椎关节模糊,骨质硬化并有骨赘形成。

4.交感型颈椎病

它是颈椎旁的交感神经节后纤维被压迫或刺激所致。表现有头痛、头晕、耳鸣、枕部痛、视物模糊、流泪、眼窝胀痛、鼻塞、心律失常、血压升高或降低、皮肤瘙痒、麻木感、多汗或少汗。

5.混合型

临床上共存两型以上症状,则称为混合型。

三、辅助检查

1.实验室检查

脊髓型颈椎病者行脑脊液动力学试验显示椎管有梗阻现象。

2.影像学检查

颈椎X线检查可见颈椎曲度改变,生理前凸减小、消失或反常,椎间隙狭窄,椎体后缘骨赘形成,椎间孔狭窄。CT和MRI可示颈椎间盘突出,颈椎管矢状径变小,脊髓受压。

四、治疗

神经根型、椎动脉型和交感神经型颈椎病以非手术治疗为主;脊髓型颈椎病由于疾病自然史逐渐发展使症状加重,故确诊后应及时行手术治疗。

五、护理

1.枕颌带牵引护理

(1)做好健康宣教,牵引治疗前告知患者和家属牵引的目的和注意事项,取得配合。

(2)枕颌带牵引分坐位和卧位,根据病情选择合适的牵引体位和牵引角度(前屈位、水平位、背伸位)、重量、时间,一般牵引重量2~6kg,每日1~2次,每次1h。卧位时,根据牵引角度调节枕头高度,保持有效的牵引力线,颈部不要悬空。

(3)牵引时颈部制动。牵引过程中观察枕颌带位置是否舒适,耳廓有无受压,必要时下颌或面部可垫软毛巾。男患者避免压迫喉结,女患者避免头发压在牵引带内。

(4)牵引过程中加强巡视,观察患者有无疼痛加重、头晕、恶心、心慌等不适,并根据情况及时报告医师处理。

(5)疼痛较甚的患者去除牵引时要逐渐减轻重量,防止肌肉快速回缩。

(6)牵引结束后,颈部应制动休息 10～20 分钟。

2.用药护理

遵医嘱准确用药,口服颈痛颗粒、三七片等活血化瘀、行气止痛的药物,应于三餐后半小时服用;外用膏药的患者应于晚上睡前贴、早上取,以免引起皮肤过敏;药物过敏立即停用。

3.佩戴颈托的护理

根据病情,对于颈椎不稳需限制颈部活动的患者应佩戴颈托。颈托大小应合适,于起床活动时佩戴,卧床时可取下。

4.功能锻炼

颈椎病患者应加强颈部肌肉力量训练,以增强颈部的稳定性。目前临床主要采用颈椎的抗阻运动训练,具体方法如下:

(1)抗阻低头。立正站立,双足分开与肩同宽,双眼平视前方,双手交叉掌心放于前额部,低头时交叉的双手给头一定抵抗,坚持 15 秒,使颈部保持直立。此为一次,3～5 次为一组,每天 2～3 组。

(2)抗阻仰头。姿势同前,双手交叉掌心放于枕后,当头后仰时给一定的阻力,坚持 15 秒,使颈部保持直立。频次同前。

(3)抗阻侧头。姿势同前,左手手掌放于左侧面部,头偏向左侧时给予一定抵抗,坚持 15 秒,使颈部保持直立。右侧反之。频次同前。

(4)抗阻转头。姿势同前,头左转于 45°,左手手掌放于左侧颞部,头再向左转时给予一定抵抗,坚持 15 秒,使颈部左转 45°。右侧反之。频次同前。

六、健康宣教

(1)在日常生活中应注意保持头颈正确的姿势,睡眠时要选择合适的枕头,不宜过高或过低,平躺时颈部避免悬空,侧卧时枕头高度与肩高一致。

(2)养成良好的工作和学习习惯,长期低头伏案工作者,要注意每工作一小时左右就要适当地活动颈部,以消除颈部肌肉、韧带的疲劳,防止劳损,注意避免颈部的剧烈转动;不要躺在床上看书、看电视,避免颈部扭曲。

(3)注意颈部保暖,避免各种诱发因素。天冷时可穿高领衣服或戴围巾,热天空调、风扇不能直对颈部。

(4)非手术治疗患者在开车或坐车、剧烈运动、疲劳或强迫动作比较难保持颈部姿势时需佩戴颈托。手术患者遵医嘱佩戴颈托 2～3 个月，卧位时不需佩戴，坐位和下床时佩戴。

（5）坚持颈部功能锻炼，以增强颈椎稳定性。如出现颈肩部疼痛、四肢感觉麻木、乏力等不适时及时就诊。

第三节　肘关节骨折与脱位

肘关节是上肢中连接手、腕与肩关节且发挥重要功能的复杂结构。它的主要功能是摆放手在空间中的位置，如果此功能丧失会严重影响日常生活所需的活动范围。肘关节由肱骨远端，桡骨小头和尺骨近端所组成，包括三个关节，即肱尺关节、肱桡关节和上尺桡关节，它们共同被包在一个关节囊内，其容积为 15～20mL。软组织分为静力稳定结构（内侧副韧带、外侧副韧带和关节囊）和动力稳定结构（肘关节周围肌肉，可提供肘关节的压应力和活动功能）。

一、桡骨头骨折

桡骨头骨折包括桡骨头部、颈部骨折和桡骨头骨骺分离，亦称辅骨上端骨折。桡骨头骨折由间接暴力所致，属关节内骨折，是成年人易发生的肘部损伤，通常临床症状较轻，易被漏诊和误诊，若未能及时治疗，将造成前臂旋转功能障碍或引起创伤性关节炎。护理的目的在于恢复肘关节伸屈和前臂旋转活动功能。护理要点如下：

（1）观察患肢血运、感觉、固定的松紧度，维持患肢功能位，预防皮肤压伤，早期活动手指关节、腕关节和肩关节，取除固定后练习肘部屈伸、前臂旋转功能活动，幅度由小到大，循序渐进。

（2）术后护理：Mason Ⅱ 型桡骨头骨折患者行颈腕吊带制动 2～3 周，疼痛缓解后即进行肘关节屈伸练习，屈肘 90°行前臂旋前旋后练习预防肘关节僵硬。Mason Ⅲ～Ⅳ型桡骨头骨折患者屈肘位支具外固定 3～4 周，3 周后行轻柔的肘关节屈伸练习及屈肘 900 时前臂的旋前旋后练习；6 周后逐渐增加肘关节负重。外侧副韧带缝合铆钉修复术后 6 周内限制肩关节外展预防内翻应力。

二、尺骨鹰嘴骨折

尺骨近端后方位于皮下的突起称为鹰嘴，其与前方的尺骨冠状突构成半月切迹，此切迹恰与肱骨滑车形成关节。除少数尺骨鹰嘴撕脱骨折外，大多数病例是波及半月切迹的关节内骨折。直接暴力和间接暴力均可造成尺骨鹰嘴骨折，以间接暴力为多见。伤后患者肘关节疼痛、肿胀明显，呈半屈状，伸屈功能障碍。局限性压痛，骨折端可触及凹陷。不能抗重力伸肘是可以引出的最重要体征，表明肱三头肌的伸肘功能丧失，伸肌装置连续性中断，此体征的出现与否对确定治疗方案非常重要，有时合并尺神经损伤。其治疗原则：准确复位，恢复光滑的关节面，避免创伤性关节炎发生；固定强度足够，允许早期功能锻炼；恢复肘关节正常的伸肘功能。其护理要点如下：

（1）观察患肢血运、末梢感觉运动，观察外固定松紧是否合适，是否有效。

（2）外敷新伤药的患者，注意局部皮肤有无过敏。

（3）指导功能锻炼：无移位骨折固定后即开始作握拳、腕关节屈伸活动，在健肢辅助下进行肩关节前屈、后伸、外展、水平内收、水平外展等各方向运动，防止肌肉萎缩和关节粘连；2 周后，每日解除固定，作轻手法的抚摩、揉按等手法治疗一次，并在无痛前提下，作肘关节的小范围屈伸活动，治疗结束后恢复固定；3～4 周解除固定后，逐渐加强肘关节主动功能活动，按摩加用揉捏、摇晃及适度的扳法，直至能完全恢复。有移位骨折在 4 周以内只做手指、腕关节屈伸和肩关节活动，禁止肘关节屈伸活动；4～6 周解除固定后在健手扶持下才逐步作肘关节主动屈伸锻炼，严禁暴力被动屈肘，逐渐加大肘关节活动幅度，使关节面磨造塑形，保持光滑，避免后遗创伤性关节炎。老年患者尤应早期加强功能锻炼。

三、肱骨髁间骨折

肱骨髁间骨折是肘部外伤中最为复杂的关节内骨折，多为粉碎性，复位困难，容易发生关节僵硬等并发症。多见于青壮年，在青年患者中髁间骨折往往由高能量损伤引起，老年患者低能量损伤即可造成此类骨折。患者伤后肘关节剧烈疼痛，肿胀明显，肘部明显畸形，并有肘部大面积瘀斑，关节功能障碍。其治疗目的是恢复肱骨髁原有的宽度，维持关节面的平衡和光滑，保证足够的活动度和稳定性，利于早期功能锻炼，以获得良好的功能恢复。大多数患者应尽早进行手术治疗。非手术治疗仅适用于老年患者，特别是合并骨质疏松或无法耐受手术的患者。其护理要点如下：

（1）抬高患肢，密切观察肘部肿胀，有无血管损伤引起的活动性出血。

（2）密切观察伤肢感觉、运动情况，有无神经损伤及血肿压迫而引起的神经损伤。

（3）观察伤肢外固定的松紧度，维持功能位，预防压迫神经或压伤。

（4）出现张力性水泡时积极处理，预防感染。

（5）行尺骨鹰嘴牵引的患者，按骨牵引常规护理。

（6）功能锻炼：髁间骨折为关节内骨折，强调早期进行功能锻炼，利用肌肉收缩活动，改善局部血液循环，矫正残余移位，防止关节粘连及韧带、肌肉的挛缩，以利骨折愈合。骨折整复固定后，即可开始做屈伸手指、腕关节及握拳活动。3～5 天后即开始练习肘关节的自主伸屈活动，但在 2～3 周内，不做与骨折类型相一致的关节活动，即伸直型不做用力伸展，屈曲型不做用力屈曲的活动。解除固定后，可配合中药熏洗和轻柔的松筋类手法，促使肘关节功能的恢复。

四、尺骨冠状突骨折

尺骨冠状突骨折系关节内骨折，单纯尺骨冠状突骨折比较少见，临床上常可合并有肘关节后脱位、肱骨小头粉碎性骨折、尺骨鹰嘴粉碎性骨折、肱骨内髁骨折及其他损伤。尺骨冠状突骨折多是由于肘关节屈曲位着地时,尺骨冠状突与肱骨滑车撞击所致。患者伤后肘部肿痛,伸屈活动受限。可采取手法复位后屈肘90°、前臂旋后位石膏托固定,时间4～6周。但需要注意的是:当合并桡骨头骨折、肘关节后脱位时,冠状突骨折则属于严重损伤,即所谓的"恐怖三联征",必须行手术治疗。其护理要点如下:

对于采用非手术治疗的患者,固定期间保持正确体位,注意观察石膏托的松紧及受压皮肤情况,以及伤肢血运及感觉。指导进行手指及腕关节屈伸活动。拆除固定后,逐渐进行肘关节及肩关节功能锻炼。

五、肱骨小头骨折

该骨折属于关节内骨折,骨折片通常比较小,因而容易发生漏诊,以至延误治疗。常发生于伸肘位跌倒,暴力通过桡骨头撞击肱骨小头而致骨折。症状类似桡骨小头骨折,关节肿胀,活动受限,前臂旋转时疼痛明显。很难触及骨折块,肘后三角关系正常。不管何种治疗均应争取解剖复位早期功能锻炼。

伤后即可开始主动握拳练习及腕关节屈伸活动,每日200次左右。早中期可练习如:端碗、夹菜、系腰带等。病情许可则行耸肩活动、抬臂练习,每日100～200次,可用健手协助,以防止肩关节粘连。伤后第3周开始练习肩部前屈、后伸。拆除外固定后开始进行肘关节活动,直至恢复。

六、肘关节脱位

肘关节脱位是肘部常见损伤,发生率仅次于肩关节脱位。多发生于青少年,男性多于女性。肘关节脱位主要由间接暴力所引起,分为后脱位、前脱位、侧方脱位及爆裂型脱位。发生脱位后需及早复位,延迟的复位会引起长期肘部肿胀和关节活动受限,还会因过度肿胀而减少前臂的血液循环,导致缺血性挛缩。

(一)病因及发病机制

1.直接暴力

较少见。跌倒时,肘关节屈曲,肘后部着地,暴力可引起尺骨鹰嘴骨折,并使尺、桡骨上部脱位至肱骨下端前方。偶尔可伴上尺桡关节分离,形成分离脱位。

2.间接暴力

跌倒时,肘关节伸直,手掌着地,暴力可使鹰嘴滑出鹰嘴窝,撕破关节囊后壁,尺、桡骨上部脱位至肱骨下端后方,尚可伴发向尺侧或桡侧的脱位。

(二)临床表现

前臂疼痛、肿胀、成角畸形、功能障碍,有时可触及骨擦感或假关节活动。

(三)辅助检查

X线检查示肱骨远端与桡、尺骨近端的关节对位关系发生分离。以肱骨远端为标准点,桡、尺骨近端向后上方移位为后脱位,向前下方移位为前脱位,向侧方移位为侧方脱位。肘关节后脱位最常见。

(四)治疗

闭合复位,在局部麻醉下,先纠正侧方移位,然后向前下方推出尺骨鹰嘴,在牵引下逐渐屈肘,出现弹跳感则说明已复位,此时肘关节可恢复无阻力的被动屈伸活动,最后用长臂后石膏托在功能位制动3周,除去制动后,主动联系肘关节的伸屈活动。

(五)观察要点

观察患肢的血液循环、感觉、运动情况。

(六)护理要点

1.非手术治疗及术前护理

(1)心理护理:患者因脱位后关节活动受限可感到不安。及时给患者以精神安慰,减轻紧张心理。同时应向患者及家属说明关节脱位可伴软组织损伤,以引起他们对后期治疗的重视。

(2)饮食:进食易消化食物,补充维生素。

(3)体位:保持肩关节中立位。移动患者时需托扶患肢,动作要轻柔,避免引起疼痛。

(4)肿胀的护理:①早期冷敷,减轻损伤部位的出血和水肿。②24小时后热敷,以减轻肌肉的痉挛。③后期理疗,改善血液循环,促进渗出液的吸收。

(5)外固定护理:①经常查看固定位置有无移动,有无局部压迫症状。②让患者了解固定时限,一般为4周,如合并骨折可适当延长时间。若固定时间过长易发生关节僵硬、过短,损伤的关节囊、韧带得不到充分修复,易发生再脱位。

(6)警惕前臂缺血性坏死:因肘关节前方有血管、神经,肿胀后容易受压,需要随时调整外固定装置的松紧度。密切观察手的感觉、运动和循环情况,出现麻木、疼痛、发凉时,应及时报告医生处理。

(7)正确指导患者功能锻炼,预防关节僵硬、前臂旋转受限及骨化性肌炎。

①用石膏托将肘关节固定于90°,前臂固定于旋前、旋后中间位。固定期间可做伸指握拳等锻炼,同时在外固定保护下做肩、腕关节的活动。

②外固定去除后,练习肘关节的屈伸活动及肘关节周围肌力和前臂旋转。锻炼时应以主动锻炼为主。被动活动时应轻柔,以不引起剧烈疼痛为度;切忌粗暴,以免引起骨化性肌炎而加重肘关节僵硬。

2.术后护理

用三角巾或前臂吊带固定患肩,避免前臂下垂。进行患手抓握练习,以促进血液循环,减轻水肿。

3.健康指导

(1)休息、饮食:保持患肩制动4周,注意补充维生素。

（2）功能锻炼：固定期间进行前臂屈伸、手指抓捏练习；4周后去除外固定，逐步活动肩关节。

（3）关节成形术后，3周左右拆除固定，加强伤肢功能锻炼。

（4）随诊：术后4周拍X线片复查。

第四节　肩关节骨折与脱位

肩关节由肱骨、肩胛骨和锁骨及其附属结构组成，共有六个部分构成了肩关节复合体：盂肱关节、肩锁、胸锁三个解剖学关节和肩胸、肩峰下（第二肩关节）两个关节样结构以及喙锁间的韧带样连接。上述任何一个关节发生病变都可影响整个肩部运动。

一、肩部骨折

（一）肱骨上端骨折

肱骨上端骨折包括肱骨颈（外科颈及解剖颈）骨折、大结节骨折、小结节骨折。总发病率占全身骨折约2%，其中以肱骨外科颈最多见，是此类型骨折中最主要部分。肩部功能障碍，明显叩击痛。患肩肿胀而无"方肩"是与盂肱关节脱位的主要鉴别。其治疗的主要目的是恢复一个无痛的，活动范围正常或接近正常的肩关节。其护理如下：

（1）观察伤肢血液循环、感觉、运动情况。

（2）保持有效固定：向患者讲明固定的目的是维持复位，避免畸形愈合影响功能，引起患者的重视并自觉保护。经常检查固定情况，如过紧或过松要及时调整。嘱患者如有不适及时反映，不要擅自处理。仰卧位时，头部应稍垫高，垫高患肢使患侧肩与躯干平行，以免前屈或后伸。坐起时要给予协助，以免患侧上肢用力不当而影响伤肢的固定。给予生活帮助。

（3）使用三角巾或颈腕吊带悬吊的患者，注意观察颈部皮肤，预防擦伤。

（4）石膏固定的患者，注意询问患者感受，评估石膏的松紧是否合适。

（5）预防关节粘连：复位固定后根据病情早期指导患者主动行手、腕、肘关节活动。2周后进行肩关节的被动活动和钟摆样活动，开始练习肩部前屈、后伸，伴外展型骨折禁止外展，内收型骨折禁止内收。练习活动度由小到大，以患者逐渐适应为准。6周后根据复查X片视骨折愈合情况，全面练习肩关节活动，直至功能完全恢复。

（二）肩胛骨骨折

肩胛骨骨折不常见，多在40～60岁人群发病。肩胛骨位于上肋表面，形如盾甲，不仅有保护胸腔作用，还有固定上肢的作用，鉴于其与锁骨连接紧密，且经关节囊与肱骨上端相连，故损伤有多种不同类型，不同部位骨折，有不同的损伤机制，故处理手段亦有所不同。肩胛骨骨折多由高能量损伤引起。患者有肩部和胸部疼痛、肿胀、瘀斑，患肩不能或不愿活动。患肢不能抬高，活动时疼痛加剧。患者常用健侧手托持患侧肘部，以保护患部。大多数无移位骨折，采用非手术治疗，对症处理。如骨折合并有肋骨骨折和血气胸者，应先注意治疗肋骨骨折和血气

胸。其护理如下:

(1)如骨折合并有肋骨骨折和血气胸者,予半卧位休息,密切观察生命体征,尤其注意呼吸情况,包括频次、深浅、有无反常呼吸、发绀等。鼓励患者做深呼吸和有效咳嗽,排痰,床旁备好氧气、吸痰器等。

(2)如骨折合并脊柱骨折,应按脊柱骨折要求护理。

(3)如合并神经损伤者,应注意观察伤侧肢体的感觉运动,维持肢体于功能位,并加强肢体远端功能锻炼。

(4)早期功能锻炼,避免肩胛骨周围发生粘连而影响关节功能。尤其是老年患者。肩胛骨骨折严重移位者,早期禁止作患侧上肢提物和牵拉动作,但固定后即可开始手指、肘、腕关节的屈伸活动和前臂的旋转活动。2～3周后,可用健手扶持患肢前臂作肩关节轻度活动。解除固定后作肩关节各方向活动,如双手托天、弯弓拔刀、体后拉肩等,直至恢复正常。

二、肩关节脱位

(一)定义

肩关节指肩肱关节,由肱骨头、肩胛盂、关节囊组成,周围的肩袖、肌肉将肱骨悬挂于肩胛骨上。肩关节脱位由直接和间接暴力所致,占全身关节脱位的40%以上,且多发生于青壮年,男性多于女性。分为前脱位、后脱位,以前者较多见。肩关节前脱位以间接暴力引起者最多见,有传导暴力和杠杆暴力两种。因脱位后肱骨头所在的位置不同,又分为肩胛盂下脱位、喙突下脱位和锁骨下脱位。

(二)病因及发病机制

肩关节脱位按肱骨头的位置分为前脱位和后脱位。肩关节前脱位者很多见,常因间接暴力所致,如跌倒时上肢外展外旋,手掌或肘部着地,外力沿肱骨纵轴向上冲击,肱骨头自肩胛下肌和大圆肌之间薄弱部撕脱关节囊,向前下脱出,形成前脱位。肱骨头被推至肩胛骨喙突下,形成喙突下脱位,如暴力较大,肱骨头再向前移至锁骨下,形成锁骨下脱位。后脱位很少见,多由于肩关节受到由前向后的暴力作用或在肩关节内收内旋位跌倒时手部着地引起。后脱位可分为肩胛冈下和肩峰下脱位,肩关节脱位如果在初期治疗不当,可发生习惯性脱位。

(三)临床表现

1.症状

患肩疼痛、肿胀、活动障碍,肩部失去原有圆隆曲线,呈方肩畸形。肩胛盂处有空虚感,有时伴有血管神经损伤。

2.Dugas 征阳性

将患侧肘部紧贴胸壁时,手掌不能搭到健侧肩部;将手掌搭在健侧肩部时,肘部无法贴近胸壁,称 Dugas 征阳性。

（四）辅助检查

X线检查根据肱骨头分离的程度和方向，分为以下几型。

1.肩关节半脱位

关节间隙上宽下窄。肱骨头下移，尚有一半的肱骨头对向肩盂。

2.肩关节前脱位

最多见。其中以喙突下脱位尤为常见。正位片可见肱骨头与肩盂和肩胛颈重叠，位于喙突下 0.5～1.0cm 处。肱骨头呈外旋位，肱骨干轻度外展。肱骨头锁骨下脱位和盂下脱位较少见。

3.肩关节后脱位

少见。值得注意的是正位片肱骨头与肩盂的对位关系尚好，关节间隙存在，极易漏诊。只有在侧位片或腋位片才能显示肱骨头向后脱出，位于肩盂后方。

（五）治疗

1.手法复位

脱位后应尽快复位，选择适当麻醉（臂丛麻醉或全身麻醉），使肌肉松弛并使复位在无痛下进行。老年人或肌力弱者也可在止痛剂下（例如哌替啶 75～100mg）进行。习惯性脱位可不用麻醉。复位手法要轻柔，禁用粗暴手法以免发生骨折或损伤神经等附加损伤。

2.手术复位

有少数肩关节脱位需要手术复位，其适应证为肩关节前脱位并发肱二头肌长头肌腱向后滑脱阻碍手法复位者，肱骨大结节撕脱骨折，骨折片卡在肱骨头与关节盂之间影响复位者，合并肱骨外科颈骨折，手法不能整复者，合并喙突、肩峰或肩关节盂骨折，移位明显者，合并腋部大血管损伤者。

（六）观察要点

（1）石膏固定者，观察末梢血液循环情况，肢端出现肿胀、麻木、皮肤发绀、皮温降低及疼痛，说明有血液循环障碍，应报告医生及时处理。

（2）牵引患者应观察是否为有效牵引，有无压迫神经的症状，保持患肢的功能位。

（七）护理要点

1.常规护理

（1）心理护理。给予患者生活上的照顾，及时解决患者的困难，给患者精神安慰，减轻紧张心理。

（2）活动指导

①抬高患肢，以利于静脉回流，减轻肿胀。

②指导患者进行正确的功能锻炼。

③协助医生及时复位，并向患者讲述复位后固定的重要性，防止习惯性脱位。

（3）疼痛的护理

①疼痛时给止痛剂，局部早期可冷敷，超过 24 小时局部热敷以减轻肌肉痉挛引起的疼痛。

②抬高患肢，保持功能位，以利消除肿胀。

③指导患者早期进行功能锻炼。

（4）手术护理。准备手术的患者，做好术前准备及术后护理。

2.健康指导

为了促进关节功能的早日恢复，防止关节功能锻炼，避免发生再脱位，在关节脱位数日后，就要开始适当的关节周围肌肉的收缩活动和其他关节的主动运动。

三、肩关节骨折脱位

（一）盂肱关节脱位-骨折

盂肱关节脱位并发骨折可由两种机制所引起，其中包括引起脱位的暴力直接作用关节盂或肱骨上端所引起，另一种为脱位后生理位置的改变，由于软组织的牵拉所引起。盂肱关节脱位并发骨折具有多种类型。

（二）肩胛骨骨折-脱位

此种类型的损伤比较少见，多为直接暴力所引起，可并发肋骨骨折或胸部损伤。因此对这种类型损伤的患者应进行比较全面的检查，在病情平稳后再对其进行处理。肩关节脱位并发肩胛骨骨折可分为胸锁或肩锁关节脱位并发肩胛骨骨折和盂肱关节脱位并发肩胛骨骨折两种类型。

第八章　妇产科疾病护理

第一节　闭经

年龄大于 14 岁,第二性征未发育;或者年龄大于 16 岁,第二性征已发育,月经还未来潮者称为原发性闭经。正常月经周期建立后,月经停止 6 个月以上,或按自身原有月经周期停止 3 个周期以上称为继发性闭经。按生殖轴病变和功能失调的部位分为下丘脑性闭经、垂体性闭经、卵巢性闭经、子宫性闭经以及下生殖道发育异常性闭经。WHO 将闭经归纳为 3 种类型:①Ⅰ型无内源性雌激素产生,FSH 水平正常或低下,PRL 水平正常,无下丘脑-垂体器质性病变的证据。②Ⅱ型有内源性雌激素产生、FSH 及 PRL 水平正常。③Ⅲ型 FSH 升高,提示卵巢功能衰竭。

一、诊断标准

1.临床表现

(1)病史:包括月经史、婚育史、服药史、子宫手术史、家族史以及发病的可能起因和伴随症状,如环境变化、精神心理创伤、情感应激、运动性职业或过强运动、营养状况及有无头痛、溢乳等;对原发性闭经患者应了解青春期生长和发育进程。

(2)查体

①全身检查。包括智力、身高、体重、第二性征发育情况、有无发育畸形,有无甲状腺肿大,有无乳房溢乳,皮肤色泽及毛发分布。对原发性闭经、性征幼稚者还应检查嗅觉有无缺失。

②妇科检查。内、外生殖器发育情况及有无畸形;已婚妇女可通过检查阴道及宫颈黏液了解体内雌激素的水平。

2.辅助检查

有性生活史的妇女出现闭经,必须首先排除妊娠。

(1)评估雌激素水平以确定闭经程度:①孕激素试验:黄体酮 20mg,肌内注射,每日 1 次,共 5 天。停药后 2~7 天有撤药性出血者为阳性,表明体内雌激素达一定水平。停药后无撤退性出血者,可能为内源性雌激素水平低下或子宫病变所致闭经。②雌、孕激素试验:服用雌激素如戊酸雌二醇或 17β-雌二醇 2~4mg/d 或结合雌激素 0.625~1.25mg/d,20~30 天后再加用孕激素。停药后如有撤退性出血者可排除子宫性闭经;停药后无撤退性出血者可确定子宫性闭经。

(2)激素水平测定。停用雌、孕激素类药物至少 2 周后行 FSH、LH、PRL、TSH 等激素水平测定,以协助诊断。肥胖或临床上存在多毛、痤疮等高雄激素血症体征时尚需测定血糖、胰岛素、雄激素(睾酮、硫酸脱氢表雄酮)、孕酮和17-羟孕酮,以确定是否存在胰岛素免疫、高雄激素血症或先天性21-羟化酶缺陷等疾病。

(3)染色体检查。高促性腺激素性闭经及性分化异常者应进行染色体检查。

(4)血、尿常规,肝、肾功能,红细胞沉降率,X线胸片检查。

(5)基础体温测定,了解有无排卵。

(6)阴道脱落细胞成熟指数,测定卵巢激素水平,每日1～2次。

(7)子宫及子宫内膜检查:①诊断性刮宫:除外子宫畸形、宫腔粘连、子宫内膜结核,必要时取宫腔液做结核分枝杆菌培养。②子宫输卵管造影:了解子宫大小形态,输卵管是否通畅。③宫腔镜检查排除宫腔粘连等。

(8)超声检查。盆腔内有无占位性病变、子宫大小、子宫内膜厚度、卵巢大小、卵泡数目及有无卵巢肿瘤。

(9)影像学检查。蝶鞍断层、CT冠状扫描(冠扫)、磁共振等,除外颅内肿瘤及空蝶鞍综合征等;有明显男性化体征者,还应行卵巢和肾上腺超声或MRI检查,以排除肿瘤。

二、治疗原则

1.病因治疗

部分患者去除病因后可恢复月经。如神经、精神应激起因的患者应进行有效的心理疏导;低体重或因过度节食、消瘦所致闭经者应调整饮食、加强营养;运动性闭经者应适当减少运动量及训练强度;对于下丘脑(颅咽管肿瘤)、垂体肿瘤(不包括分泌 PRL 的肿瘤)及卵巢肿瘤引起的闭经,应用手术去除肿瘤;含 Y 染色体的高促性腺激素性闭经,其性腺具恶性潜能,应尽快行性腺切除术;因生殖道畸形经血引流障碍而引起的闭经,应手术矫正使经血流出通畅。

2.雌激素和(或)孕激素治疗

对青春期性幼稚及成人低雌激素血症所致的闭经,应采用雌激素治疗。用药原则如下:对青春期性幼稚患者,在身高尚未达到预期高度时,治疗起始应从小剂量开始,如 17β-雌二醇或戊酸雌二醇 0.5mg/d 或结合雌激素 0.3mg/d;在身高达到预期高度后,可增加剂量,如 17β-雌二醇或戊酸雌二醇 1～2mg/d 或结合雌激素0.625～1.25mg/d,促进性征进一步发育。待子宫发育后,可根据子宫内膜增殖程度定期加用孕激素或采用雌、孕激素序贯周期疗法。成人低雌激素血症闭经者则先采用 17β-雌二醇或戊酸雌二醇 1～2mg/d 或结合雌激 0.625mg/d,以促进和维持全身健康和性征发育。待子宫发育后,同样需根据子宫内膜增殖程度定期加用孕激素或采用雌、孕激素序贯周期疗法。青春期女性的周期疗法建议选用天然或接近天然的孕激素,如地屈孕酮和微粒化黄体酮,有利于生殖轴功能的恢复。有雄激素过多体征的患者,可采用含抗雄激素作用的孕激素配方制剂。对有一定水平的内源性雌激素的闭经患者,则应定期采用孕激素治疗,使子宫内膜定期脱落。

3.针对疾病病理、生理紊乱的内分泌药物治疗

根据闭经的病因及其病理、生理机制,采用有针对性的内分泌药物治疗,以纠正体内紊乱的激素水平,从而达到治疗目的。如对 CAH 患者应采用糖皮质激素长期治疗;对有明显高雄激素血症体征的 PCOS 患者,可采用雌、孕激素联合的口服避孕药治疗;对合并胰岛素免疫的 PCOS 患者,可选用胰岛素增敏剂治疗;上述治疗可使患者恢复月经,部分患者可恢复排卵。

4.诱发排卵

对于无内源性雌激素产生的低促性腺激素的闭经者,在采用雌激素治疗促进生殖器官发育,待子宫内膜获得对雌、孕激素的反应后,可采用尿促性腺激素(HMG)联合 HCG 治疗,促进卵泡发育及诱发排卵。由于可能导致卵巢过度刺激综合征(OHSS),故使用促性腺激素诱发排卵时必须由有经验的医师,在有 B 超和激素水平监测的条件下用药;对于 FSH 和 PRL 水平正常的闭经患者,由于患者体内有一定水平的内源性雌激素,可首选枸橼酸氯米芬作为诱发排卵药物;对于 FSH 水平升高的闭经患者,由于其卵巢功能衰竭,不建议采用促排卵药物治疗。

5.辅助生育治疗

对于有生育要求,诱发排卵后未成功妊娠,或合并输卵管问题的闭经患者,或男方因素不孕者可采用辅助生殖技术治疗。

三、护理评估

(一)健康史

回顾患者婴幼儿期生长发育过程,有无先天性缺陷或其他疾病。询问家族中有无相同疾病者。详细询问月经史,包括初潮年龄、第二性征发育情况、月经周期、经期、经量、有无痛经,了解闭经前的月经情况。已婚妇女询问其生育史及产后并发症。此外特别注意询问闭经期限及伴随症状,发病前有无引起闭经的诱因如精神因素、环境改变、体重增减、剧烈运动、各种疾病及用药影响等。

(二)身体状况

注意观察患者精神状态、营养、全身发育状况,测量身高、体重、智力情况、躯干和四肢的比例,五官生长特征,检查有无多毛,患者第二性征发育情况,如阴道、乳房发育、阴毛及腋毛情况、骨盆是否具有女性体态,并挤双乳观察有无乳汁分泌。妇科检查注意内外生殖器的发育,有无缺陷、畸形和肿瘤,腹股沟区有无肿块。

(三)心理-社会状况

患者担心闭经对自己的健康、性生活和生育能力有影响。病程过长及反复治疗效果不佳时会加重患者和家属的心理压力。患者情绪低落,对治疗和护理丧失信心,反过来又会加重闭经。

四、常见的护理诊断

1.功能障碍性悲哀

与长期闭经及治疗效果不明显有关。

2.焦虑

与担心疾病对健康、性生活、生育的影响有关。

五、护理目标

(1)患者能够接受闭经的事实,客观地评价自己。

(2)患者能够主动诉说病情及担心。

(3)患者能够主动、积极地配合诊治。

六、护理措施

(1)加强心理护理,建立良好的护患关系,鼓励患者表达自己的感情。向患者提供诊疗信息,帮助其澄清一些错误观念,解除患者的心理压力。鼓励患者与同伴、亲人交往,参与力所能及的社会活动,保持心情舒畅,正确对待疾病。

(2)指导合理用药,说明性激素的作用、不良反应、剂量、具体用药方法、时间等问题。

(3)鼓励患者加强锻炼,供给足够的营养,保持标准体重,增强体质。

七、护理评价

(1)患者能否主动配合治疗。

(2)治疗期间,患者能否与病友交流病情和治疗感受。

第二节 痛经

妇女在月经前后或经期出现下腹部疼痛或伴腰骶部疼痛及其他症状,严重者可出现呕吐、面色苍白、手足厥冷等症,影响工作及生活者,称为痛经。痛经为妇科最常见症状,70%的妇女均有痛经,其中10%~20%痛经严重。痛经分为原发性和继发性两种,前者系指盆腔不伴有器质性病变者,常见于初潮后6~12个月或排卵周期初建立时,亦称为"功能性痛经"。后者系指因盆腔器质性病变而致的痛经,如子宫内膜异位症、盆腔炎、宫内异物等。原发性痛经的确切病因尚不清楚,一般认为与精神一神经性、内分泌因素及子宫因素引起子宫过度收缩、子宫缺血、缺氧有关。

一、诊断

(一)临床表现

1.经期下腹痛

原发性痛经大多数发生于年轻的妇女中,因月经初潮2年以内往往无排卵,所以刚来月经时少有痛经。待到排卵型月经建立后才开始有痛经。痛经多在月经来潮前的 1~2 天开始,持续 2~3 天,一般在月经的第 1~2 天最痛。疼痛的部位位于下腹部,多为痉挛性疼痛。轻者仅表现为下腹坠胀不适,重者可伴有呕吐,影响工作和生活。原发性痛经一般在有怀孕经历后缓解。继发性痛经患者的发病年龄较大,子宫肌瘤、盆腔粘连和盆腔静脉淤血引起的痛经症状较轻,而子宫内膜异位症引起的痛经症状往往较重,且呈进行性加重的趋势。

2.性交痛

部分患者除了腹痛还伴有性交痛。

3.其他症状

原发性痛经可有恶心、呕吐、面色苍白等伴随症状;继发性痛经的伴随症状与原发疾病有关,子宫肌瘤可有月经增多、白带增多等症状。如盆腔子宫内膜异位症病灶累及直肠可有便秘等症状。慢性盆腔炎的特点是平时有下腹部隐痛,经期症状加剧,部分患者可伴有低热。

(二)辅助检查

1.盆腔超声检查

原发性痛经患者盆腔 B 超检查无异常情况发生。继发性痛经患者盆腔 B 超检查可发现子宫畸形、子宫均匀增大或不规则增大、盆腔包块等病变。

2.宫腔镜

宫腔镜检查可以发现黏膜下子宫肌瘤及双子宫、双角子宫、纵隔子宫等子宫畸形。

3.腹腔镜

腹腔镜检查可明确盆腔有无内膜异位病变、炎症和粘连等情况。

4.CT 和 MRI

可以了解盆腔包块的大小、部位、边界及质地。

(三)诊断要点

本病以伴随月经周期出现下腹疼痛为特征诊断。

1.病史

了解患者年龄、发病诱因、发病过程、症状出现时间与月经关系、疼痛部位及性质、有无进行性加重、有无组织样物随经血排出等。

2.体格检查

注意发育与营养状况。妇科检查排除生殖器质性病变。

(四)鉴别诊断

根据经期腹痛的特点,妇科检查无阳性体征,临床即可诊断,但必须除外下列疾病。

1.子宫内膜异位症

本病表现为继发性痛经,多发生在人工流产术后或上宫内节育器后,疼痛剧烈,妇科检查可触及子宫直肠陷凹内触痛结节或卵巢囊肿,腹腔镜检查是最有价值的辅助检查方法。

2.子宫腺肌病

本病多发生在 30～50 岁经产妇,痛经进行性加重,可伴有经量增多及经期延长。妇科检查时子宫均匀增大或有局限性突起,质硬有压痛。B 超可见腺肌症或腺肌瘤的典型回声。

3.盆腔炎

本病在非经期也有下腹痛,经期可加重,疼痛呈持续性。妇科检查有附件区增厚或包块,压痛明显。抗生素治疗有效。

4.异位妊娠破裂或流产

本病无痛经史,有停经、少量阴道出血及突发下腹痛等症状。妇科检查可触及一侧附件区的小包块,有压痛,有时伴贫血或内出血体征。尿和血 β-hCG 阳性,B 超检查常发现宫腔外妊娠囊和盆腔游离液。

二、治疗

1.心理指导

对原发性痛经者,尤其是青春期少女应解说月经的生理变化、痛经的发病机制,解除紧张心理。针对患者的心理状况给予适当的安慰,并指导一般性的处理方法,如休息、热敷下腹部等。对继发性痛经者应告知先查明疾病再对症处理。

2.前列腺素合酶抑制药

因原发性痛经的发病机制中前列腺素起着重要的作用,因此抑制前列腺素的合成有明显的镇痛作用,故前列腺素合酶抑制药常为原发性痛经的首选药物。应予强调的是若在月经前 1 天应用,更能充分发挥药物的作用,且应持续应用 48～72 小时,亦可按以往痛经的规律决定用药时间。

本药仅需在月经期应用,用药期短,方便且不良反应小。常见的不良反应有消化不良、胃灼热感、恶心、呕吐、腹泻、头痛、头晕等。偶有视力障碍及其他少见的不良反应。

3.口服避孕片

雌、孕激素组合成的短效口服避孕片抑制排卵后,子宫内膜薄,降低前列腺素、血管升压素及缩宫素水平,抑制子宫活动,效果显著。适用于需要采取避孕措施的痛经患者。

4.β-肾上腺素受体激动药

β-肾上腺素受体激动剂使平滑肌收缩的频率和幅度下降,缓解疼痛。但有心动过速、血压降低等不良反应。常用药物:特布他林 2.5mg,每天 3 次;苯丙酚胺 10mg,每天 3 次。

5.经皮电刺激神经

药物无效时,近年国外应用高频率电刺激神经以解痛。经皮电刺激神经可改善缺血,参与神经细胞释放内啡肽。经下肢、髂、骶等处皮下做电刺激,发现虽疼痛缓解,但宫腔压力未变。

6.腹腔镜下子宫神经部分切除术

以往骶前神经节切除术用于治疗对药物等方法治疗无效的难治性痛经。近年来对上述患者采用腹腔镜检查排除器质性疾病的同时行子宫神经部分切除术。

7.中药治疗

中医认为痛经主要由于气血运行不畅所致。可对证施治,选用不同方剂,气滞瘀型用血府逐瘀汤加减,寒湿凝滞型用温经汤加减,气血两虚型用圣愈汤和胶艾四物汤加减,肝肾亏损型用调肝汤加减。

8.扩张宫颈管

对已婚妇女行宫颈管扩张,可扩至 6～8 号扩张器,使经血畅游。

三、护理评估

(一)健康史

询问患者的年龄、月经史、婚孕史及既往史,疼痛的发生时间、特点、部位及程度,诱发的相关因素、伴随症状等。

(二)身体评估

心理、社会评估。反复发生的痛经常常使患者惧怕月经来潮,甚至会出现烦躁、易怒、忧郁、情绪不稳定等。

四、护理诊断/合作性问题

1.疼痛

与月经期子宫收缩,子宫缺血、缺氧有关。

2.恐惧

与长期痛经造成的精神紧张有关。

五、护理措施

1.一般护理

讲解月经期的保健知识,嘱患者适当休息,注意保暖,月经前期及月经期少吃生冷和辛辣等刺激性强的食物,注意经期卫生。

2.治疗配合

疼痛发作时,热敷下腹部或多食热汤、热饮有助于减轻症状。严重者可服用前列腺素合酶抑制剂,如吲哚美辛、阿司匹林等对症处理。痛经一般发生在有排卵的月经周期,口服避孕药物抑制排卵也可以缓解痛经症状。

3.心理护理

消除患者对月经的紧张、恐惧心理,解除思想顾虑,放松心情。

4.健康教育

平时多参加体育锻炼,尤其是体质虚弱者,应改善营养状态,注意保暖及充足睡眠。

第三节 流 产

妊娠于 28 周前终止,胎儿体质量不足 1000g,称为流产。妊娠不足 12 周发生流产者称为早期流产,发生于 12 周至不足 28 周者称为晚期流产。按流产的发展过程分为先兆流产、不全流产、难免流产和完全流产。胚胎在子宫内死亡超过 2 个月仍未自然排出者称为过期流产。自然流产连续 3 次或 3 次以上者称为习惯性流产。

早期流产的原因多数是遗传因素(如基因异常),其次为母体因素(如孕妇患急性传染病、胎儿感染中毒死亡、黄体功能不足等),此外母儿双方免疫不适应或血型不合亦可引起流产,晚期流产则因宫颈内口松弛、子宫畸形等因素所致。

一、诊断

(一)临床表现

1.先兆流产

妊娠 28 周前出现少量阴道出血和(或)轻微下腹疼痛或腰酸下坠感,无破水及组织排出,妊娠反应持续存在;检查宫口未开,胎膜未破,子宫大小与停经月份符合;妊娠试验阳性;B 超显示有孕囊及胚芽,孕 7 周以上者有胎心波动。如胚胎发育正常,经休息和治疗后出血及腹痛消失,妊娠可以继续;若胚胎发育异常或出血增多、腹痛加重,则可发展为难免流产。

2.难免流产

难免流产多由先兆流产发展而来,流产已不可避免。阴道出血量增多(常多于月经量),腹痛加重,呈阵发性下腹坠胀痛,可伴有阴道流水(胎膜破裂)。妇科检查见宫口已扩张,可见胚胎组织或胚囊堵塞于宫颈口,子宫大小与停经月份符合或略小,尿妊娠试验可呈阴性或阳性,B 超宫腔内可见胚囊胚芽,有时可见胎动及胎心搏动。

3.不全流产

妊娠物已经部分排出子宫,尚有部分残留于子宫内,由难免流产发展而来。残留妊娠物影响子宫收缩,有持续性阴道出血,严重者可发生休克。检查时可发现宫颈口扩张,有血液自宫颈口流出,有时可见妊娠物在宫颈口或阴道内出现,部分仍残留在宫腔内,子宫大小一般小于停经月份。

4.完全流产

完全流产常发生于妊娠 8 周以前或 12 周以后。经过腹痛及阴道出血后,妊娠产物已完全排出,阴道出血逐渐停止或仅有少量出血,腹痛消失。妇科检查见宫口关闭,子宫略大或已恢复正常大小,妊娠试验阴性或阳性,B 超显示宫腔线清晰,可有少量血液,但无组织残留。

5.过期流产

胚胎或胎儿在宫内已经死亡,但没有自然排出。胚胎或胎儿死亡后子宫不再继续增大,反而缩小。妊娠反应消失,胎动消失。检查时发现宫颈口关闭,子宫小于停经月份,听不到胎心。

6.习惯性流产

每次流产往往发生于相同妊娠月份,流产经过与一般流产相同,早期流产的原因常为黄体功能不全、甲状腺功能减退、染色体异常等。晚期流产较常见的原因则为宫颈内口松弛、子宫畸形、子宫肌瘤等。

7.孕卵枯萎

孕卵枯萎也称为空卵,在超声检查时发现有妊娠囊,但是没有胚胎,说明胚胎已经死亡,不再发育。

8.流产感染

流产过程中若出血时间长、有组织残留、非法堕胎或不洁性生活可引起宫腔内感染,严重者感染可扩散到盆腔、腹腔乃至全身,引起盆腔炎、腹膜炎、败血症甚至感染性休克。患者除有一般流产症状外,尚有发热、下腹痛、阴道分泌物味臭或流脓性液体等感染症状及相应体征,可因感染性休克而导致患者死亡。

(二)辅助检查

1.妊娠试验

胚胎或绒毛滋养细胞存活时,妊娠试验阳性,当妊娠物与子宫壁分离已久失活时妊娠试验阴性。

2.激素测定

定期测绒毛膜促性腺激素(hCC)、胎盘催乳素(HPL)、雌二醇(E_2)及孕酮(P)的含量,动态观察其变化情况,如有进行性下降,提示将发生流产。

3.细菌培养

疑有感染时做阴道或宫腔拭子的细菌培养及药物敏感试验,有助于感染的诊断和治疗。

4.B超检查

显示子宫增大,明确宫腔内有无孕囊、胚胎、胎心搏动及残留组织或积血,以协助诊断。

5.病理检查

对于阴道排出的组织,可以用水冲洗寻找绒毛以确定是否为妊娠流产。对于可疑的病例,要将组织物送病理检查以明确诊断。

(三)诊断要点

(1)生育年龄妇女,既往月经规律,若有月经过期,出现早孕反应,妇科检查子宫增大,尿妊娠试验阳性应诊断为妊娠。

(2)妊娠后阴道出血、下腹坠痛、腰骶酸痛,要考虑流产的可能。流产可以分为许多种不同类型,在诊断时需要根据不同的病史、临床表现及辅助检查来进行判断和区分。

(四)鉴别诊断

需与异位妊娠及葡萄胎、功能失调性子宫出血、盆腔炎及急性阑尾炎等进行鉴别。

1.异位妊娠

其特点是有不规则阴道出血,可有腹痛,但常为单侧性;超声检查显示宫腔内无妊娠囊,在宫腔以外部位,特别是输卵管部位可见妊娠囊或液性暗区;hCG 水平较低,倍增时间较长。

2.葡萄胎

其特点是有不规则阴道出血,子宫异常增大而软,触摸不到胎体,无胎心和胎动;B 超检查显示宫腔内充满弥漫的光点和小囊样无回声区;hCG 水平高于停经月份。

3.功能失调性子宫出血

其特点是有不规则阴道出血,子宫不增大,B 超检查无妊娠囊,hCG 检查阴性。

4.盆腔炎、急性阑尾炎

一般无停经史,尿妊娠试验阴性,hCG 水平正常,B 超检查宫腔内无妊娠囊,血白细胞总数$>10\times10^9/L$。

二、治疗

1.先兆流产

(1)一般治疗:卧床休息,避免性生活。

(2)药物治疗:①口服维生素 E,每次 10mg,每天 3 次。②肌内注射黄体酮,每天 20mg,共 2 周。③肌内注射 hCG,每天 1000U,共 2 周;或隔天肌内注射 hCG 2000U,共 2 周。

(3)其他治疗。经过治疗后进行定期随访,症状加重或胚胎(胎儿)死亡时,及时手术终止妊娠。

2.难免流产

治疗原则是尽早排出妊娠物。

(1)药物治疗。晚期流产时,子宫较大,可静脉滴注缩宫素,具体方法是缩宫素 10U 加入 5%葡萄糖 500mL 静脉滴注:加强子宫收缩,维持有效的宫缩。

(2)手术治疗。早期流产时行吸宫术或刮宫术。晚期流产当胎儿及胎盘排出后,检查是否完整,必要时行清宫。

3.不全流产

(1)药物治疗。出血时间长,考虑感染可能时应给予抗生素预防感染。

(2)手术治疗。用吸宫术或钳刮术清除宫腔内妊娠残留物,出血量多者输血。

4.完全流产

一般不予特殊处理,必要时给予抗生素预防感染。

5.稽留流产

胚胎死亡时间长,可能会发生机化与子宫壁粘连,也可能会消耗凝血因子,造成凝血功能障碍,导致大量出血,甚至 DIC。因此,在处理前应先进行凝血功能的检查(血常规、出凝血时间、血小板计数、纤维蛋白原、凝血酶原时间、3P 试验、血型检查)并做好输血准备。

(1)一般治疗。凝血功能异常者,先输注血液制品或用药物纠正凝血功能,然后进行引产或手术。

(2)药物治疗。凝血功能正常者,口服己烯雌酚每次 5～10mg,每天 3 次,共 3～5 天,以提高子宫对缩宫素的敏感性。子宫＞12 周者,可以用缩宫素、米索前列醇、依沙吖啶引产。具体方法如下:缩宫素 10U 加入 5％葡萄糖 500mL 静脉滴注;米索前列醇 0.2mg(0.2mg/片)塞于阴道后穹隆,每隔 4 小时 1 次;依沙吖啶 50～100mg 溶于 5mL 注射用水,注射到羊膜腔内。

(3)手术治疗。子宫＜12 周者可行刮宫术,＞12 周者需行钳刮术。

6.孕卵枯萎

确诊后行吸宫术或刮宫术。

7.习惯性流产

在下次妊娠之前,需要测定夫妇双方的 ABO 和 Rh 血型、染色体核型、免疫不合的有关抗体,以明确病因,对发现的异常情况进行相应的治疗。

(1)如果女方的卵巢功能和甲状腺功能异常,应及时补充黄体酮、甲状腺素。

(2)如果有生殖道畸形、黏膜下肌瘤、宫颈功能不全等,应及时手术纠正。

(3)如果是自身免疫性疾病,可以在确定妊娠以后口服小剂量阿司匹林每天 25mg,或泼尼松 5mg/d,或是皮下注射肝素 5000U/12 小时治疗,持续至分娩前。目前推荐阿司匹林为首选方案,因为其效果肯定且不良反应比较少。

(4)如果是男方精液异常,进行相应的治疗。

三、护理评估

1.病史评估

停经、阴道流血和腹痛是流产孕妇的主要症状。应详细询问产妇停经史、早孕反应情况;还应了解既往有无流产史,在妊娠期间有无全身性疾病、生殖器官疾病、内分泌功能失调及有无接触有害物质等以判断发生流产原因。

2.身心状况评估

(1)症状。评估阴道出血的量与持续时间;评估有无腹痛,腹痛的部位、性质及程度;了解阴道有无排液,阴道排液的色、量、气味,以及有无妊娠产物的排出。

(2)体征。全面评估孕妇的各项生命体征,判断流产类型,注意与贫血及感染相关的征象。孕妇可因失血过多出现休克或因出血时间过长、宫腔内有残留组织而发生感染。

(3)心理社会评估。孕妇因阴道出血而出现焦虑和恐惧心理,同时因担心胎儿的健康,可能会表现出伤心、郁闷、烦躁不安等情绪。尤其多年不孕或习惯性流产的孕妇,为能否继续妊娠而焦虑、悲伤。

四、护理措施

1.一般护理

(1)卧床休息,禁止性生活。

(2)饮食以高热量、高蛋白、高维生素的清淡饮食为宜。多吃新鲜蔬菜、水果,保持大便通畅。

(3)先兆流产者,禁用肥皂水灌肠;行阴道检查操作时应轻柔,以减少刺激。

(4)做好各项生活护理。

2.病情观察

(1)观察阴道排出物情况。观察阴道出血量及性质,观察有无不凝血现象,观察腹痛和子宫收缩情况,检查阴道有无流液或胚胎组织流出,如有胚胎组织,要仔细查看胎囊是否完整,必要时送病理检查。

(2)预防休克。测量体温、脉搏、呼吸、血压。观察意识和尿量,如有休克征象应立即建立静脉通道,做好输液、输血准备。

(3)预防感染。应监测患者的体温、血象,观察阴道流血及阴道分泌物的性质、颜色、气味等,严格执行无菌操作规程。保持会阴清洁,有阴道出血者,行会阴冲洗每日2次。必要时遵医嘱使用抗生素。

3.用药护理

(1)用药目的。黄体酮为维持妊娠所必需的孕激素,能够抑制宫缩。

(2)用药方法。对于黄体功能不足的产妇遵医嘱给予黄体酮,10～20mg每日或隔日肌内注射。

(3)用药注意事项。可有头晕、头痛、恶心、抑郁、乳房胀痛等。

4.心理护理

为患者提供精神上的支持和心理疏导是非常重要的措施。产妇由于失去胎儿,会出现伤心、悲哀等情绪反应。护士应给予同情和理解,帮助产妇及家属接受现实,顺利度过悲伤期,以良好的心态面对下一次妊娠,并建议患者做相关的检查,尽可能查明流产的原因,以便在下次妊娠前或妊娠时及时采取处理措施。

5.健康教育

(1)活动指导。早期流产后需休息2周,可做一些轻微活动,避免重体力劳动。

(2)病情观察指导。如出现腹痛剧烈,阴道出血多、时间长或阴道出血带有异味应及时就诊。

(3)饮食卫生指导。嘱产妇进食软、热、易消化、高蛋白质食品,注意补充维生素B、维生素E、维生素C等;保持外阴清洁,1个月内禁止盆浴及性生活。

(4)心理支持。护士在给予患者同情和理解的同时,还应做好疾病知识的健康教育,与产妇家属共同讨论此次流产可能的原因,并向他们讲解流产的相关知识,为再次妊娠做好准备。

（5）出院指导

①做好出院手续办理。

②复诊指导。嘱产妇流产1个月后来院复查，如有异常情况，随时复诊。

③有习惯性流产史的产妇，在下一次妊娠确诊后应卧床休息，加强营养，补充维生素，定期门诊检查孕激素水平。

第四节　异位妊娠

受精卵在子宫体腔以外着床，称为异位妊娠，习惯上称为宫外孕，是妇产科常见急腹症之一，其发生率近年有上升趋势。异位妊娠分为输卵管妊娠、卵巢妊娠、腹腔妊娠及宫颈妊娠等，其中以输卵管妊娠最为常见，占异位妊娠的95%左右，其发生部位：壶腹部占60%，峡部占25%，伞部及间质部妊娠少见。

一、病因

1.输卵管因素

（1）慢性输卵管炎为其常见病因。例如，淋菌及沙眼衣原体感染常导致输卵管黏膜炎，流产或分娩后感染往往引起输卵管周围炎，均影响受精卵的运行。结核性输卵管炎多造成不孕，偶尔妊娠，约1/3为输卵管妊娠。

（2）输卵管发育不良，如过长、肌层发育差、憩室等，或输卵管功能异常，包括蠕动、纤毛活动、上皮细胞的分泌异常等。

（3）输卵管手术后（包括绝育术后）瘘管或再通；或输卵管成形术、复通术后管腔狭窄。

（4）其他：输卵管周围肿瘤，如子宫肌瘤或卵巢肿瘤压迫，可影响输卵管的通畅。输卵管子宫内膜异位，致使受精卵在该处着床。宫内节育器（IUD）的使用可能导致输卵管炎症或逆蠕动，若IUD避孕失败则异位妊娠机会较大。

2.卵子因素

一侧卵巢排卵，受精卵经子宫腔或腹腔向对侧输卵管移行，称为受精卵游走。移行时间过长，受精卵发育增大，不能通过相对狭窄的输卵管腔。此外，生殖助孕技术的广泛开展，IVF-ET多个受精卵移植，着床错落，合并异位妊娠者时有报道。

二、病理

1.输卵管妊娠流产

多见于壶腹部妊娠。发病多在妊娠8～12周。输卵管内膜蜕膜反应差，肌层薄，如受精卵种植在黏膜皱襞内，一定时间后，囊胚可突破包膜与管壁分离，引起出血，经伞部流入腹腔，称为输卵管妊娠流产。

2.输卵管妊娠破裂

受精卵着床于输卵管黏膜皱襞间，当囊胚的绒毛侵蚀输卵管肌层及浆膜层，最终穿破浆膜时,形成输卵管妊娠破裂。短期内可发生大量腹腔内出血,使患者陷于急性失血性休克。

3.陈旧性宫外孕

输卵管妊娠流产或破裂,反复内出血停止,胚胎死亡或吸收,盆腔血肿机化变硬与周围组织粘连,称为陈旧性宫外孕。

4.继发腹腔妊娠

输卵管妊娠胚胎排至腹腔,如尚存活,且从周围组织获得血供,则可形成继发腹腔妊娠。若破裂口在阔韧带内,可发展为阔韧带妊娠。

5.子宫的变化

和正常妊娠一样,异位妊娠时子宫也增大变软,子宫内膜出现蜕膜反应。当激素分泌减少或停止时,蜕膜可以分次以碎片状或一次如三角状蜕膜管型自子宫腔内剥落,从阴道排出。子宫内膜亦可呈增生期改变,有时可见 Arias-Stell(A-S)反应。

三、诊断

(一)临床表现

1.症状

(1)停经。大部分患者有 6～8 周停经史,但有 20%～30% 的患者无明显停经史。输卵管间质部妊娠停经时间较长,约 3 个月。

(2)腹痛。腹痛为 90% 的患者就诊时的主要症状,大多突然发作。胚胎在输卵管内逐渐增大,使输卵管膨胀,表现为一侧下腹部隐痛或酸胀感。当输卵管妊娠流产或破裂时,患者突感一侧下腹撕裂样痛,严重时伴头昏、眼花、晕厥。当血液积聚于直肠子宫陷凹时,可引起下坠及排便感。血液刺激胃部引起上腹疼痛,刺激膈肌时,可引起肩胛部放射性疼痛,偶有误诊为上消化道急诊。若腹腔出血不多,疼痛可于数小时后减弱而消失,以后可以反复发作。

(3)阴道出血。阴道出血系子宫蜕膜剥离所致。常为不规则阴道出血,少量、深褐色,可伴有蜕膜管型或碎片排出。少数出血量较多,类似月经。

(4)晕厥与休克。由于腹腔内急性大量出血而致休克,与阴道出血量不成比例。患者此时面色苍白,出冷汗,脉微弱而数,血压下降。

2.体征

(1)一般情况。腹腔内出血较多时可致不同程度的贫血。血液吸收时体温可略高,一般不超过 38℃。

(2)腹部检查。腹肌一般不紧张,下腹患侧压痛及反跳痛。内出血多时,腹部隆起,移动性浊音阳性。

(3)盆腔检查。阴道内常有少量血液;子宫颈轻度着色,举痛明显;后穹隆饱满及触痛;子宫稍大而软,内出血多时,子宫有漂浮感;子宫一侧或后方可触及肿块,触痛明显,病程较长时,血块机化,与子宫粘连,质地较硬。

（二）实验室检查

妊娠试验是早期诊断异位妊娠的重要方法之一。可通过尿酶联免疫法测定尿 HCG 和放射免疫法测定血 β-HCG。阳性者需鉴别是宫内妊娠抑或异位妊娠。β-HCG 阴性一般可以排除异位妊娠。

（三）特殊检查

1.超声诊断

B 型超声显像亦是早期诊断异位妊娠的重要方法之一。异位妊娠的声像特点：①子宫腔内空虚，无妊娠环。②子宫旁有稠密的光点及光斑围绕即双环征，若该区查出胚芽及原始心管搏动，可诊断异位妊娠。超声检查若能结合临床表现及 HCG 测定，更有助于诊断。

2.阴道后穹隆穿刺

该检查是常用的重要辅助诊断方法。用 16～18 号长针头经阴道后穹隆穿刺，抽出暗红色不凝血，可诊断腹腔有无内出血。

3.诊断性刮宫

该检查仅适用于阴道流血量较多者，以排除宫内妊娠流产。刮出物病理检查，若未见绒毛有助于诊断异位妊娠。

4.腹腔镜检查

该检查适用于早期异位妊娠，患者血流动力学状况稳定者。有助于提高异位妊娠诊断的准确性及与原因不明的急腹症鉴别。腹腔镜下可见一侧输卵管肿大，表面紫蓝色，腹腔内无出血或少量出血。腹腔内大出血伴休克者禁做腹腔镜检查。

（四）鉴别诊断

输卵管妊娠应与流产、急性输卵管炎、急性阑尾炎、黄体破裂及卵巢囊肿蒂扭转、刮宫后宫颈粘连阻塞、经血倒流鉴别。

四、处　理

异位妊娠一经确诊应立即积极采取下述方式治疗。

1.手术治疗

（1）输卵管切除术。异位妊娠内出血多、休克者，在积极纠正休克的同时，迅速开腹切除患侧输卵管，控制出血，抢救生命。其他如要求同时绝育手术者、异位妊娠非手术治疗失败者、并发感染不能控制者，均可施行该手术。

自体输血在缺乏血源的情况下是有效的抢救措施之一。其指征是：妊娠<12 周，胎膜未破，内出血时间<24 小时，血液未受污染，镜下红细胞破坏率<30%。每 100mL 血液加入 3.8% 枸橼酸钠 10mL 抗凝，经 6～8 层纱布或 20μm 微孔过滤器过滤，即可输回体内。

（2）保守性手术。保守性手术适用于有生育要求的妇女。伞部妊娠可行输卵管挤压术将妊娠产物挤出；壶腹部妊娠行输卵管切开术，将胚胎取出；峡部妊娠行病变切除及显微外科技术断端吻合术。

上述输卵管切除术及保守性手术,均可经腹腔镜进行手术。

2.非手术治疗

(1)中医治疗。主方为丹参、赤乌、桃仁,活血祛瘀,消瘀止血。根据个体差异,根据中医辨证施治,随证加减。如有严重内出血或保守治疗效果不佳者,应及早手术。

(2)化学药物治疗。该治疗主要适用于早期异位妊娠,要求保存生育能力者。其病灶直径<3cm,未破裂或流产,无明显内出血,血 β-HCG<3000U/L。常用甲氨蝶呤(MTX),抑制滋养细胞增生,破坏绒毛,使胚胎组织坏死、脱落、吸收而免于手术。全身用药为 MTX0.4mg/(kg·d),5 天一疗程,间隔 5 天,根据病情可用 1~2 疗程。局部用药可采用在 B 超引导下穿刺异位妊娠囊或在腹腔镜直视下穿刺,将 MTX 10~50mg 注入其中。用药期间应注意病情变化及药物的不良反应;用 B 超和 β-HCG 监测治疗效果,若用药后 1~2 周,临床症状缓解或消失,β-HCG 迅速下降,连续 3 次阴性为显效。本法简单易行,疗效确切,疗程短,不良反应小,应用前景广阔。

五、护理评估

1.心理评估

患者常因突发的疾病,特别是需要手术治疗而感到紧张和恐惧。患者也担心疾病对婚姻、性生活及生育的影响。

2.身体评估

(1)一般情况。患者痛苦表情,休克患者可出现生命体征改变,如面色苍白、血压下降、脉搏细数、意识不清等。

(2)腹部检查。患者全腹可有压痛。严重者拒按,部分患者有反跳痛;叩诊发现移动性浊音阳性,结合临床休克体征,应怀疑腹腔内出血。听诊可闻及肠鸣音减弱。

(3)妇科检查。妇科检查可见阴道与宫颈黏膜着色,质地变软,若盆腔有积血或积液,双合诊检查发现阴道后穹隆饱满、有触感,宫颈有举痛;一侧子宫附件可触及有触痛的肿块,肿块的大小、形状、质地和活动性因疾病而异。

六、护理措施

1.一般护理

(1)卧床休息,取半卧位,增加舒适感,尽量减少突然改变体位和增加腹压的动作,如有咳嗽及时处理。观察并记录生命体征。

(2)饮食护理。非手术患者进食清淡易消化的高热量、高蛋白、丰富维生素的流质或半流质饮食,手术治疗的患者术前一日 20:00 禁食,24:00 禁水。

(3)对卧床的患者做好生活护理,保持皮肤、床单位清洁干燥。

(4)配血,必要时遵医嘱输血。

(5)防治休克。保证足够液体量,维持正常血压并纠正贫血状态;给予氧气吸入。

(6)遵医嘱给予抗感染治疗。保持会阴部清洁,给予会阴擦(冲)洗。

2.病情观察

(1)非手术治疗者,密切观察一般情况、生命体征,并重视患者的主诉。

(2)观察阴道出血量并记录。

(3)密切观察患者是否有输卵管妊娠破裂的临床表现

①突感一侧下腹部撕裂样疼痛,疼痛为持续性或阵发性。

②血液积聚在直肠子宫陷凹而出现肛门坠胀感(里急后重)。

③出血多时可流向全腹而引起全腹疼痛,恶心呕吐。

④血液刺激横膈,出现肩胛部放射痛。

⑤部分患者可出现休克,患者面色苍白,四肢厥冷,脉搏快及细弱,血压下降,休克程度取决于内出血速度及出血量,而与阴道流血量不成比例。

(4)怀疑异位妊娠破裂时,立即通知医生并协助患者取平卧位,给予氧气吸入。观察呼吸、血压、脉搏、体温及患者的反应,并详细记录,同时注意保暖。建立静脉通道,迅速扩容。协助医师做好后穹隆穿刺、B型超声、尿妊娠试验等辅助检查,以明确诊断。按手术要求做好术前准备,如备皮、留置导尿、备血等。尽快护送患者入手术室。

3.用药护理

非手术治疗患者需向患者及其家属介绍治疗计划,包括用药的目的及药物用法,不良反应等,帮助患者消除恐惧心理,同时配合医师行相关辅助检查,如血尿常规、肝肾功能、β-HCG、B超等。用于治疗异位妊娠的药物主要是甲氨蝶呤(MTX)。

(1)适应证

①一般情况良好,无活动性腹腔内出血。

②盆腔包块最大直径<3cm。

③血 β-HCG<2000U/L。

④B型超声未见胚胎原始血管搏动。

⑤肝、肾功能及血红细胞、白细胞、血小板计数正常。

⑥无 MTX 禁忌证。

(2)治疗方案

①单次给药。剂量为 $50mg/m^2$,肌内注射,可不加用四氢叶酸,成功率达 87% 以上。

②分次给药。MTX0.4mg/kg,肌内注射,每日 1 次,共 5 次。给药期间应测定血 β-HCG 及 B 型超声,严密监护。

(3)用药后随访

①单次或分次用药后 2 周内,宜每隔 3 日复查血 β-HCG 及 B 型超声。

②血 β-HCG 呈下降趋势并 3 次阴性,症状缓解或消失,包块缩小为有效。

③若用药后第 7 日血 β-HCG 下降 15%～25%、B 型超声检查无变化,可考虑再次用药(方案同前)。此类患者约占 20%。

④血 β-HCG 下降<15%,症状不缓解或反而加重,或有内出血,应考虑手术治疗。

⑤用药后 35 日,血 β-HCG 也可为低值(<15mIU/mL),也有用药后 109 日血 β-HCG 才降至正常者。故用药 2 周后应每周复查血 β-HCG,直至 β-HCG 值达正常范围。

(4)不良反应

①腹痛:用药后最初 3 天出现轻微的下腹坠胀痛,可能和 MTX 使滋养细胞坏死、溶解,与输卵管管壁发生剥离,输卵管妊娠流产物流至腹腔刺激腹膜有关。如腹痛加剧须及时报告医师,并做好术前准备。

②阴道流血:滋养层细胞死亡后,不能支持子宫蜕膜组织的生长而出现阴道流血,特点为阴道流血呈点滴状,量不多,色呈深褐色。只有腹痛而无阴道出血者多为胚胎继续存活,腹痛伴阴道出血或阴道排出蜕膜通常第 4 日出现点滴状阴道流血。

4.心理护理

多数异位妊娠患者对此病无心理准备,担心在治疗过程中胚囊破裂,引起大出血,会危及生命,易出现焦虑、恐惧、紧张不安的心理,所以应耐心向患者解释病情及治疗计划,消除患者和家属的紧张和焦虑情绪,使患者对医护人员、对医院有信任感,积极配合治疗。鼓励家属多陪伴患者,做好隐私护理,增加患者的安全感。

5.健康教育

(1)进食高蛋白、高热量、营养丰富的食物,以增强体质,有利于机体康复,多食蔬菜、水果,以保持大便通畅。

(2)保持外阴清洁,大小便后清洁外阴,防止感染。

(3)禁止性生活、盆浴 1 个月。药物保守治疗的患者需 6 个月后才能受孕,严格避孕。

(4)保持良好的卫生习惯,勤洗浴、勤换衣。性伴侣稳定。

(5)告知患者及家属,异位妊娠复发率为 10%,不孕率为 50%~60%,下次妊娠出现腹痛、阴道出血等情况应随时就医。

(6)给予心理指导,帮助患者和家属度过心理沮丧期。

(7)出院后定期到医院复查,监测 β-HCG。发生盆腔炎后须立即彻底治疗,以免延误病情。

第五节　胎盘早剥

正常位置的胎盘,在妊娠 20 周以后至胎儿娩出之前的任何时期,从子宫壁部分或全部分离称胎盘早剥。胎盘早剥是一种严重妊娠并发症,发病急、危害大,可引起母体低血容量休克、肾衰竭、DIC、产后出血。若对其诊断及处理延误,均可造成母儿死亡。

一、诊断标准

主要根据病史、临床症状及体征,以及伴发的相关妊娠并发症。轻型胎盘早剥临床症状与体征不典型,需仔细观察分析。重型胎盘早剥常具有典型症状与体征,临床诊断多无困难。B超检查主要在与前置胎盘的鉴别上更有意义。后壁胎盘附着排除诊断时应谨慎。

1.临床分型

(1)隐性型。胎盘剥离后形成胎盘后血肿,无阴道出血。

(2)显性型。胎盘剥离后出血沿胎膜下行经子宫颈口向外流出。

(3)混合型。该型既有胎盘后血肿,又有外出血。

2.临床表现

胎盘早剥的严重程度与剥离面的大小及剥离部位有关。

(1)显性剥离或外出血型。胎盘剥离面小,出血停止、血液凝固,临床多无症状。如继续出血,血液直接冲开胎盘边缘,并沿着胎膜与子宫壁之间自宫颈流出。

(2)隐性剥离或内出血型。血液在胎盘后形成血肿使剥离面逐渐扩大。当血肿不断增大,胎盘边缘仍然附着在子宫壁上,或胎膜与子宫壁未分离,或胎头固定于骨盆入口,均使胎盘后的血液不能外流而积聚在胎盘与子宫壁之间,此时子宫容积增大,宫底升高。

(3)混合型。胎盘后的血肿达到一定程度时血液冲破了胎盘边缘,经宫颈管流出时表现混合性出血。

(4)子宫胎盘卒中。当血液冲破羊膜渗入羊水中,致血性羊水。在隐性出血时,血肿积聚在胎盘及子宫壁之间,由于胎盘后血肿的压力加大,使血液渗入子宫肌层,引起肌纤维的分离、断裂、变性,当血液浸及子宫肌层至浆膜层时,子宫表面呈紫蓝色的瘀斑,在胎盘附着处更明显,此种情况称子宫胎盘卒中。

3.体征

临床表现与体征主要与胎盘剥离面积的大小及出血的严重程度有关。

(1)轻型。轻型以外出血为主。胎盘剥离面<1/3胎盘面积,多在胎盘边缘部位。主要症状为阴道流血,量较多,色暗红,可有轻微腹痛或无腹痛,无明显贫血征,如在分娩期则产程进展较快。腹部检查:子宫软,压痛不明显或局部有轻压痛,宫缩有间歇,子宫大小与孕周相符,胎位清楚,胎心正常或异常。在轻度胎盘早剥中,产后检查胎盘可见35%胎盘母面有血块压迹。

(2)重型。重型内出血为主。胎盘剥离面>1/3胎盘面积。多伴有严重的妊娠期高血压疾病、慢性高血压等。主要症状为突然发生的持续性腹痛和(或)腰酸、腰痛,疼痛的程度与胎盘后积血的多少有关,积血越多,疼痛越重。严重时可出现恶心、呕吐、面色苍白、出汗、脉细数及血压下降等休克症状,皮肤可见出血点及牙龈出血。可无或少量阴道出血,或有血性羊水流出。贫血程度与失血量不成比例。腹部检查:子宫张力大,宫缩间歇子宫松弛不完全,重者硬如板状,压痛明显,胎位触不清。若胎盘附着在子宫后壁,压痛可不明显。随胎盘后血肿的增大,宫底随之升高,检查子宫大于孕周。因胎盘剥离面积大,胎儿宫内缺氧严重,致胎儿死亡。

4.辅助检查

对可疑胎盘早剥患者,B超可协助诊断。若胎盘后出现血肿,B超图像显示胎盘与子宫壁间出现液性暗区,界限不太清楚。若血肿较大时显示胎盘胎儿面向羊膜腔凸出。如血液流出未形成血肿时 B 超则无特异图像,后壁胎盘 B 超往往显示不清楚,故不能完全依赖 B 超检查。

5.实验室检查

血、尿常规及凝血功能,主要了解贫血程度及凝血功能有无障碍。重型患者应做 DIC 筛选试验,包括血小板计数、凝血酶原时间、纤维蛋白原测定和血浆鱼精蛋白副凝试验(3P 试验),以及纤溶确诊试验(Fi 试验即 FDP 免疫试验)、凝血酶时间及优球蛋白溶解时间等。还应做相关疾病的病因检查,如肝功能、肾功能、LDH 等。注意动态监测。

二、治疗原则

1.住院治疗

胎盘早剥者立即收住院,包括有疑似胎盘早剥者。

(1)严密监测生命体征。

(2)监测子宫体、子宫底变化,包括高度、宫缩、压痛情况。

(3)监测胎儿安危。

(4)B 超监测。注意动态监测,重型和紧急情况不必等待和依赖 B 超检查。

(5)完成和完善实验室检查指标。

(6)依据病史、症状和体征及辅助检查项目尽早作出判断和诊断。

2.纠正休克

(1)立即开放静脉,建立有效静脉通道,补液。

(2)配血,输新鲜血,补充血容量。

(3)根据临床表现和实验室指标补充有关凝血因子。

3.终止妊娠

胎盘早剥一旦诊断,为抢救母亲及胎儿生命,应尽快终止妊娠,减少并发症发生。

4.分娩方式

(1)阴道分娩。阴道分娩适合轻型胎盘早剥而患者一般情况好,或经产妇宫口已开大、估计短时间内迅速结束分娩时。应先行人工破膜以减少子宫内张力,防止胎盘继续剥离及子宫胎盘卒中发生。需要严密监测病情进展或胎心率变化,胎儿状况不良,立即结束阴道试产急行剖宫产。

(2)剖宫产。剖宫产轻型早剥、初产妇胎儿可存活,但不具备短期内阴道分娩的条件;重型早剥胎儿存活,立即行剖宫产术终止妊娠,避免胎儿缺氧和死亡;重型早剥胎儿死亡,但患者状况不良或紧急亦需要考虑行剖宫产。

5.阴道分娩注意要点

(1)继续严密监测各项临床指标。

(2)严密监测产程进展。

（3）严密监测胎儿安危。

（4）母胎任一方出现危险和病情加重立即停止阴道试产急行剖宫产。

（5）胎儿娩肩后立即给予缩宫剂，并注意持续静脉维持。

（6）胎盘娩出后注意子宫收缩情况，包括缩宫剂和按摩子宫。

（7）注意阴道出血的性状变化，及早发现DIC。

（8）抗生素预防感染。

6.剖宫产注意要点

（1）防止术中出血。胎儿娩出后，立即给予宫缩剂并注意持续静脉维持。

（2）胎盘娩出后，注意结合子宫按摩，促进子宫收缩。

（3）术中和术后都需注意实验室指标动态监测，包括血小板、纤维蛋白原等。

（4）存在子宫胎盘卒中时，更要注意应用缩宫剂、子宫按摩、热盐水纱垫湿敷子宫等措施。子宫胎盘卒中，不是子宫切除指征。可选择的治疗方法还包括局部缝合、捆绑术及子宫动脉结扎等，可选择药物有各种宫缩剂（如缩宫素、米索前列醇、卡前列甲酯等）和凝血活性因子，仍无好转，最后考虑子宫切除术。

（5）抗生素预防感染。

7.凝血功能障碍治疗

胎盘早剥持续时间越长，发生凝血功能障碍的概率越高，所以及时终止妊娠是减少DIC的重要手段。

（1）输新鲜血。及时、足量输入新鲜血液是补充血容量及凝血因子的有效措施。库存血若超过4小时，血小板功能即受破坏，效果差。为纠正血小板减少，有条件可输血小板浓缩液。

（2）输纤维蛋白原。若血纤维蛋白原低，同时伴有活动出血，且血不凝，经输入新鲜血等效果不佳时，可输纤维蛋白原4g，将纤维蛋白原溶于注射用水100mL中静脉滴注。通常给予4～6g纤维蛋白原即可收到较好效果。每4g纤维蛋白原可提高血纤维蛋白原1g/L。

（3）输新鲜血浆。新鲜冰冻血浆疗效仅次于新鲜血，尽管缺少红细胞但含有多种凝血因子，一般1L新鲜冰冻血浆中含纤维蛋白原3g，且可将Ⅴ、Ⅷ因子提高到最低有效水平。因此，在无法及时得到新鲜血时，可选用新鲜冰冻血浆作应急措施。

（4）肝素。肝素有较强的抗凝作用，适用于DIC高凝阶段及不能直接去除病因者。胎盘早剥患者DIC的处理主要是终止妊娠以中断凝血活酶继续进入血内。对于处于凝血障碍的活动性出血阶段，应用肝素可加重出血，故一般不主张应用肝素治疗。

（5）抗纤溶剂。6-氨基己酸等能抑制纤溶系统的活动，若仍有进行性血管内凝血时，用此类药物可加重血管内凝血，故不宜使用。若病因已去除，DIC处于纤溶亢进阶段，出血不止时则可应用，如6-氨基己酸4～6g、止血环酸0.25～0.5g或对羧基苄胺0.1～0.2g溶于5％葡萄糖液100mL内静脉滴注。

8.预防急性肾衰竭

（1）在治疗中，注意留置导尿管，监测尿量。

（2）血容量不足时尿量少于 30mL/h，需及时补充血容量。

（3）当可疑肾衰竭时每小时尿量则少于 17mL 或表现为无尿，此时应静脉注射呋塞米（速尿）40mg，尿量仍不增加可重复使用，一般在 1～2 日内症状可好转。

（4）若短期内尿量不增多，血尿素氮、肌酐、血钾增高，CO_2 结合力下降，提示肾功能已严重衰竭，如出现尿毒症应及时抢救孕妇的生命，进行血液透析。

三、护理评估

1.病史评估

详细了解病史、症状、体征，收集与胎盘早剥相关的诱发因素，了解本次妊娠经过，尤其是阴道出血、腹痛情况。护士需结合有无妊娠期高血压疾病、原发性高血压病史、胎盘早剥史、慢性肾炎史、仰卧位低血压综合征史及外伤史等进行综合评估。

2.身心状况评估

（1）评估孕妇出血时间、量、性质，是否有腹痛，评估胎心、胎动变化。

（2）胎盘早剥孕妇体内出血较多时，常表现为急性贫血和休克症状，仅有少量阴道出血或无出血，应重点评估生命体征和一般情况。

（3）评估孕妇心理状况：因阴道出血量多，腹痛加剧，孕妇及家属担心胎儿安危，常出现焦虑、紧张、烦躁等情绪。

3.了解辅助检查情况

通过 B 型超声和胎心监测了解胎儿宫内情况，B 型超声可显示胎盘早剥的典型声像图，并可与前置胎盘相鉴别。如果实验室检查出现血小板降低，血浆凝血酶原时间延长，血浆纤维蛋白原减少则提示 DIC。

四、护理措施

1.妊娠期

（1）病情观察

①纠正休克：a.入院后立即吸氧，卧床休息，左侧卧位。b.开放 2 条静脉通道，输液、输血。c.留置尿管，密切观察并记录尿量，出现少尿时及时通知医生。d.严密观察血压、脉搏、呼吸，做好重病记录。

②观察阴道出血量、腹痛情况及伴随症状，重点注意宫底高度、子宫压痛、子宫壁的紧张度及在宫缩间歇期松弛与否。

③监测胎儿宫内情况。持续胎心监护以判断胎儿宫内情况。对于有外伤史的产妇，疑有胎盘早剥时，应至少行 4 小时的胎心监护，以早期发现胎盘早剥。

（2）专科指导。加强产前检查，积极预防与治疗妊娠期高血压疾病。对合并高血压病、慢性肾炎等高危妊娠者应加强管理，加强围生期健康知识宣教，使孕妇认识到高危妊娠的危害性。妊娠晚期避免仰卧及腹部外伤。积极配合医护人员进行治疗和护理是预防胎盘早剥的关键。

（3）并发症的护理观察

①胎儿宫内死亡。如胎盘早剥面积大、出血多，胎儿可因缺血、缺氧而死亡。应严密监测胎心率、胎动变化。

②弥散性血管内凝血（DIC）。胎盘早剥是妊娠期发生凝血功能障碍最常见的原因。凝血功能障碍表现为皮下、黏膜或注射部位出血，阴道出血不凝或凝血块较软，有时有尿血、咯血及呕血等现象。一旦发生 DIC，病死率较高，应积极预防。

（4）心理护理。胎盘早剥患者多数起病急、发展快，对母婴危害大，产妇往往精神紧张，担心胎儿状况。首先要耐心解释病情，设法缓解产妇紧张焦虑的情绪，让其安心配合治疗和护理；其次一旦确诊胎盘早剥，医务人员抢救时须沉着镇定，与家属做好沟通，增强其战胜疾病的信心。

2.分娩期

（1）一般护理

①一经确诊为胎盘早剥，应及时终止妊娠。根据宫口开大情况，配合医生做好阴道分娩或立刻手术的准备。

②阴道试产者、剖宫产者的护理。

（2）病情观察

①监测记录生命体征、胎心、胎动情况。

②观察产程进展、宫缩、阴道出血量及伴随症状。

③重点观察宫底高度的变化情况、子宫压痛程度、子宫壁的紧张度及在宫缩间歇期是否松弛等。

④积极准备新生儿抢救器材，密切观察凝血功能，以防 DIC 发生。及时足量输入新鲜血，纠正血容量和补充凝血因子。

⑤发现异常情况及时通知医生，行剖宫产术。

（3）并发症护理观察

①产后出血。由于凝血功能障碍及子宫收缩乏力，胎盘早剥患者常发生产后出血。临床表现为胎盘娩出后阴道大量出血，血液常不凝固，检查时发现宫底不清，子宫轮廓不明显，产妇出现脸色苍白、表情淡漠、出冷汗、脉率增加、血压下降等出血性休克症状。分娩后应及时给予缩宫素，并配合按摩子宫，必要时遵医嘱做切除子宫的准备。

②羊水栓塞。胎盘早期剥离时，剥离面的子宫血窦开放，若胎盘后的出血穿破羊膜，血液进入羊水，则羊水也可反流入开放的子宫血管进入母体循环，形成栓子，造成肺栓塞，从而引起肺动脉高压、呼吸循环衰竭、DIC、多脏器损伤等一系列羊水栓塞症状，多在胎儿娩出前发生。如果抢救不及时，可能危及患者的生命。

③急性肾衰竭。大量出血使肾脏灌注严重受损，导致肾皮质或肾小管严重坏死，出现急性

肾衰竭。胎盘早剥多伴发妊娠期高血压疾病、慢性高血压、慢性肾脏疾病等,其肾血管痉挛也影响肾血流量。临床表现为:a.少尿(<400mL/24 小时)或无尿(<100mL/24 小时),多数产妇少尿期每天尿量为 50～100mL。b.高血钾(>7mmol/L),高血钾是少尿期引起产妇死亡原因之一。c.氮质血症:由于少尿,肾脏不能将尿素氮及肌酐排出,致使血中尿素氮及肌酐等升高。d.代谢性酸中毒:由于酸性代谢产物在体内蓄积并消耗碱储备,血 pH 值下降,导致细胞内酶活性抑制和改变,中间代谢产物增多而出现代谢性酸中毒。

(4)心理护理。提供心理支持,维护自尊。产时护士一定要在心理上给予安慰,在生活上给予照顾,指导产妇积极配合医生。

3.产褥期

(1)一般护理。阴道分娩者、剖宫产者的护理。

(2)病情观察

①产后子宫收缩乏力及凝血功能障碍均可发生产后出血。严密观察产妇生命体征及阴道出血情况。产后未发生出血者,仍应加强生命体征观察,预防晚期产后出血。

②注意伤口有无感染征象,遵医嘱使用抗生素。

③正确记录出入量,发现少尿、无尿等,及时通知医生。

(3)用药护理。根据医嘱给予纤维蛋白原、肝素或抗纤溶等药物治疗,严密观察尿量。

(4)专科指导

①指导母乳喂养及新生儿抚触。

②早产儿护理指导。教会产妇喂养和护理早产儿的方法。如果母婴分离,教会产妇乳房护理及保持泌乳的方法。

(5)并发症护理观察。若患者尿量<30mL/h,提示血容量不足,应及时补充血容量。若血容量已补足而尿量<17mL/h,可给予呋塞米 20～40mg 静脉推注,必要时可重复用药。若短期内尿量不增,且血清尿素氮、肌酐、血钾进行性升高,并且二氧化碳结合力下降,提示发生急性肾衰竭。

(6)心理护理。如胎盘早剥终止妊娠时产妇孕周不足月,早产不可避免时,要及时向产妇及家属解释病情,帮助产妇以良好的心态承担起早产儿母亲的角色。对于重度胎盘早剥,做子宫次全切除手术的产妇,要稳定产妇情绪,帮助产妇正确对待,接受现实,尽快解决产妇的心理障碍,使其顺利度过悲伤期。

(7)健康教育

①饮食指导。产妇应进食富含蛋白质、维生素、微量元素的食物及新鲜蔬菜和水果,特别是含铁丰富的食物,如瘦肉、猪肝、大枣等,有利于纠正贫血,避免生冷、辛辣食物。

②卫生指导。勤换会阴垫,保持外阴清洁,防止感染。42 天内禁止盆浴及性生活。

③用药指导。根据医嘱,定期定量服药,纠正贫血,增强免疫力。

④乳房护理指导。根据胎儿及产妇身体状况指导母乳喂养,保持乳汁通畅。如为死产者及时给予退乳措施。

⑤出院指导:a.做好出院手续办理、新生儿免疫接种、出生证明办理及产后复查随访相关事项的告知。b.嘱产妇42天后来医院复查,如有阴道出血增多、腹部切口红肿等异常情况,随时复诊。c.对有再次妊娠计划者做好预防教育,妊娠期高血压疾病孕妇或合并慢性高血压、肾病的孕妇,应增加产前检查次数,积极配合医生进行治疗。

第九章 消毒供应护理

第一节 化学消毒灭菌方法

一、醛类消毒剂

（一）戊二醛

戊二醛属灭菌剂,具有广谱、高效杀菌作用,对金属腐蚀性小,受有机物影响小。市售的戊二醛含量为 250g/L 和 500g/L,是无色或淡黄色的油状液体,沸点为 187～189℃,挥发性低,有轻度醛刺激性气味。临床上常用灭菌浓度为 2%。也可使用卫生行政机构批准使用的浓度。碱性戊二醛杀菌作用比酸性戊二醛强,对物品的腐蚀性比酸性弱,但稳定性较酸性差,活化后,保存时间为 2 周。

1.适用范围

适用于不耐热的医疗器械和精密仪器等消毒与灭菌。

2.使用方法

(1)诊疗器械、器具与物品的消毒与灭菌。常用浸泡法。将洗净、干燥的诊疗器械、器具与物品放入 2% 的碱性戊二醛溶液中完全浸没,并应去除器械表面的气泡,容器加盖,温度为20～25℃,消毒作用到产品使用说明的规定时间,灭菌作用 10 小时。无菌操作取出,用无菌水冲洗干净,并无菌擦干后使用。

(2)内镜消毒与灭菌。戊二醛对不同种类内镜的消毒和灭菌不仅要求不同,而且内镜处理严格程度也不同,因此应严格按照不同内镜的操作程序进行消毒。

3.注意事项

(1)诊疗器械、器具与物品在消毒前应彻底清洗、干燥。新启用的诊疗器械、器具与物品先除去油污及保护膜,再用清洁剂清洗去除油脂,干燥后及时消毒或灭菌。

(2)戊二醛对人有毒性,应在通风良好的环境中使用。对皮肤和黏膜有刺激性,使用时应注意个人防护。不慎接触,应立即用清水连续冲洗干净,必要时就医。

(3)戊二醛不应用于物体表面的擦拭或喷雾消毒、室内空气消毒、手和皮肤黏膜的消毒。

(4)强化酸性戊二醛使用前应先加入 pH 调节剂(碳酸氢钠),再加防锈剂(亚硝酸钠)充分混匀。

（5）戊二醛应密封，避光，置于阴凉、干燥、通风的环境中保存。

（二）邻苯二甲醛

邻苯二甲醛为高效消毒剂，具有戊二醛优良的杀灭微生物的能力、使用浓度低、作用快速、无需二次活化、腐蚀性低、刺激性与毒性较低并且对污染在医疗器械上的血液与组织无凝固和固定作用等特点。

1.适用范围

适用于不耐热诊疗器械、器具与物品的浸没消毒。

2.使用方法

（1）将待消毒的诊疗器械、器具与物品完全淹没于含量为 5.5g/L、pH 为 7.0～8.0、温度 20～25℃的邻苯二甲醛溶液中浸泡，消毒容器加盖，作用 5～12 分钟。

（2）用于内镜的消毒应遵循国家有关要求。

3.注意事项

（1）诊疗器械、器具与物品消毒前应彻底清洗、干燥。新启用的诊疗器械、器具与物品先除去油污及保护膜，再用清洁剂清洗去除油脂，干燥后及时消毒或灭菌。

（2）使用时应注意通风。直接接触到本品会引起眼睛、皮肤、消化道、呼吸道黏膜损伤。接触皮肤、黏膜会着色，处理时应谨慎、戴手套；当溅入眼内时应及时用水冲洗，必要时就诊。

（3）配制使用应采用专用塑料容器。

（4）消毒液连续使用应≤14 日。

（5）应确保使用中的浓度符合产品使用说明的要求。

（6）邻苯二甲醛应密封，避光，置于阴凉、干燥、通风的环境中保存。

（三）低温甲醛蒸汽灭菌

1.适用范围

适用于不耐湿、热的诊疗器械、器具和物品的灭菌，如电子仪器、光学仪器、管腔器械、金属器械、玻璃器皿、合成材料物品等。

2.灭菌方法

（1）低温甲醛蒸汽灭菌程序应包括：预热、预真空、排气、蒸汽注入、湿化、升温，反复甲醛蒸发、注入，甲醛穿透，灭菌（在预设的压力、温度下持续一定时间），反复蒸汽冲洗灭菌腔内甲醛，反复空气冲洗、干燥、冷却，恢复灭菌仓内正常压力。

（2）根据低温甲醛蒸汽灭菌器的要求，采用 2％复方甲醛溶液或福尔马林溶液（35％～40％甲醛）进行灭菌，每个循环的 2％复方甲醛溶液或福尔马林溶液（35％～40％甲醛）用量根据装载量不同而异。灭菌参数为：温度 55～80℃，灭菌维持时间为 30～60 分钟。

3.注意事项

（1）应采用取得国家卫生健康委员会消毒产品卫生许可批件的低温甲醛蒸汽灭菌器，并使用专用灭菌溶液进行灭菌，不应采用自然挥发或熏蒸的灭菌方法。

(2)低温甲醛蒸汽灭菌器操作者应培训上岗,并具有相应的职业防护知识和技能。

(3)低温甲醛蒸汽灭菌器的安装及使用应遵循生产厂家使用说明书或指导手册,必要时应设置专用的排气系统。

(4)运行时的周围环境甲醛浓度应$<0.5mg/m^3$,排水内的甲醛浓度应符合国家有关规定,灭菌物品上的甲醛浓度均值$\leqslant 4.5\mu g/cm^2$。在灭菌器内经过甲醛残留处理的灭菌物品,取出后可直接使用。

(5)灭菌包装材料应使用与压力蒸汽灭菌法相同或专用的纸塑包装、无纺布、硬质容器,不应使用可吸附甲醛或甲醛不易穿透的材料如布类、普通纸类、聚乙烯膜、玻璃纸等。

(6)装载时,灭菌物品应摊开放置,中间留有一定的缝隙,物品表面应尽量暴露。使用纸塑包装材料时,包装应竖立,纸面对塑面依序排放。

(7)消毒后,应去除残留甲醛气体,采用抽气通风或用氨水中和法。

二、氧化物类消毒剂

(一)过氧乙酸

过氧乙酸属灭菌剂,具有广谱、高效、低毒、对金属及织物有腐蚀性,受有机物影响大,稳定性差等特点。其浓度为$16\%\sim 20\%$(W/V)。

1.适用范围

适用于耐腐蚀物品、环境及皮肤等的消毒与灭菌。

2.使用方法

(1)浸泡法。凡能够浸泡的物品均可用过氧乙酸浸泡消毒。消毒时,将待消毒的物品放入装有过氧乙酸的容器中,加盖。对一般污染物品的消毒,用$0.1\%\sim 0.2\%$(1000~2000mg/L)过氧乙酸溶液浸泡30分钟;对耐腐蚀医疗器械的高水平消毒,采用0.5%(5000mg/L)过氧乙酸冲洗作用10分钟,用无菌方法取出后采用无菌水冲洗干净,无菌巾擦干后使用。

(2)擦拭法。对大件物品或其他不能用浸泡法消毒的物品用擦拭法消毒。消毒使用的浓度和作用时间同浸泡法。

(3)喷洒法。用于环境消毒室,用$0.2\%\sim 0.4\%$(2000~4000mg/L)过氧乙酸溶液喷洒,作用30~60分钟。

(4)喷雾法。采用电动超低容量喷雾器,使用5000mg/L过氧乙酸溶液,按照$20\sim 30mL/m^3$的用量进行喷雾消毒,作用60分钟。

(5)熏蒸法。使用15%过氧乙酸($7mL/m^3$)加热蒸发,相对湿度$60\%\sim 80\%$,室温熏蒸2小时。

(6)使用以过氧乙酸为灭菌剂的专用机械消毒设备灭菌内镜时,应遵循国家卫生健康委员会消毒产品卫生许可批件的使用范围及操作方法。

3.注意事项

(1)过氧乙酸不稳定,应贮存于通风阴凉处,用前应测定有效含量,原液浓度低于12%时禁止使用。

（2）稀释液临用前配制，使用时限≤24小时。

（3）过氧乙酸对多种金属和植物有很强的腐蚀和漂白作用，金属制品与织物经浸泡消毒后，及时用符合要求的水冲洗干净。

（4）接触过氧乙酸时，应采取防护措施；不慎溅入人眼中或皮肤上，应立即用大量清水冲洗。

（5）空气熏蒸消毒时，室内不应有人。

（二）过氧化氢

过氧化氢属高效消毒剂，具有广谱、高效、速效、无毒、对金属及织物有腐蚀性，受有机物影响很大，纯品稳定性好，稀释液不稳定等特点。

1.适用范围

适用于外科伤口、皮肤黏膜冲洗消毒，室内空气的消毒。

2.使用方法

（1）伤口、皮肤黏膜消毒：采用3％（30g/L）过氧化氢冲洗、擦拭，作用3～5分钟。

（2）室内空气消毒：使用气溶胶喷雾器，采用3％（30g/L）过氧化氢溶液按照20～30mL/m³的用量喷雾消毒，作用60分钟。

3.注意事项

（1）过氧化氢应避光、避热，室温下储存。

（2）过氧化氢对金属有腐蚀性，对织物有漂白作用。

（3）喷雾时应采取防护措施；谨防溅入眼内或皮肤黏膜上，一旦溅上及时用清水冲洗。

（三）二氧化氯

1.适用范围

适用于物品、环境、物体表面及空气的消毒。

2.使用方法

（1）浸泡法。将待消毒物品浸没于装有二氧化氯溶液的容器中，加盖。对细菌繁殖体污染物品的消毒，用100～250mg/L二氧化氯溶液浸泡30分钟；对肝炎病毒和结核分枝杆菌污染物品的消毒，用500mg/L二氧化氯溶液浸泡30分钟；对细菌芽孢污染物品的消毒，用1000mg/L二氧化氯溶液浸泡30分钟。

（2）擦拭法。大件物品或其他不能用浸泡法消毒的物品用擦拭法消毒。消毒使用的浓度和作用时间同浸泡法。

（3）喷洒法。对细菌繁殖体污染的表面，用500mg/L二氧化氯溶液均匀喷洒，作用30分钟；对肝炎病毒和结核分枝杆菌污染的表面，用1000mg/L二氧化氯溶液均匀喷洒，作用60分钟。

（4）室内空气消毒。使用气溶胶喷雾器，采用500mg/L二氧化氯溶液按照20～30mL/m³

的用量喷雾消毒,作用 30～60 分钟;或采用二氧化氯溶液按照 10～20mg/m³ 加热蒸发或加激活剂熏蒸消毒。消毒剂用量、消毒时间、操作方法和注意事项等应遵循产品的使用说明。

3.注意事项

(1)置于干燥、通风处保存。

(2)稀释液应现配现用,使用时限≤24 小时。

(3)对碳钢、铝有中度腐蚀性,对铜、不锈钢有轻度腐蚀性。金属制品经二氧化氯消毒后,应及时用符合要求的水冲洗干净、干燥。

三、环氧乙烷消毒剂

环氧乙烷能够在不损害灭菌物品的情况下保持强穿透力,故多数不宜用一般方法灭菌的物品均可用环氧乙烷消毒和灭菌。环氧乙烷是目前最主要的低温灭菌方法之一。

(一)适用范围

适用于不耐热、不耐湿的诊疗器械、器具和物品的灭菌,如电子仪器、光学仪器、纸质制品、化纤制品、塑料制品、陶瓷及金属制品等诊疗用品。其不适用于食品、液体、油脂类、粉剂类等灭菌。

(二)灭菌方法

灭菌程序包括预热、预湿、抽真空、通入气体环氧乙烷达到预定浓度、维护灭菌时间、清除灭菌柜内环氧乙烷气体、解析灭菌物品内环氧乙烷的残留等过程。

灭菌时应采用 100％ 纯环氧乙烷或环氧乙烷和二氧化碳混合气体,不应使用氟利昂。

应按照环氧乙烷灭菌器生产厂家的操作使用说明或指导手册,根据灭菌物品种类、包装、装载量与方式不同,选择合适的温度、浓度和时间等灭菌参数,采用新的灭菌程序、新类型诊疗器械、新包装材料使用环氧乙烷气体灭菌前,应验证灭菌效果。

除金属和玻璃材质以外的灭菌物品,灭菌后应经过解析,解析时间:50℃,12 小时;60℃,8 小时;残留环氧乙烷应符合 GB/T 16886.7 的要求。解析过程应在环氧乙烷灭菌柜内继续进行,输入的空气应经过高效过滤(滤除≥0.3μm 粒子 99.6％以上)或放入专门的通风柜内,不应采用自然通风法进行解析。

(三)灭菌前物品准备与包装

(1)灭菌物品应彻底清洗干净。

(2)包装应采用专用的包装材料,包括纸、包装袋(纸袋、纸塑袋等)、非织造布、硬质容器、包装材料应分别符合 YY/T 0698.2-2022、YY/T 0698.4-2009、YY/T 0698.5-2009 和 YY/T 0698.8-2009 的要求,新型包装材料应符合 GB/T 19633.1-2015 的有关规定。包装操作要求应符合 WS 310.2-2016 的要求。

(四)灭菌物品装载

灭菌柜内装载物品周围应留有空隙,物品应放于金属网状篮筐内或金属网架上;纸塑包装应侧放。物品装载量不应超过柜内总体积的 80％。

(五)注意事项

(1)灭菌器安装应符合要求,包括通风良好,远离火源,灭菌器各侧(包括上方)应预留51cm 空间。应安装专门的排气管道,且与大楼其他排气管道完全隔离。

(2)应有专门的排气管道系统,排气管应为不通透环氧乙烷的材料如铜管等制成,垂直部分长度超过 3m 时应加装集水器。排气管应至室外,并于出口处反转向下;距排气口 7.6m 范围内不应有易燃易爆物和建筑物的入风口如门或窗;排气管不应有凹陷或回圈。

(3)环氧乙烷灭菌气瓶或气罐应远离火源和静电,通风良好,无日晒,存放温度低于 40℃,不应置于冰箱中。应严格按照国家制定的有关易燃易爆物品储存要求进行处理。

(4)每年对工作环境中环氧乙烷浓度进行监测记录。在每日 8 小时工作中,环氧乙烷浓度TWA(时间加权平均浓度)应不超过 1.82mg/m³(1ppm)。

(5)消毒员应经专业知识和紧急事故处理的培训。过度接触环氧乙烷后,迅速将其移离中毒现场,立即吸入新鲜空气;皮肤接触后,用水冲洗接触处至少 15 分钟,同时脱去脏衣服;眼睛接触液态环氧乙烷或高浓度环氧乙烷气体至少冲洗眼 10 分钟,并均应尽快就诊。

(6)应在环氧乙烷灭菌器内进行,灭菌器应取得国家卫生健康委员会消毒产品卫生许可批件。

四、含氯消毒剂

含氯消毒剂属高效消毒剂,具有广谱、速效、低毒或无毒、对金属有腐蚀性、对织物有漂白作用,受有机物影响很大,粉剂稳定而水剂不稳定等特点。常用的含氯消毒剂:①液氯:含氯量＞99.5％(g/100mL)。②漂白粉:含有效氯 25％(g/100g)。③漂白粉精:含有效氯 80％(g/100g)。④三合二,含有效氯 56％(g/100g)。⑤次氯酸钠,工业制备的含有效氯 10％(g/100g)。⑥二氯异氰尿酸钠,含有效氯 60％(g/100g)。⑦三氯异氰尿酸,含有效氯 85％～90％(g/100g)。⑧氯化磷酸三钠,含有效氯 2.6％(g/100g)。

(一)适用范围

适用于物品、物体表面、分泌物、排泄物等的消毒。

(二)使用方法

1.浸泡法

将待消毒的物品浸没于装有含氯消毒剂溶液的容器中,加盖。对细菌繁殖体污染物品的消毒,用含有效氯 500mg/L 的消毒液浸泡＞10 分钟,对经血传播病原体、分枝杆菌和细菌芽孢污染物品的消毒,用含有效氯 2000～5000mg/L 消毒液,浸泡＞30 分钟。

2.擦拭法

大件物品或其他不能用浸泡消毒的物品用擦拭法消毒,消毒所用的浓度和作用时间同浸泡法。

3.喷洒法

对一般污染的物品表面,用含有效氯 400～700mg/L 的消毒液均匀喷洒,作用 10～30 分钟;对经血传播病原体、结核分枝杆菌等污染表面的消毒,用含有效氯 2000mg/L 的消毒液均匀喷洒,作用＞60 分钟。喷洒后有强烈的刺激性气味,人员应离开现场。

4.干粉消毒法

对分泌物、排泄物的消毒,用含氯消毒剂干粉加入分泌物、排泄物中,使有效氯含量达到 10000mg/L,搅拌后作用＞2 小时;对医院污水的消毒,用干粉按有效氯 50mg/L 用量加入污水中,并搅拌均匀,作用 2 小时后排放。

(三)注意事项

(1)粉剂应于阴凉处避光、防潮、密封保存;水剂应于阴凉处避光、密闭保存。使用液应现配现用,使用时限≤24 小时。

(2)配置漂白粉等粉剂溶液时,应戴口罩、手套。

(3)未加防锈剂的含氯消毒剂对金属有腐蚀性,不应用于金属器械的消毒。加防锈剂的含氯消毒剂对金属器械消毒后,应用无菌蒸馏水冲洗干净,干燥后使用。

(4)对织物有腐蚀和漂白作用,不应用于有色织物的消毒。

五、碘类消毒剂

碘类消毒剂可卤化菌体蛋白形成沉淀,具渗透性,杀菌谱广、快速,对各种微生物的杀灭剂量比较接近。

(一)碘伏

1.适用范围

适用于手、皮肤、黏膜及伤口的消毒。

2.使用方法

擦拭法:皮肤、黏膜擦拭消毒,用浸有碘伏消毒液原液的无菌棉球或其他替代物品擦拭被消毒部位。外科手消毒用碘伏消毒液原液擦拭揉搓作用至少 3 分钟。手术部位的皮肤消毒,用碘伏消毒液原液局部擦拭 2～3 遍,作用至少 2 分钟。注射部位的皮肤消毒,用碘伏消毒液原液局部擦拭 2 遍,作用时间遵循产品的使用说明。口腔黏膜及创面消毒,用含有效碘 1000～2000mg/L 的碘伏擦拭,作用 3～5 分钟。

冲洗法:对阴道黏膜创面的消毒,用含有效碘 500mg/L 的碘伏冲洗,作用到使用产品的规定时间。

3.注意事项

(1)应置于阴凉处避光、防潮、密封保存。

(2)含乙醇的碘制剂消毒液不应用于黏膜和伤口的消毒。

(3)碘伏对二价金属制品有腐蚀性,不应做相应金属制品的消毒。

(4)碘过敏者慎用。

(二)碘酊

1.适用范围

适用于注射及手术部位皮肤的消毒。

2.使用方法

使用碘酊原液直接涂擦注射及手术部位皮肤 2 遍以上,作用时间 1～3 分钟,待稍干后再用 70％～80％(体积比)乙醇脱碘。

3.注意事项

(1)不宜用于破损皮肤、眼及口腔黏膜的消毒。

(2)不应用于碘酊过敏者;过敏体质者慎用。

(3)应置于阴凉处避光、防潮、密封保存。

(三)复方碘伏消毒液

1.适用范围

主要适用于医务人员的手、皮肤消毒,有些可用于黏膜消毒。应遵循国家卫生健康委员会消毒产品卫生许可批件规定的使用范围。

2.使用方法

(1)含有乙醇或异丙醇的复方碘伏消毒剂可用于手、皮肤消毒,原液擦拭 1～2 遍,作用 1～2 分钟,不可用于黏膜消毒。

(2)含有氯己定的复方碘伏消毒剂,用途同普通碘伏消毒剂,应遵循该消毒剂卫生许可批件的使用说明,慎用于腹腔冲洗消毒。

3.注意事项

同碘伏,使用中应注意复方物质的毒不良反应。

六、醇类消毒剂

醇类消毒剂杀菌作用快、性质稳定、无腐蚀性、基本无毒,可与其他药物配制成可剂起增效作用;能去污起清洁作用,价廉。缺点:不易杀死细菌芽孢、受有机物影响较大、有效浓度较高等。醇分子能进入蛋白质肽链使菌体蛋白变性、干扰微生物代谢和溶菌。醇类消毒剂包括乙醇、异丙醇、正丙醇或两种成分的复方制剂。

(一)适用范围

适用于手、皮肤、物体表面及诊疗器械的消毒。

(二)使用方法

1.手消毒

使用符合国家有关规定的含醇类手消毒剂,手消毒方法遵循 WS/T 313 的要求。

2.皮肤消毒

使用 $70\%\sim80\%$（体积比）乙醇溶液擦拭皮肤 2 遍,作用 3 分钟。

3.物体表面的消毒

使用 $70\%\sim80\%$（体积比）乙醇溶液擦拭物体表面 2 遍,作用 3 分钟。

4.诊疗器具的消毒

将待消毒的物品浸没于装有 $70\%\sim80\%$（体积比）的乙醇溶液中消毒≥30 分钟,加盖;或进行表面擦拭消毒。

（三）注意事项

（1）醇类易燃,不应有明火。

（2）不应用于被血、脓、粪便等有机物严重污染表面的消毒。

（3）用后应盖紧,密闭,置于阴凉处保存。

（4）醇类过敏者慎用。

第二节　物理消毒灭菌方法

一、高温高压蒸汽灭菌

湿热灭菌法是指用饱和蒸汽、过热水或流通蒸汽进行灭菌的方法。由于蒸汽潜热大,穿透力强,容易使蛋白质变性或凝固,所以该法的灭菌效率比干热灭菌法高,是药物制剂生产过程中最常用的灭菌方法。湿热灭菌法可分为:煮沸灭菌法、巴氏消毒法、高压蒸汽灭菌法、流通蒸汽灭菌法、间歇蒸汽灭菌法。

湿热灭菌法比干热灭菌法优越得多,因而使用更为广泛,效果更为可靠。湿热杀菌作用强,主要是因为水分有利于蛋白质凝固,水分越多,凝固蛋白质所需温度越低。蛋白质含水率在 25% 时,凝固蛋白质所需温度仅为 $80℃$,而不含水的蛋白质需在 $170℃$ 才能凝固。另外,湿热的穿透性比干热强,因为水或蒸汽传导热能的效率比空气高;其次,蒸汽中含有大量潜伏热,冷凝时即可将其放出使物体迅速加热。所以,用湿热灭菌不仅能缩短时间,而且降低了温度。

随着压力蒸汽灭菌的发展,目前最普及、最有效的压力蒸汽灭菌为脉动预真空饱和蒸汽灭菌。

压力蒸汽灭菌法的应用已有 100 多年历史,因其是将蒸汽输入到专用灭菌器内并处于很高的压力之下,所以可使蒸汽穿透力增强、温度提高,极大地提高了杀菌效果。到目前为止,尚无任何一种灭菌方法能完全代替压力蒸汽灭菌方法。

压力蒸汽灭菌的基本要素是作用时间、作用温度及蒸汽质量等。饱和蒸汽必须满足干燥（含湿气<10%）和纯净（含不可冷凝气体<3.5%）、不可过热。压力蒸汽之所以有强大的杀菌作用,主要是蒸汽处于一定压力之下和冷凝成水时体积缩小至原体积的 $1/1673$,使其能迅速

穿透到物品内部；另外，蒸汽冷凝成水时能释放潜伏热。常压下把 1g 水从 0℃加热到 100℃需消耗 418.68J 热能，而再把 1g 的 100℃水继续加热成蒸汽则需要消耗 2250J 热能，这种用温度计测不出的热能称作潜伏热。这种潜伏热在蒸汽接触冷的物体时冷凝成水时就释放热量传递给物体，使物体温度迅速升高。其主要优点是无毒、无害、无污染，投资少，效果可靠；缺点是不适合不耐高温物品的灭菌。

（一）压力灭菌器灭菌适用对象

从广义上讲，压力蒸汽灭菌器中处理物品必须在灭菌后不会改变其化学和物理特性，同时不影响其安全性和功能性。

压力蒸汽灭菌器广泛适用于医疗卫生事业、科研、食品等单位，对医疗器械、敷料、玻璃器皿、溶液培养基等进行灭菌。

对于医疗领域，压力蒸汽灭菌器可以处理固体的、复用的耐热器材，如不锈钢手术器械、其他适合的医疗器械、耐热塑料制品、棉布敷料等；水基液体，如开口的、闭口的液体药品或者培养基。

处理固定和液体物品时，注意选择合适的灭菌温度和对应的灭菌程序。

（二）压力蒸汽灭菌器操作方法

（1）检查冷水阀（软化水），确保打开，正常压力在 300kPa 以上，水温尽量低。如果自带蒸汽发生器，应检查纯水阀门，确保打开，正常压力在 300kPa 以上。

（2）检查压缩空气压力，正常压力范围为 600～800kPa。

（3）打开电源箱上开关，并且把灭菌器的电源开关由"0"旋至"1"的位置。

将待灭菌的物品装进灭菌器腔内，关上前门。等关门指示灯亮后，按 ◇ 键，即自动运行。

（4）前处理。含有多次预真空和多次正脉冲，反复排出空气（包括腔体、包裹间隙、器械腔孔），多次注入蒸汽，保证空气排出充分，同时充分加热、加湿物品。加热阶段，蒸汽持续缓慢进入，蒸汽冷凝成水，释放热量，温度上升到灭菌温度。要保证腔体内蒸汽冷凝水排出通畅。

（5）灭菌。注意观察压力、温度，需要同时维持在合理范围内。对于 134℃，灭菌时间保持 4 分钟以上；对于 121℃，灭菌时间保持 16 分钟以上。具体灭菌器温度和时间取决于物品的产品说明书。

（6）选择程序时，一定要跟物品对应，既要保证灭菌效果，又要防止温度太高，损坏物品。

（7）干燥处理。缓慢抽真空，排空蒸汽，腔体内水挥发成蒸汽排出，使物品干燥。

对于不同物品，为了保证良好的干燥效果，可以选择延长干燥时间、增加特定的蒸汽干燥脉冲或者特定的空气干燥脉冲。

（8）程序完成后，后门会自动打开，应立即卸载无菌物品，并关上后门（无菌区）。由于灭菌器夹套持续高温，所以应避免无菌物品长时间摆放在灭菌器腔体内，以防止无菌物品的高温氧化和物品温度升高后的二次吸湿。

（三）压力蒸汽灭菌器的常见故障与处理

1.维修灭菌器须注意的原则

（1）首先要接受培训。

（2）遇到问题,先断电、关闭蒸汽总阀门、关闭压缩空气阀门、断水。

（3）灭菌器冷却后再维修,避免烫伤。

（4）不能随意修改参数。

（5）不要尝试强制开门。

（6）做维修工作前,应该了解和学习灭菌器的结构。

2.压力蒸汽灭菌器常见故障处理

（1）漏蒸汽、漏水:断水、断电、断蒸汽,寻找泄漏点,紧固管线或者更换部件。

（2）泄漏测试不合格:寻找泄漏点,常见的是门封问题、管线松动、阀门泄漏。

（3）B-D测试不合格:①做泄漏测试,判断是否有泄漏。②更换另外一个批次B-D包。

（4）灭菌器抽真空达不到设定值:管线漏气、热交换器泄漏、水压不足或者过热、真空泵故障、压力传感器不准。

（5）生物检测阳性:①首先确认泄漏测试结果、B-D测试结果。②确认是否是假阳性。③阅读器误判。

（6）湿包:①包裹是否过大。②器械是否使用了吸水巾。③器械是否过多。④是否为蒸汽含水量过大。⑤是否为水倒灌。

（7）打印记录压力温度超出范围:①主要检查压力传感器、温度传感器是否不准确。②蒸汽质量不达标。

二、过氧化氢低温等离子灭菌

（一）灭菌原理

过氧化氢低温等离子灭菌器使用的是$55\%\sim60\%$的高浓度过氧化氢,后者是一种强氧化剂。过氧化氢气体在特定的条件下发生电离反应,构成了过氧化氢等离子。过氧化氢低温等离子灭菌器在一定温度、真空条件下在灭菌舱内气化、穿透、扩散到整个灭菌舱体和灭菌物品的内外表面,并在过氧化氢等离子体协同下实现对舱内物品的灭菌和残留过氧化氢的解离。

过氧化氢浓度的高低决定杀菌能力。注入过氧化氢的浓度和剂量未达到要求,装载超负荷、包装材料不正确等,都能影响过氧化氢的浓度。低浓度的过氧化氢注入后会造成过多水分进入灭菌舱,并降低灭菌舱温度,影响灭菌效果。过氧化氢注入量过多可能造成不能完全气化,影响过氧化氢的充分扩散和穿透,未气化的过氧化氢容易在灭菌物品表面和包装材料上残留,可致后期使用时发生职业伤害。

（二）适用范围

遵循过氧化氢低温等离子灭菌器生产厂家的使用说明书进行操作。过氧化氢低温等离子灭菌器可用于金属和非金属器械的灭菌处理,包括内镜、某些陶瓷和玻璃制品及其他不耐热、不耐湿的手术器械,如腔镜手术器械、电子仪器、光学仪器、精密显微手术器械等。

过氧化氢低温等离子灭菌器灭菌管腔器械时,要求:单通道不锈钢管腔,内径≥0.7mm 和长度≤500mm;管腔器械(不包括软式内镜),内径≥1mm 和长度≤1000mm。

过氧化氢低温等离子灭菌器不能用于处理植物纤维类制品,如棉布、亚麻布、纸张等;不能处理粉类(如滑石粉)和液体类(如水、液体石蜡等);不能用于一端闭塞的管腔类器械、不能耐受真空的器械和过于细长的管腔。

不同生产厂家、不同型号的灭菌器对不同材质的管腔均有不同的灭菌适用范围,应遵照生产厂家说明书执行。

过氧化氢低温等离子灭菌器不能灭菌布类、纸类的物品,所以在包装待过氧化氢低温等离子灭菌的物品时,不能选择棉布、皱纹纸、纸塑袋作为包装材料,应选择兼容的灭菌包装袋、无纺布进行器械及物品的包装。

(三)灭菌操作

1.灭菌前准备

供电,电压为 220V 或 380V;辅助设施(水、气)无特别要求。

2.灭菌器运行前检查

(1)电气检查。灭菌器处于通电状态,切勿使过氧化氢低温等离子灭菌器装置拔下插头或关闭的时间超过 24 小时或按照厂商要求执行。如果关闭消毒灭菌装置长达 24 小时以上,应致电厂家获取指导。

(2)过氧化氢卡匣或罐装液体检查。在启动循环前应按照消毒灭菌装置显示器上的信息更换空的或过期的卡匣。如果过氧化氢外包装上的化学监测指示条是红色的,切勿拆除卡匣包装的塑料外壳包装。红色表示卡匣可能已损坏,为了确信卡匣的质量应致电厂家。切勿从卡匣收集箱上取出用过的卡匣,须根据当地废物处理法规弃置密封的卡匣收集箱。未使用过的过氧化氢卡匣也是危险物,应依法规弃置。如果需要操作使用过的卡匣,应戴乳胶手套、乙烯基或腈纶手套。切勿使手套接触脸或眼睛。罐装的过氧化氢液体,要保证过氧化氢储存在合适的环境条件下(有些需冷藏保存),并有足够的过氧化氢量来保证灭菌成功。

(3)灭菌舱检查。切勿用磨料擦拭灭菌舱门。灭菌柜密封圈是保持灭菌舱处于真空状态的关键部件,切勿在门座或灭菌舱组件上使用粗糙的清洁工具如线刷或钢制毛刷等,否则会损坏密封圈。

3.灭菌物品的装载

(1)装载前检查。检查物品是否可通过过氧化氢低温等离子灭菌装置进行灭菌。因不同厂家、不同型号的灭菌器对管腔器械的要求有所差异,故在管腔器械灭菌前还应对管腔器械的材质、管径及长度进行判断,看是否符合过氧化氢低温等离子灭菌器的要求。检查灭菌舱是否清洁干燥;对于含有真空排水泵的灭菌器,应先进行排水检查。潮湿会减弱和影响电子和自由基杀灭微生物的作用,装载潮湿的物件可导致灭菌失败或循环取消。检查是否采用特卫强专用灭菌袋和无纺布作为包装材料,按照要求规范包装。器械盒内不能使用泡沫垫,泡沫垫会吸收过氧化氢而影响灭菌过程。

(2)装载。待灭菌物品不得超出器械架范围,以免发生挡灯(遮挡过氧化氢监测灯),导致灭菌器报警。不能触碰舱门、舱底部、等离子电极网。等离子电极网是灭菌舱内的一层网状结构,装载物品不要与它太靠近,应保持 2.5cm 的空间距离。器械或物品应有序、单层放置在载物架上,器械盒或贵重器械应平放在灭菌架上,不堆叠、不挤压,保证各物品间留有缝隙,便于过氧化氢低温等离子均匀扩散和注入。装载量以 60%~70% 为宜,无最小灭菌容积限制,最大灭菌容积量应低于 80%。

(3)生物监测灭菌装载。生物监测包或 PCD(灭菌过程验证装置)应放置于灭菌舱内远离过氧化氢注入口的部位,如下层器械搁架、卸载侧门(非过氧化氢注入口)附近或生产厂家使用说明书建议的灭菌器最难灭菌的部位,并且灭菌器应处于满载状态。

4.灭菌周期的选择

(1)灭菌周期。依据 GB 27955—2020 要求,过氧化氢低温等离子体灭菌器的灭菌过程一次循环分 5 个阶段:真空期、注射期、扩散期、等离子期和通风期。

①真空期,灭菌舱内压力由正压下降至负压。

②注射期,定量的 55% 以上浓度的过氧化氢液体注入灭菌舱内。

③扩散期,定量注入的过氧化氢溶液在一定的温度和负压下汽化,迅速均匀地扩散。

④等离子期,启动等离子发生器,汽化的过氧化氢进入等离子态。等离子化过程结束,等离子物质重新组合成氧分子、水分子。

⑤通风期,外部气体经过过滤后进入舱内,使得舱内外压力平衡,恢复为大气压。

上述 5 个阶段根据程序设计可以重复和交叉,完成双循环的灭菌周期。

(2)选择灭菌周期:过氧化氢低温等离子灭菌器有短循环和长循环灭菌周期,根据灭菌物品选择不同的灭菌周期。不同品牌的灭菌周期设计及应用范围不同,按过氧化氢低温等离子体灭菌器生产厂家的使用说明书执行。

5.灭菌后卸载

灭菌循环完成后即可打开舱门,灭菌后的物品不要求通风。确认灭菌监测合格后,即可使用灭菌物品。取出物品后关闭舱门,以利于保持灭菌舱内的操作温度并使灭菌舱保持清洁。

6.确认与放行

物理监测、化学监测(包括化学指示物监测)、生物监测合格,双人复核准确无误后,物品放行,记录并签名。

(四)设备维护及故障排除

(1)根据设备厂商提供的操作手册和规章制度进行设备维护和故障排除。

(2)每天使用清水或中性清洁剂进行灭菌器门、仪表的表面擦拭,勿使用研磨剂或粗糙的清洁工具,也勿使用酒精或其他高强度的清洁剂;每天清理灭菌器柜室内杂质;每天至少一次进行灭菌器设备间的台面、地面等环境清洁。

（3）每月一次进行灭菌设备柜体的清洁，避免积尘。应避免元器件与连线和水接触，一旦湿水应擦干后方可接触电源。根据厂商建议，检查各连线插座、接头是否松动，松动的应插紧。

（4）根据厂商的建议制订相应的元器件更换或再生制度，进行设备的定期维护保养。

（5）使用灭菌系统信息解决消毒灭菌装置故障。通常系统会提供不同的错误信息代码提示，根据代码可了解到错误信息的大致情况，并根据故障处理权限要求，由专职操作人员、专业工程技术人员或厂家的技术人员来解决故障。

三、紫外线消毒法

紫外线属电磁辐射中的一种，为一种不可见光，所以又称紫外光。根据紫外线的波长，将其分为 3 个波段，即 A 波、B 波、C 波。在消毒领域主要使用 C 波段，紫外线消毒灯所采用的波长为 253.7nm。

（一）适用范围及条件

（1）紫外线可以杀灭各种微生物，包括细菌繁殖体、芽孢、分枝杆菌、病毒、真菌、立克次体和支原体等，凡被上述微生物污染的表面，水和空气均可采用紫外线消毒。

（2）紫外线辐照能量低，穿透力弱，除石英玻璃可以穿透 80% 之外，大多数物质不能透过或只能透过少量紫外线。因此消毒时必须使消毒部位充分暴露于紫外线。

（3）紫外线对不同介质中的微生物杀灭效果不同，对空气中微生物杀灭效果比较好。

（4）紫外线消毒的适宜温度范围是 20～40℃，温度过高过低均会影响消毒效果，可适当延长消毒时间，用于空气消毒时，消毒环境的相对湿度以低于 80% 为好，否则应适当延长照射时间。

（5）紫外线对物体表面进行消毒受很多因素的影响，首先是粗糙的表面不适宜用紫外线消毒；表面污染有血迹、痰迹、脓迹等严重污染用紫外线消毒效果亦不理想；形状复杂的表面亦不适合用紫外线消毒。

（二）使用方法

1.对物品表面的消毒

（1）照射方式：最好使用便携式紫外线消毒器近距离移动照射，也可采取紫外灯悬吊式照射。对小件物品可放紫外线消毒箱内照射。

（2）照射剂量和时间：不同种类的微生物对紫外线的敏感性不同，用紫外线消毒时必须使用照射剂量达到杀灭目标微生物所需的照射剂量。

杀灭一般细菌繁殖体时，应使照射剂量达到 $10000\mu W.s/cm^2$；杀灭细菌芽孢时应达到 $100000\mu W.s/cm^2$；病毒对紫外线的抵抗力介于细菌繁殖体和芽孢之间；真菌孢子的抵抗力比细菌芽孢更强，有时需要照射到 $600000\mu W.s/cm^2$，但一般致病性真菌对紫外线的抵抗力比细菌芽孢弱；在消毒的目标微生物不详时，照射剂量不应低于 $100000\mu W.s/cm^2$。辐照剂量是所用紫外线灯在照射物品表面处的辐照强度和照射时间的乘积。因此，根据紫外线光源的辐照强度,可以计算出需要照射的时间。例如,用辐照强度为 $70\mu W/cm^2$ 的紫外线表面消毒器近距离照射物品表面,选择的辐照剂量是 $100000\mu W.s/cm^2$,则需照射的时间是: $100000\mu W.s/cm^2 \div 70\mu W/cm^2 = 1429s \div 60s \approx 24min$。

2.对室内空气的消毒

(1)间接照射法:首选高强度紫外线空气消毒器,不仅消毒效果可靠,而且可在室内有人活动时使用,一般开机消毒 30 分钟即可达到消毒合格。

(2)直接照射法:在室内无人条件下,可采取紫外线灯悬吊式或移动式直接照射。采用室内悬吊式紫外线消毒时,室内安装紫外线消毒灯(30W 紫外灯,在 1.0m 处的强度 $>70\mu W/cm^2$)的数量为不少于 $1.5W/m^3$,照射时间不少于 30 分钟。

(3)对水和其他液体的消毒,采用水内照射法时,紫外光源应装有石英玻璃保护罩,无论采取何种方法,水层厚度均应小于 2cm,根据紫外光源的强度确定水流速度。消毒后水必须达到国家规定标准。

(三)注意事项

(1)在使用过程中,应保持紫外线灯表面的清洁,每两周用酒精棉球擦拭一次,发现灯管表面有灰尘、油污时,应随时擦拭。

(2)用紫外线灯消毒室内空气时,房间内应保持清洁干燥,减少尘埃和水雾,温度低于 20℃或高于 40℃、相对湿度大于 60% 时,应适当延长照射时间。

(3)用紫外线消毒物品表面时,应使消毒物品表面充分暴露于紫外线。

(4)不得使紫外线光源直接照射到人,以免引起损伤。

(5)照射强度监测应每半年 1 次,生物监测必要时进行,经消毒后的物品或空气中的自然菌应减少 90.90%。

(6)紫外线强度计至少 1 年标定 1 次。

(7)不应在易燃、易爆的场所使用。

(8)不应使紫外线光源直接照射到人。

第十章 手术室基础护理

一、手术野皮肤消毒

(一)皮肤消毒的原则

1.皮肤消毒的目的

杀灭切口处及周围皮肤上的微生物。消毒前需检查消毒区是否清洁,如皮肤上有胶布粘贴的残迹,则用汽油拭去。皮肤有破口或疖肿者,应停止手术。

2.消毒范围

包括切口四周15～20cm的区域,一般皮肤消毒应由手术切口开始向四周涂擦。

(二)皮肤消毒方法

(1)消毒擦皮钳2把、治疗碗2个,一个治疗碗内放1块碘酒小纱布用于皮肤消毒,另一治疗碗内放2块乙醇小纱布用于皮肤脱碘。

(2)自手术切口处向外消毒至切口周围15～20cm或以上,碘酒消毒后需要等待1～2分钟,再用75％乙醇脱碘。消毒中碘酒不要过多,以免烧伤皮肤。

(3)面部、口腔及小儿皮肤,用75％乙醇消毒,也可用0.5％碘伏消毒,内耳手术用1％碘酒和75％乙醇消毒。

(4)消毒过程中若有污染,必须听从手术室护士的安排重新消毒。

(5)消毒后用过的擦皮钳交巡回护士收取。

(三)手术野皮肤消毒范围

1.头部手术皮肤消毒范围

头及前额。

2.口唇部手术皮肤消毒范围

面唇、颈及上胸部。

3.颈部手术皮肤消毒范围

上至下唇,下至乳头,两侧至斜方肌前缘。

4.锁骨部手术皮肤消毒范围

上至颈部上缘,下至上臂上1/3处和乳头上缘,两侧过腋中线。

5.胸部手术皮肤消毒范围

(侧卧位)前后过中线,上至锁骨及上臂上1/3处,下过肋缘。

6.乳腺手术皮肤消毒范围

前至对侧锁骨中线,后至腋后线,上过锁骨及上臂,下过肚脐平行线。

7.上腹部手术皮肤消毒范围

上至乳头,下至耻骨联合,两侧至腋中线。

8.下腹部手术皮肤消毒范围

上至剑突,下至大腿上 1/3 处,两侧至腋中线。

9.腹股沟及阴囊部手术皮肤消毒范围

上平脐,下至大腿上 1/3 处,两侧至腋中线。

10.颈椎后路手术皮肤消毒范围

上至颅顶,下至两腋窝连线。

11.胸椎手术皮肤消毒范围

上至肩,下至髂嵴连线,两侧至腋中线。

12.腰椎手术皮肤消毒范围

上至两腋窝连线,下过臀区,两侧至腋中线。

13.肾脏手术皮肤消毒范围

前后过中线,上至腋窝,下至腹股沟。

14.会阴部手术皮肤消毒范围

耻骨联合、肛门周围及臀、大腿上 1/3 内侧。

15.四肢手术皮肤消毒范围

周围消毒,上下各超过 1 个关节。

二、铺无菌巾

手术野铺无菌巾的目的是防止细菌进入切口。因此,应保持无菌巾干燥。

(一)铺巾原则

(1)铺无菌巾由器械护士和手术医生共同完成。

(2)铺巾前,器械护士应穿手术衣、戴手套。

手术医生操作分两步:①未穿手术衣、未戴手套,直接铺第 1 层治疗巾。②穿好手术衣、戴手套,方可铺其他层单。

(3)铺无菌单时,距离切口 2～3cm,悬垂至床缘 30cm 以上,至少 4 层。

(4)无菌巾一旦放下,不要移动。必须移动时,只能由内向外移动,不得由外向内移动。

(5)严格遵循铺巾顺序。

方法视手术切口而定,原则上第 1 层治疗巾是从相对干净到较干净、先远侧后近侧的方向进行铺置。如腹部治疗巾的铺巾顺序为:先下方,再对侧,后头侧,最后同侧。

(二)常见手术铺巾

1.腹部手术无菌单的铺置

(1)器械护士递治疗巾,第 1 块对折,第 2 块折边朝向助手,第 3 块对折,第 4 块折边朝向自己。依次铺盖切口的下方、对侧、上方和己侧。

(2)贴手术膜覆盖。

(3)铺大单2块,于切口处向上外翻遮盖上身及头架、向下外翻遮盖下身及托盘,保护双手不被污染。

(4)两侧铺置中单,艾利斯钳固定。

(5)托盘上铺置1个大单。或者(3)(4)合去,铺置腹口单,托盘上铺置1个大单。

2.甲状腺手术无菌单的铺置

(1)将治疗巾2块揉成球形,填塞颈部两侧空隙。

(2)铺治疗巾3块及切口上方铺中单1块。

(3)铺置甲状腺单,托盘上再铺置一盖单。

3.胸部(侧卧位)、脊椎(胸段以下)、腰部手术无菌单的铺置

(1)对折中单2块,分别铺盖切口两侧身体下方。

(2)中单4块铺盖胸部切口周围,贴术前膜。

(3)铺胸单,遮盖全身、头架及托盘,托盘上铺大单1块。若为脊椎(胸段以下)、腰部手术,2把布巾钳分别将胸单近端固定于手术床左右两侧输液架上,形成无菌障帘。

4.冠状动脉旁路移植手术无菌单的铺置

(1)双腿下铺对折中单及大单1块。

(2)于患者左右足部各递一全打开双层治疗巾包足,袜套固定。

(3)会阴部遮盖1块4折治疗巾。

(4)递2个球状治疗巾塞于颈部左右两侧。

(5)递对折中单分别铺于切口的左右两侧。

(6)递2块大单分别铺于切口的左右两侧,递给巡回护士1把艾利斯钳,固定双侧大单于患者头侧,远端大单置于患者腿下。

(7)递对折中单及大单铺于切口上方。

(8)递对折中单铺于切口下方,覆盖至大腿上1/3。

(9)贴术前膜。

(10)递2块全打开的单层中单分别置于切口上方头架两侧,递巡回护士2把布巾钳,分别将中单尾端固定于手术床左右两侧输液架上,形成无菌障帘。

5.直肠癌根治手术无菌单的铺置(截石位)

(1)递对折中单垫于患者臀下。

(2)递2条长条对折中单分别铺置于切口左右两侧。

(3)递1块对折治疗巾齐切口上铺置。

(4)递1块对折治疗巾铺置于耻骨联合处。

(5)贴术前膜。

(6)递2块大单分别铺置于切口左右两侧,覆盖患者的双腿。

（7）递 1 块大单铺置于切口上侧。

（8）递 1 块双折中单铺置于切口下方,4 把艾利斯钳固定。

（9）请巡回护士协助于托盘上套盘套,再覆盖对折中单 1 块。

6.头部(额、颞、顶)手术无菌单的铺置

（1）递对折中单 1 块铺于头、颈下方。

（2）顺序递横折 1/3 朝自己、横折 1/3 朝助手、竖折 1/3 朝助手的治疗巾 3 块,铺盖于切口周围。

（3）递全打开的治疗巾 1 块,请巡回护士放托盘在托盘架上压住治疗巾,将剩余的 2/3 布单外翻盖住托盘。

（4）递对折治疗巾 1 块,布巾钳 4 把。

（5）铺甲状腺单,铺盖头部、胸前托盘及上身,贴 60cm×45cm 手术膜。

（6）托盘铺大单。

（7）递治疗巾 1 块,艾利斯钳 2 把固定于托盘下方与切口之间布单上,形成器械袋。

7.眼部手术无菌单的铺置

（1）双层治疗巾铺于头下,巡回护士协助患者抬头。

（2）上层治疗巾包裹头部及健眼,1 把布巾钳固定。

（3）铺眼部孔巾,盖住头部、胸部及托盘。

（4）托盘上铺对折中单 1 块。

8.耳部手术无菌单的铺置

（1）治疗巾 3 块,前 2 块折边朝向助手、第 3 块朝向自己,3 把布巾钳固定。

（2）治疗巾 1 块,1/3 搭于托盘架上、巡回护士放回托盘压住,2/3 布单外翻铺盖托盘,托盘置于面部、平行于下颌角。

（3）铺耳孔单,铺盖头部、托盘及上身。

（4）托盘上铺大单 1 块。

9.乳腺癌根治术无菌单的铺置

（1）递对折中单 1 块,横铺于患侧腋下及上肢。

（2）递大单 1 块,铺于患侧胸部下方及身侧。

（3）递双折中单 1 块,包裹前臂,绷带包扎固定。

（4）递 1 个球状治疗巾塞在颈部。

（5）递对折治疗巾 4 块,交叉铺盖切口周围,4 把布巾钳固定。

（6）递大单 2 块,分别向上铺盖身体上部、头架,向下铺盖肋缘以下、托盘及下肢。

（7）递对折中单 2 块,铺于切口左右侧。

（8）托盘上铺大单 1 块。

10.会阴部手术无菌单的铺置

（1）递对折中单 1 块,铺于臀下,巡回护士协助抬高患者臀部。

（2）递对折治疗巾 4 块,铺盖切口周围。

（3）双下肢各铺置 1 个大单,身体铺置 1 个耻单或腹口单。

（4）请巡回护士协助托盘套盘套,托盘置于患者右膝上方,托盘上铺置对折中单 1 块。

11.四肢手术无菌单的铺置

（1）递对折中单 1 块,铺于术侧肢体下方（覆盖健侧肢体）。

（2）递大单 1 块,铺盖于中单上。

（3）递双折治疗巾 1 块,由下至上覆盖上臂或大腿根部包住止血带,递 1 把布巾钳固定。

（4）递对折中单 1 块,包裹术侧肢体末端,无菌绷带包扎固定。

（5）递大单 1 块,铺盖上身及头架,递袜套 1 个,包裹术侧肢体,2 块大单及袜套连接处递 2 把艾利斯钳固定。

12.髋关节手术无菌单的铺置

（1）递对折中单 2 块,分别铺于术侧髋部两侧。

（2）递对折中单 1 块铺于术侧下肢下方。

（3）递对折中单 3 块,第 1 块铺于切口上方,第 2 块铺于切口对侧,第 3 块铺于同侧,递 3 把布巾钳固定。

（4）铺中单,包裹术侧肢体末端,无菌绷带包扎固定,递袜套一个,包裹术侧肢体,铺腹口单,同"下肢手术"无菌单铺置方法。

13.肩部手术无菌单的铺置

（1）对折中单 1 块,铺于患者术侧肩下方。

（2）大单 1 块,横铺于胸前。

（3）大单 1 块,铺盖中单上。

（4）对折治疗巾 2 块,一块由腋下向上绕至肩,另一块由肩向下与之汇合并交叉,2 把布巾钳固定。

（5）折合中单 1 块包裹上肢,绷带包扎固定。

（6）套托盘套。

（7）大单 1 块,铺盖头部及托盘。

（8）铺孔巾,术侧肢体从孔中穿出。

三、无菌桌的铺置方法

（一）穿手术衣铺置无菌桌法

（1）选择范围较宽敞的区域铺置无菌桌。

（2）检查无菌敷料、器械、物品有效期及包布有无破损、潮湿。

（3）将大敷料包、器械包、手术衣分别打开 2 层包布,并将无菌手套搭在无菌台上。

（4）穿手术衣、戴手套后,洗手护士将主包桌巾打开,先近侧后对侧,检查指示卡是否符合标准。

(5)将敷料移至无菌台的右角上,手术衣放于无菌桌右上角,器械放于无菌桌的右下角。

(6)将所有一次性用品等放于敷料桌左侧,无菌桌的铺置完成。

(二)持无菌钳铺置无菌桌法

(1)选择范围较宽敞的区域铺置无菌桌。

(2)检查无菌敷料、器械、物品有效期及包布有无破损、潮湿。

(3)将大敷料包放于器械桌上并打开第 1 层包布。

(4)用 2 把无菌持物钳打开第 2 层包布,检查指示卡是否符合标准。

(5)将敷料移至无菌台的右角上,手术衣放于无菌桌右上角,器械放于无菌桌的右下角。

(6)将所有一次性用品放在无菌桌上,并置于敷料桌左侧;无菌桌的铺置完成。

四、常用小敷料的制作及其用途

(一)纱垫

1.规格

45cm×45cm,由 4 层纱布制成,其中一角有 1 条长约 30cm 的蓝色布带,并有 1 条蓝色显影线,4 块为 1 包,便于清点。

2.用途

用于胸腹部等大手术,可保护切口、深部拭血及保护术中显露的内脏,防止损伤和干燥;也可作纱布卷填塞阻挡术野周围组织,充分暴露手术野。

(二)小纱布

1.规格

用纱布折叠成 6cm×4cm 大小。

2.用途

用于导尿消毒皮肤及覆盖穿刺针眼。

(三)纱条

1.规格

用长 40cm、宽 6cm 的纱布折成 4 折卷成条而成。

2.用途

用于五官科手术拭血。

(四)脑棉片

1.规格

用特级棉,顺棉纤维剪成长 7cm、宽 2cm 的棉片,穿以 20cm 长的蓝色显影线。

2.用途

用于脑外科、脊柱手术拭血、保护脑组织及脊髓。

（五）大棉球

1.规格

直径为 3cm 的棉花球。

2.用途

用于扁桃体手术拭血。

（六）棉签

1.规格

将 5cm 长的木棍、竹签缠好棉花而成。

2.用途

用于输液消毒、眼科手术消毒及拭血。

五、手术室护士基本技术操作

手术室护士的基本技术操作是手术配合的基础，是质量与效率的基本保证。常用的基本技术操作有穿针引线、器械传递、敷料传递、无菌器械台的准备等。

（一）安、取刀片法

刀片安装宜采用持针器夹持，避免割伤手指。安装时，用持针器夹持刀片前端背侧，将刀片与刀柄槽对合，向下嵌入；取下时，再以持针器夹持刀片尾端背侧，稍稍提起刀片，向上顺势推下。

（二）穿针引线法

术中对血管破裂出血或预防性止血常常需要进行组织结扎或缝扎。按不同部位的血管大小，可采用不同的缝针、缝线，但穿针引线的技巧是相同的。常用的穿针引线法有 3 种：穿针带线法、血管钳带线法、徒手递线法。

1.穿针带线法

（1）标准。穿针带线过程中要求做到 3 个 1/3，即缝线的返回线占有总线长的 1/3；持针器夹持缝针在针尾的后 1/3 处，并稍向外上；持针器开口前端的 1/3 夹持缝针。这样，术者在缝扎时有利进针、不易掉线。传递时，将缝线绕到手背或用环指、小指将缝线夹住，使术者接钳时不至抓住缝线影响操作。常用于血管组织结扎。

（2）方法：①右手拿持针器，用持针器开口端的前 1/3 夹住缝针的后 1/3 处。②左手接过持针器，握住中部，右手拇指、示指或中指捏住缝线前端穿入针孔。③线头穿过针孔后，右手拇指顶住针尾孔，示指顺势将线头拉出针孔。④拉线过针孔 1/3 后，右手拇指、示指将线反折，合并缝线后卡入持针器的头部。

2.血管钳带线法

（1）标准。血管钳尖端夹持缝线要紧，以结扎时不滑脱、不移位为准。一般以钳尖端夹持缝线 2mm 为宜,过多则较易造成钳端的线移位,缝线挂不住组织而失去带线作用。传递方法同穿针带线法。常用于深部组织的结扎。

(2)方法:①右手握 18cm 血管钳,左手拇指、示指持缝线一端。②张开钳端,夹住线头约 2mm。

3.徒手递线法

(1)标准。术者接线的手持缝线的中后 1/3 交界处,轻甩线尾后恰好留出线的前端给对侧手握持。尽量避免术者在线的中前部位接线,否则结扎时前端的缝线不够长,术者需倒手一次,增加操作步骤。

(2)方法:①拉出缝线,护士右手握住线的前 1/3 处、左手持线中后 1/3 处。②术者的手在中后 1/3 交界处接线。③当术者接线时,双手稍用力绷线,以增加术者的手感。

(三)器械传递法

1.器械传递的原则

(1)速度快、方法准、器械对,术者接过后无须调整方向即可使用。

(2)力度适当,以达到提醒术者的注意力为宜。

(3)根据手术部位,及时调整手术器械(一般而言,切皮前、缝合皮下时递乙醇小纱布消毒皮肤;切开、提夹皮肤,切除瘢痕、粘连组织时递有齿镊,其他情况均递无齿镊;提夹血管壁、神经递无损伤镊;手术部位浅递短器械、徒手递结扎线,反之递长器械、血管钳带线结扎;夹持牵引线递小直钳)。

(4)及时收回切口周围的器械,避免堆积,防止掉地。

(5)把持器械时,有弧度的弯侧向上;有手柄的朝向术者;单面器械垂直递;锐利器械的刃口向下水平递。

(6)切开或切除腔道组织前,递长镊、湿纱垫数块保护周围组织,切口下方铺治疗巾一块放置污染器械;切除后,递酒精棉球或碘伏棉球消毒创面,接触创缘的器械视为污染,放入指定盛器;残端缝合完毕,递长镊撤除切口周围保护纱垫,不宜徒手拿取,否则应更换手套;处理阑尾、窦道创缘或残端时,应依次递石炭酸、酒精、盐水棉签消毒。

2.传递方法

(1)手术刀传递法。注意勿伤及自己或术者,递刀方法有两种,同侧、对侧传递法。传递时手持刀背,刀刃面向下、尖端向后呈水平传递。

现在要求手术刀放置在弯盘中传递。

(2)镊子的传递法:①手握镊尖端、闭合开口,直立式传递。②术中紧急时,可用拇指、示指、中指握镊尾部,以三指的合力关闭镊开口端,让术者持住镊的中部。

(3)弯剪刀、血管钳传递法。传递器械常用拇指和四指的合力来完成,若为小器械,也可以通过拇指、示指和中指的合力来传递。传递过程应灵活应用,以快、准为前提。常用的传递法有 3 种。

①对侧传递法。右手拇指握凸侧上 1/3 处,四指握凹侧中部,通过腕部的适力运动,将器

械柄环部拍打在术者掌心上。

②同侧传递法。右手拇指、环指握凹侧,示指、中指握凸侧上 1/3 处,通过腕下传递。左手则相反。

③交叉传递法。同时递两把器械时,递对侧器械的手在上,同侧的手在下,不可从术者肩或背后传递。

(4)持针器传递法。传递时要避免术者同时将持针器和缝线握住。缝针的尖端朝向手心、针弧朝手背、缝线搭在手背或用手夹持。

(5)拉钩传递法。递拉钩前应用盐水浸湿。握住拉钩前端,将柄端平行传递。

(6)咬骨钳传递法。枪状咬骨钳握轴部传递,手接柄;双关节咬骨钳传递,握头端,手接柄。

(7)锤、凿传递法。左手握凿端,柄递给术者左手;右手握锤,手柄水平递术者右手。

(四)敷料传递法

1.敷料传递的原则

(1)速度快、方法准、物品对,不带碎屑、杂物。

(2)及时更换切口敷料,避免堆积。

(3)纱布类敷料应打开、浸湿、成角传递,固定带或纱布应留有一端在切口处,不可全部塞入体腔,以免遗留在组织中。

2.传递方法

(1)纱布传递。打开纱布,成角传递。由于纱布被血迹浸湿后体积小而不易发现,不主张在切口深、视野窄、体腔或深部手术时拭血。若必须使用时,应特别注意进出的数目,做到心中有数。目前有用致密纱编织的显影纱布,可透过 X 线,增加了体腔手术敷料使用的安全性。

(2)纱垫传递。成角传递。纱垫要求缝有 20cm 长的布带,使用时将其留在切口外,防止误入体腔。有条件时应使用显影纱垫。

(3)其他敷料传递法。用前必须浸湿。

①带子传递。传递同"血管钳带线法"。常用于结扎残端组织或对组织进行悬吊、牵引。

②引流管传递。常用于组织保护性牵引。弯血管钳夹住头端递给术者,反折引流管后,用小直钳固定。

③橡皮筋传递。手指撑开胶圈,套在术者右手上。用于多把血管钳的集束固定或组织牵引。

④KD 粒("花生米")传递:常用于深部组织的钝性分离。用弯血管钳夹持递给术者。

⑤脑棉片传递。多用于开颅手术时,将棉片贴放于组织表面进行保护性吸引。脑棉片一端要求带有显影线,以免遗留。稍用力拉,检查脑棉片质量。浸湿后以示指依托、术者用枪状镊夹持棉片的一端。

参考文献

[1]高鸿翼.临床实用护理常规[M].上海:上海交通大学出版社,2018.

[2]陆静波,蔡恩丽.外科护理学[M].北京:中国中医药出版社,2018.

[3]张萍,黄俊蕾,陈云荣,等.现代医学临床与护理[M].青岛:中国海洋大学出版社,2018.

[4]曹玉英.临床实用护理常规[M].天津:天津科学技术出版社,2018.

[5]陶红,张玲娟,张静.妇产科护理查房[M].2版.上海:上海科学技术出版社,2016.

[6]刘军,汪京萍.妇产科护理工作指南[M].北京:人民卫生出版社,2016.

[7]兰华,陈炼红,刘玲贞.护理学基础[M].北京:科学出版社,2017.

[8]安力彬,陆虹.妇产科护理学[M].6版.北京:人民卫生出版社,2017.

[9]白凤霞.基础护理操作技术[M].兰州:兰州大学出版社,2017.

[10]尤黎明.内科护理学[M].北京:人民卫生出版社,2017.

[11]杨霞,孙丽.呼吸系统疾病护理与管理[M].武汉:华中科技大学出版社,2016.

[12]唐前.内科护理[M].重庆:重庆大学出版社,2016.

[13]王萌,张继新.外科护理[M].北京:科学出版社,2016.

[14]唐少兰,杨建芬.外科护理[M].3版.北京:科学出版社,2016.

[15]涨潮鸿,江领群.临床护理实践技能[M].北京:科学出版社,2016.

[16]杨玉南,杨建芬.外科护理学笔记[M].3版.北京:科学出版社,2016.

[17]修麓璐.呼吸内科临床护理实践指导手册[M].北京:军事医学科学出版社,2015.

[18]桑未心,杨娟.妇产科护理[M].武汉:华中科技大学出版社,2016.

[19]赵风霞.妇产科护理[M].杭州:浙江大学出版社,2016.

[20]胡国庆.儿科护理[M].重庆:重庆大学出版社,2016.

[21]李卡,许瑞华,龚姝.普外科护理手册[M].2版.北京:科学出版社,2015.

[22]皮红英,王建荣,郭俊艳.临床护理管理手册[M].北京:科学出版社,2015.

[23]王琼莲,龙海碧.妇产科护理学[M].镇江:江苏大学出版社,2015.